D1672338

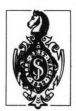

Rainer Luthe

Der psychische Befund

Methodische Anleitung zur Erfassung
psychopathologischer Erscheinungsbilder

Springer-Verlag Berlin Heidelberg New York
London Paris Tokyo Hong Kong

Prof. Dr. Rainer Luthe
Universität des Saarlandes
Institut für Gerichtliche Psychologie und Psychiatrie
D-6650 Homburg/Saar

Bücherei
und Zeitschriftenstelle
Bibliothek 1 4. DEZ. 1990
der BfA

VII K - 35904

ISBN 3-540-51407-4 Springer-Verlag Berlin Heidelberg New York
ISBN 0-387-51407-4 Springer-Verlag New York Berlin Heidelberg

CIP-Kurztitelaufnahme der Deutschen Bibliothek
Luthe, Rainer:
Der psychische Befund: methodische Anleituing zur Erfassung
psychopathologischer Erscheinungsbilder/Rainer Luthe.–
Berlin; Heidelberg; New York; London; Paris; Tokyo;
Hong Kong: Springer, 1989
    ISBN 3-540-51407-4 (Berlin ...) brosch.
    ISBN 0-387-51407-4 (New York ...) brosch.

Dieses Werk ist urheberrechtlich geschützt. Die dadurch begründeten Rechte, insbesondere die der
Übersetzung, des Nachdrucks, des Vortrags, der Entnahme von Abbildungen und Tabellen, der Funk-
sendung, der Mikroverfilmung oder der Vervielfältigung auf anderen Wegen und der Speicherung in
Datenverarbeitungsanlagen, bleiben, auch bei nur auszugsweiser Verwertung, vorbehalten. Eine Vervielfältigung dieses Werkes oder von Teilen dieses Werkes ist auch im Einzelfall nur in den Grenzen
der gesetzlichen Bestimmungen des Urheberrechtsgesetzes der Bundesrepublik Deutschland vom
9. September 1985 in der Fassung vom 24. Juni 1985 zulässig. Sie ist grundsätzlich vergütungspflich-
tig. Zuwiderhandlungen unterliegen den Strafbestimmungen des Urheberrechtsgesetzes.

© Springer-Verlag Berlin Heidelberg 1989
Printed in Germany

Die Wiedergabe von Gebrauchsnamen, Handelsnamen, Warenbezeichnungen usw. in diesem Werk
berechtigt auch ohne besondere Kennzeichnung nicht zu der Annahme, daß solche Namen im Sinne
der Warenzeichen- und Markenschutz-Gesetzgebung als frei zu betrachten wären und daher von je-
dermann benutzt werden dürften.

Satz: Elsner & Behrens GmbH, Oftersheim
Druck und Einband: Weihert-Druck GmbH, Darmstadt
2119/3140-5 4 3 2 1 0 – Gedruckt auf säurefreiem Papier

Herrmann Witter in Dankbarkeit gewidmet

„Es ist indeß unmöglich, in betreff der Geistesstörungen
zu klarem Verständnis zu gelangen,
wenn nicht dasjenige über Gemeinschaft zwischen
Seele und Leib vorausgegangen ist."
(Engelken 1846, zit. nach K. Schneider [2])

Inhaltsverzeichnis

1. Von der einfach deskriptiven zur phänomenologisch-deskriptiven – analytischen – Psychopathologie

Im Jahre 1963 wurde in einer nach Grundsätzen von Schneider geleiteten deutschen Universitätsnervenklinik dem Arzt, der für die nach Bonhoeffer benannte offene psychiatrische Frauenstation zuständig war, eine Instruktion zur Durchführung der Untersuchung an die Hand gegeben. Darin heißt es (nur die Interpunktion wurde geringfügig geändert):

„Die Vorgeschichte muß Auskunft geben über: Konfession und religiös-weltanschauliche Bindungen; Zahl der Geschwister und Stellung in der Geschwisterfolge; Zahl der eigenen Kinder, evtl. Beruf der Ehefrau; Integration in Wohngemeinschaft (alleinstehend, in eigener Familie lebend, Ersatzmilieu, usw.; eigene Position in dieser Wohngemeinschaft, sozial eingeordnet etc.). – Schulbildung. – Berufsausbildung. – Stellung im Beruf (selbständig, nicht selbständig, untergeordnete, mittlere, gehobene, leitende Position, vorzeitiger Ruhestand, Ruhestand usw.). – Berufskategorie und Stellungnahme zur Berufstätigkeit. – Sonstige Angaben zum sozialen und ökonomischen Status." Es ergibt sich ein Raster, das die zeitgebundenen Interessen des Verfassers dieser „Richtlinien" wohl ebenso deutlich durchscheinen läßt, wie es geeignet ist, ein psychopathologisches „Abbild" der Geisteskrankheit zu vermitteln. Weiter geht es mit den „Erkrankungen der Mutter während der Gravidität, Geburtsverlauf, frühkindliche Entwicklung. – Entwicklungs- und Verhaltensstörungen während der Kindheit und Jugend." Gefragt sind dann: „Familienverhältnisse bis zum 15. Geburtstag (unehelich geboren, Tod des Vaters, Tod der Mutter, Trennung/Scheidung der Eltern, Heim/Pflegekind, ,broken-home' etc.)." – Es folgen: „Psychische Erkrankungen und Auffälligkeiten in der Heredität. – Prämorbide Persönlichkeit. – Frühere Erkrankungen und Funktionsanomalien, auch psychische Auffälligkeiten (Kriminalität, Suicidversuche, abnorme seelische Reaktionen und Entwicklungen, Alkohol- und Medikamentenmißbrauch, frühkindliche Hirnschädigung, cerebrale Anfallsleiden, Schädelhirntraumen, andere Hirnerkrankungen usw.). – Zur gegenwärtigen Erkrankung (Alter bei der ersten Manifestation, bisheriger Verlauf, evtl. frühere psychiatrische Behandlungen, frühere Krankenhausaufnahmen, Vorbehandlung unter Angabe der Methode oder des Medikamentes und des Erfolges, Entwicklung des aktuellen Bildes, Erkrankungsdauer vor Klinikaufnahme, angebliche ,auslösende' Momente, Darstellung der Beschwerden, Schilderung der Klagen etc.). – Bei Frauen: Menarche, Schwangerschaften, Menstruationsanomalien, Menopause etc. ..."

Dann heißt es: „Bei der Abfassung des *,Psychischen Befundes'* soll der Untersucher alles, was er zu den nachfolgenden Stichworten an Beobachtungen sammeln konnte – der Übersichtlichkeit halber möglichst in der gleichen Reihenfolge – beschreibend wiedergeben: AUSDRUCK und VERHALTEN bei der Untersuchung (Mimik, Gestik, Haltung, Kleidung, sonstiger äußerer Eindruck, Sprechweise, sprachliches Ausdrucksvermögen, Sprachmelodie, Manieren etc.), BEWUSSTSEIN und ORIENTIERUNG (Benommenheit,

Somnolenz, Coma, Dämmerzustand, amentielles Delir etc.), KONTAKTFÄHIGKEIT, PSYCHOMOTORIK (Hemmung, Sperrung, Stupor, Antriebsarmut, motorische Unruhe, sprachliche Erregtheit, Sprachzerfall, Neologismen, Parakinesien, Stereotypien, Manieriertheit), WAHRNEHMEN und EMPFINDEN (Trugwahrnehmungen, qualitative und quantitative Empfindungsstörungen, Entfremdung und Wahrnehmungswelt), DENKEN (formale Störungen wie Hemmung, Verlangsamung, Einengung, Inkohärenz, Sperrung, Gedankenabreißen, abnorme Denk*inhalte* wie beherrschende Gedanken, überwertige Gedanken, Wahneinfälle, Wahngedanken, Wahnwahrnehmungen, systematisierter Wahn, Zwänge, Phobien), FÜHLEN (vitale und seelische Verstimmungen sowohl nach der depressiven als auch nach der heiteren Seite, etwa auch Appetitstörungen und Klagen über nicht organisch-fundierte Körperbeschwerden, Gefühl der Gefühllosigkeit, Insuffizienzgefühl, Schuld- und Verarmungsgefühl, gesteigertes Selbstwertgefühl, Angst, Gereiztheit, Gespanntheit, innere Unruhe, Wahnstimmung, Gefühlslabilität, inadaequate und ambivalente Gefühle etc.), SEELISCHE REAKTIONSFÄHIGKEIT (soweit noch nicht unter ‚Fühlen' aufgeführt, etwaige Störungen des affektiven Verhaltens, abnorme Verabreitung von Erlebnissen oder Konflikten etc.), ICHERLEBNIS (Störungen der Ichidentität, andere Entfremdungserlebnisse, auch Gedankenentzug, -eingebung, sonstige Beeinflussungserlebnisse von denken, fühlen, streben, wollen), AUFMERKSAMKEIT, INTELLIGENZ, GEDÄCHTNIS (Auffassungsstörungen, Konzentrationsstörungen, Merkfähigkeitsstörungen, Gedächtnisstörungen, Konfabulationen, Minderbegabung, Schwachsinn, erworbene Intelligenzdefekte, möglichst mit Angabe des IQ und des Verhaltens bei der Intelligenzprüfung), PERSÖNLICHKEIT (z. B. zyklothyme Geschlossenheit, schizophrene Disharmonie, ‚organische Züge', andere abnorme Strukturen), TRIEB- und SOZIALVERHALTEN (z. B. soziale Integration, Stellungnahme zur eigenen sozialen Situation, sexuelle Triebabweichungen, Selbstbeschädigungs- und Suicidimpulse, Suicidhandlungen, Aggressionsimpulse und -handlungen; Drogenabhängigkeit und Sucht, Kriminalität, Nahrungsverweigerung, Verwahrlosungstendenzen), SONSTIGES (etwaige Verlaufsbesonderheiten, Tagesschwankungen, nächtliche Exazerbationen, Schlafrhythmusstörungen, Einschlafstörungen, auffällige Traumtätigkeit, auch andere bisher noch nicht erwähnte Beschwerden):"

Wem diese wortgetreue Aufzählung zu lang und zu ermüdend erscheint, der sollte bedenken, daß daraus bald darauf einer der ersten Fragebogen hervorgegangen ist, wie sie sich heute einer explosionsartigen Verbreitung erfreuen. Sie wurden damals schon zu Hunderten ausgefüllt und scheinen im Rückblick geeignet, psychopathologische Erfahrung eher zu hindern und die „Antenne" dafür eher zu zerstören als ihr Zustandekommen beim Neuankömmling zu fördern. Einiges daran erinnert noch an die Anweisungen, die Schneider selbst in seiner Schrift „Psychischer Befund und Psychiatrische Diagnose" [1] gegeben hat; anderes weicht sehr deutlich ab, etwa die Berücksichtigung des Verlaufs.

Indem es in diesem Buch um den „psychischen Befund" geht, sind zur Lokalisierung des eigenen Standortes zunächst einige allgemeine Überlegungen angebracht. Zunächst geht es noch nicht um sein „Wie"; wir wollen uns dieser zentralen Frage erst nach Abklärung einiger Vorfragen, die seine methodologische Problematik und deren Geschichte betreffen, nähern. Ganz allgemein sei jedoch hier bereits festgehalten, worum es im psychischen Befund geht.

Der psychische Befund hat gewisse Ähnlichkeiten mit einer Partitur, oder – bescheidener – mit ein paar Zeilen der Notenschrift eines Liedes. Darin soll etwas,

was eigentlich gar keine deutliche, objektgetreue, Wiedergabe erlaubt, dennoch so fixiert werden, daß die „Melodie" von anderen erkannt werden kann.

Vom psychischen Befund erwarten wir Auskunft: Welche psychopathologischen Abweichungen mit einer seelisch-geistigen Störung verbunden sind. In einem weiteren Sinne erfaßt er Psychisches auch aus dem Blickwinkel allgemeiner Fragestellungen. Im engeren Sinne ist damit der „Steckbrief" der Geisteskrankheit gemeint. Er wird ergänzt durch systematisch erhobene körperlich-neurologische und – je nach Fragestellung – apparative Untersuchungsergebnisse mit Kontrastdarstellung von Schädel und Gehirn, Durchblutungs- und Stoffwechselmessungen am lebenden Gehirn und Registrierung der elektrischen Tätigkeit von Nerven- und Muskelzellen (Elektroencephalographie, Myographie).

In der Psychiatrie und Psychologie haben „psychische Befunde" demzufolge herausragende Bedeutung. Sie dienen:

a) als „Erkenntnisweg" zur Diagnose der Geisteskrankheit;
b) als Dokumentation des Erscheinungsbildes der Geisteskrankheit zu einem gegebenen Zeitpunkt;
c) als Grundlage wissenschaftlicher Erkenntnis;
d) als Grundlage gutachtlicher Beurteilungen.

So vielfältig wie die Anwendungsformen sind auch die methodischen Anforderungen, die an den „psychischen Befund" gestellt werden müssen. Während sich die Systematik des körperlich-neurologischen Befundes ebenso wie diejenige krankheitsbedingter morphologischer und funktioneller Abweichungen aus dem anatomischen „Bauplan" der untersuchten Strukturen und deren physiologischem „Fahrplan" wie von selbst ergibt, fehlen entsprechende anatomische oder physiologische Kenntnisse bei der Erstellung des psychischen Befundes. Es gibt keinen Weg, der durch die Meßbarkeit präzis zu erhebender Daten vorgebahnt wäre und dem ein Untersucher einfach folgen könnte.

Dieser Mangel wird seit langem beklagt. Für Griesinger [2a] waren Geisteskrankheiten nichts als Erkrankungen des Gehirns und das Gehirn war Sitz sowohl für normale als auch für krankhafte seelische Tätigkeiten. Weil für ihn Leib und Seele im Verhältnis von „Funktion und Organ" standen, riet er, „ruhig die Zeit abzuwarten, wo Fragen über den Zusammenhang des Inhalts des menschlichen Seelenlebens mit seiner Form statt zu metaphysischen – zu physiologischen Problemen werden". Er forderte, „daß unsere Wissenschaft von der Anatomie und nicht von Abstraktionen ausgeht". Es verwundert daher nicht, daß Griesinger mit einer materialistischen Einstellung identifiziert wurde, gegen die er sich, nach Schneider [2], ausdrücklich zur Wehr gesetzt hat.

Dies führt zum erkenntnistheoretischen Dilemma der Psychiatrie, das darauf beruht, daß sie es gleichzeitig mit Leib und Seele zu tun hat. Im Grunde hat Psychiatrie auf 3 unterschiedlichen Wegen versucht, diesem Dilemma zu entgehen:

a) im Sinne Wundts quantifizierend,
b) phänomenologisch reduzierend,
c) deskriptiv-phänomenologisch.

Hierfür sind 3 Namen repräsentativ: Kraepelin, Jaspers und Schneider.

Kraepelin [2b] nahm einen ähnlichen Standpunkt ein wie Griesinger. Er sprach zwar nicht von „Form" und „Inhalt" des Seelenlebens, ging aber von einer „leiblichen" und einer „seelischen Reihe" aus und postulierte deren gesetzmäßigen Zusammenhang, auch wenn dieser „physiologisch absolut unverständlich" sei. Seine Aufforderung, psychiatrische Wissenschaft „von zwei verschiedenen Seiten her in Angriff zu nehmen", begründet „die auf allen Linien siegreiche moderne klinische Psychiatrie", wobei allerdings Spannungen im Verhältnis beider Reihen unvermeidlich waren. Zwar entsprach dem „enormen Aufschwung der Gehirnwissenschaft" auch ein großer psychopathologischer Wissenszuwachs, die Frage nach dem Zusammenhang von Leib und Seele war aber nur vorläufig ausgeklammert, dauerhaft vermeiden ließ sie sich nicht.

Man versuchte, das Problem zu ignorieren. Meynert [2c], der in mancher Hinsicht Freuds Instanzenapparat vorweggenommen hat, gab seinem psychiatrischen Lehrbuch (1884) den Untertitel „Klinik der Erkrankungen des Vorderhirns". Er nahm zu dem erkenntnistheoretischen Problem nicht Stellung. Ebenso wenig tat dies Wernicke, dessen breitangelegter Entwurf der Psychiatrie als „Teilgebiet der inneren Medizin" Schneider zufolge „Gehirnpathophysiologie" ist [2]. In Psychosen sah Wernicke Allgemeinerkrankungen des Gehirns ohne Herdsymptome. Hatte Jakobi [2d], der als „Begründer der klinischen Beobachtung in der Psychiatrie" bezeichnet wurde, behauptet, daß „jede Seelenstörung oder Geisteszerüttung ... sich auf somatische Krankheit" gründe „und nur insofern sie das tut, ... Gegenstand der Heilkunde" sei, so war Wernickes Entwurf die Erfüllung dieses Programms.

Auf der Suche nach „psychophysischen" Gesetzmäßigkeiten im Zusammenspiel leib-seelischer „Reihen" wurden in der Tradition der psychologischen Schule von Herbart, Fechner und Wundt Änderungen des Befindens (Wohlbefinden – Schmerz) etwa mit begleitenden Temperaturschwankungen verglichen. Auf diese Weise wurden an seelische Vorgänge recht grobe physikalische Maßstäbe angelegt und es wurden Erkenntnisse gewonnen, indem Reaktionszeiten, Schwellenwerte und andere Größen ähnlicher Art gemessen wurden.

In dieser Denkrichtung liegen v. a. tierexperimentelle Untersuchungen wie die Bestimmung von Reizreaktionsschemata bei Hunden. Die bekannten Experimente Pawlows führten zur Lehre von den „bedingten Reflexen". Wenn in den Laboratorien der Behavioristen Problemlösungsverhalten zählbar gemacht wurde, dann kommt das verdrängte erkenntnistheoretische Problem indessen darin zum Ausdruck, daß es gar nicht einfach ist, die dem Zählen zugrundegelegte „Einheit" zu definieren, ohne auf etwas Inneres Bezug zu nehmen.

In der Psychologie des ersten Viertels des 20. Jahrhunderts und darüberhinaus spielte sodann Freud eine herausragende Sonderrolle. Seine Seelenlehre wurde entworfen, um das erkenntnistheoretische Dilemma mechanistisch zu lösen. Auf die bis in die Einzelheiten zu verfolgende Parallele zwischen „Es", „Ich" und „Über-Ich" einerseits und Meynerts Achse aus Hirnstamm, Zwischen- und Großhirn andererseits ist bereits hingewiesen worden.

Hatte Wundt bei allem Objektivierungsstreben immerhin noch „ein Prinzip der schöpferischen Synthese" in Betracht gezogen, so ging Freud dahinter zurück. Er knüpfte wieder direkt an Herbart an, der die Psychologie mechanistisch begründet und eine „Seelenmechanik" entworfen hatte, in der seelische Vorgänge als Gleichgewichtsverschiebungen von Vorstellungsinhalten mit gegenseitiger Förderung, Hemmung, Verdrängung und Ausschaltung erklärt werden. Die Assoziation der verschiedenen geistigen Elemente sollte nach Herbart auf Bahnen erfolgen, die den seelischen Elementen von innewohnenden Kräften, Gewichten nach physikalischen Regeln vorgeschrieben werden. Diese Mechanik wurde ohne subjektive Einflußnahme, rein kausal, verstanden.

Herbart kannte „einfache Empfindungen" und „Vorstellungen" als Inhalte einer im wesentlichen passiven Seele (sog. Realenlehre). An ihrem Sitz im Gehirn treffen Vorstellungen nach dreierlei Art aufeinander: gleichartige Vorstellungen verschmelzen miteinander, verschiedenartige Vorstellungen vereinigen sich zu „Komplikationen" und entgegengesetzte Vorstellungen hemmen einander, wodurch der unterliegende Teil „unbewußt" wird; d. h. sie werden „unter die Schwelle des Bewußtseins hinabgedrückt oder verdrängt", machen sich von hieraus aber in den Trieben „mit bestimmter Kraft" bemerkbar. Darauf gründete sich die Hoffnung, sie berechnen zu können. „Das Unbewußte ist ein großer Raum, aus dem unbewußte Triebwünsche in den kleinen Raum des Bewußtseins drängen, an der Pforte von einer Zensur teils zurückgewiesen, teils nur maskiert durchgelassen würden." Freud hat bekanntlich die Funktion der von Herbart geforderten „Pforte" dem Traum zugeschrieben.

Freuds Lehre ist der auf breiter Front durchgeführte und in letzter Analyse – erkenntnistheoretisch – zum Scheitern verurteilte Versuch, Bewußtsein über einen Instanzenapparat sozusagen als Destillat des biologischen Unbewußten zu erklären. Nichts ist für dieses Scheitern so kennzeichnend wie der Widerspruch des nach einem rationalistischen Prinzip funktionierenden Unbewußten. Wie Prinzhorn [3] unter ausdrücklichem Bezug auf Herbart bemerkte, übte diese Mechanisierung durch die „Scheinklarheit" ihrer Formulierungen „einen ungeheuren schulbildenden Einfluß auf die Psychologie und zumal auf die Pädagogik und die Psychoanalyse" bis in die jüngste Zeit hinein aus. Das mechanistische Unbewußte von Herbart bildet den konzeptionellen Rahmen für Freud (Psychoanalyse), Pawlow (bedingte Reflexe) und Watson (Behaviorismus). In diesem Rahmen waren die psychologischen Ideen der genannten Autoren in ihrem materialistischen Stamm noch einträchtig vereinigt und warteten die Zeit ihrer divergierenden Ausbreitung ab.

Mit dem noch älteren „Unbewußtsein" von Carus [4] hat das Unbewußte von Herbart ebensowenig zu schaffen, wie das Unbewußte von Freud mit demjenigen von Nietzsche. Carus, in der Psychiatrie als „Psychiker" oder „Romantiker" bekannt, verstand das „Unbewußtsein", wie er es nannte, nicht mechanistisch, sondern und zwar par excellence schöpferisch. In der unbewußten „Region" liegt nach seinem bekannten Ausspruch „der Schlüssel zur Erkenntnis des bewußten Seelenlebens". Was wir „Seele" nennen, ist das kosmische Bildungsprinzip des bewußtlos bildenden Lebens.

Ein Organismus („Gliedbau", Struktur) ist nach Carus wohl bewußtseinsfähig, aber er braucht zu seiner Bildung keinerlei Bewußtsein. Er gründet im Unbewußten, in das er immer wieder zurückkehrt, „darin lebt seine Wurzel". „Wo das bewußte Denken schwankt und zweimal das Falsche und einmal das Wahre trifft und das Rechte will, da geht das unbewußte Walten der Idee mit größter Entschiedenheit und tiefer, in unserem Sinne unbewußter Weisheit seinen ganz gemessenen Gang und bietet sein Wesen oft dar mit einer Schönheit, die in ihrem ganzen Umfang von dem bewußten Leben nie erfaßt, geschweige denn nachgeahmt werden kann." [3b].

Prinzhorn [3], der den Gegensatz der Psychophysiker zu Carus auf Herbarts Seelenmechanik zurückgeführt und besonders hervorgehoben hat, faßte die Bemühungen, das erkenntnistheoretische Problem, das im Zusammenspiel von Leib und Seele gegeben ist, nach dem Muster des psychophysischen Parallelismus dualistisch in „zwei Reihen" zu lösen, in einem treffenden Vergleich zusammen. Er sagte: „Zur lebendigen Wirklichkeit verhält sich das aber etwa, wie wenn man das ‚Motiv' einer in glühenden Farben mit Tüpfeltechnik gemalten ´Landschaft in Umrißzeichnung reproduziert und dabei vor allem um die richtigen Entfernungen der Einzelheiten in Zentimetern bemüht ist. Wären nun alle Farbtupfen außerdem ungeordnet in einem Kästchen, oder auch nach Grundfarben geordnet in 6 Kästchen beigefügt, so dürfte der Versuch, der schematischen Zeichnung die zugehörigen Farbtupfen so zuzuordnen, wie es einem Parallelismus, von Farbe und Form entspräche, ungefähr den gleichen Grad von Aussichtslosigkeit erreichen, wie die Aufgabe, die sich der psychophysische Parallelismus stellt."

Durch Kraepelin war die psychophysische Auffassung des leib-seelischen Dualismus und ihr Mißtrauen gegenüber allem Unempirischem und Spekulativen zwar klinisch-praktisch gemildert worden, in der Grundtendenz aber eindeutig geblieben. Sie wurde die wichtigste und alles in allem kaum angefochtene Grundlage für die weitere Entwicklung der Psychiatrie und sie ist es bis zum heutigen Tag geblieben. Im klinischen Alltag und vielfach auch bei der wissenschaftlichen Orientierung ging auf diese Weise – durch Gewohnheit und Routine – das Verständnis für die psychophysische Problemlage als solche im wesentlichen verloren.

Kraepelin [2b] hatte den Zusammenhang der leib-seelischen Reihen als „physiologisch absolut unverständlich" bezeichnet. Damit hat man sich abgefunden und zufriedengegeben. Unter der Prämisse des psychophysischen Parallelismus Wundtscher Prägung hat die psychiatrische Klinik der Kraepelin-Schule Neuropathologie und Psychopathologie mit großem, weltweitem Erfolg in „Krankheitseinheiten" zusammengespannt. Daß das System dieser „nosologisch" genannten Betrachtungsweise nicht dem Gegenstand, auf den sie sich richtete, immanent war, schien nicht zu stören; dieses System wurde aus dem stillschweigend als „unproblematisch" vorausgesetzten Grundgedanken gewonnen, daß gleiche körperliche Ursachen gleiche körperliche und seelische Symptome und den gleichen körperlichen und seelischen Ausgang haben müßten.

Für den an die Sache nur äußerlich herangetragenen Charakter der Methode ist bezeichnend, daß Kraepelins Psychiatrie und Wundts Psychologie erstaunlicherweise kaum aufeinander angewiesen sind. Obwohl sie vom selben Denkansatz ausgehen, stehen sie, wie Bumke [5] bemerkte, unverbunden nebeneinander, sind nicht ineinander verwoben. In der psychiatrischen Klinik konnten mit ihrer Hilfe zwar „objektive Niederschläge seelischer Leistungen" registriert „und unsere Kenntnisse über Wahrnehmungsvorgänge, Auffassung, Aufmerksamkeit, Gedächtnis, das Formale der Gedankenverbindungen" erweitert werden, aber die Welt des Geisteskranken blieb dem Psychiater verschlossen. Diese Methode „gab dem Arzt keinerlei Hülfe, Menschen in ihren Erlebnissen zu verstehen, ihre Entwicklungen und Motive zu begreifen – kurz, sie hörte vor allem für uns Wesentlichen auf". – Schneider [2e] pflichtete Bumkes Urteil bei, wonach die offizielle Schulpsychologie Wundtscher Prägung dem System Kraepelins nur „lose untergeschoben" sei. Sie sei ein „mit den übrigen Stockwerken durchaus nicht verbundener Unterbau, der jeden Augenblick durch einen anderen ersetzt werden könnte".

Die Vorläufigkeit, mit der „Symptome" kausal verstanden und elementaristisch als isolierte, mechanisch feststehende Wirkungen körperlicher Veränderungen „erklärt" – und „gestützt auf eine dem Erlebnis ausweichende physiologische Psychologie, möglichst von außen, möglichst objektiv" erfaßt wurden, erwies sich wie viele Provisorien in der Folge als äußerst dauerhaft. – „Alles Subjektive, das tatsächlich praktisch doch nicht zu umgehen war," wurde „gewissermaßen mit schlechtem Gewissen und als vorläufiges Faute de mieux mitlaufen" gelassen [2f]; erkenntnistheoretische Argumente wogen in der ständigen Konfrontation mit dem laufenden Handlungsbedarf der Praxis gering. Daran, daß „die Welt des Psychiaters auf diese Weise allmählich recht einfach geworden ist," hat man sich früh gewöhnt. Schneider stellte dies mit großartiger Nüchternheit fest und bekräftigte seine Feststellung mit einem Zitat von Weygandt [6], der kritisiert hatte, daß „man mit dem Zustandekommen der Erfahrung umgehe, als hätte Kant nie gelebt".

Vor diesem Hintergrund hob sich kurz nach der Jahrhundertwende als gründlicher und origineller Denker Jaspers ab. Indem er den Dualismus philosophisch reflektierte [7, 8, 9], grenzte er die neue Position sowohl gegenüber der objektiven „Leistungspsychologie" als auch gegenüber den alten naturphilosophischen Intuitionen und Einsichten, wie sie so eindrucksvoll von Carus und Nietzsche formuliert worden waren, ab. Er wies nach, daß man in der Psychiatrie methodologisch ohne „Unterbewußtsein" und „Unbewußtes" auskommen kann. An deren Stelle setzte er „Außerbewußtsein" und „Unbemerktes".

Jaspers wäre indessen nicht gründlich, wenn er vor dem eigentlichen Problem, der Vermittlung zwischen Körper und Geist, stillschweigend in die erwähnte dualistische Scheinklarheit ausgewichen wäre. Hinsichtlich überhaupt möglicher Erkenntnisse unterschied er zwischen „introspektiv oder ausdrucksmäßig Verstehbarem" einerseits und „sinnlich Wahrnehmbaren oder rational Denkbarem" andererseits [7], die er beide als gleichberechtigt ansah. Mit der darin zugleich vorgenommenen Unterscheidung zwischen Subjektivem und Objektivem setzte er „Denken" in einen höchst bemerkenswerten Gegensatz zu „Fühlen": Der gewohnte Gegensatz von Innen und Außen wird damit in das Bewußtsein selbst hineingenommen. Dies führte dazu, daß Jaspers „die Wahnideen, die Erinnerungsfälschungen u. dgl., mit einem Worte die rationalen Inhalte sprachlicher Produkte" zu den „objektiven Symptomen" rechnet, die wir „ohne Zuhilfenahme irgendeines inneren Hineinversetzens in Seelisches" rational verstehen. Richtiges logisches Denken ist gewissermaßen überpersönlich und so äußerlich wie die „von niemand bestrittenen sinnlichen Wahrnehmungen", zu denen es offenbar in einem direkten Verhältnis steht.

Da sich phänomenologische Besinnung auf das Subjekt auf das Wie, nicht auf das Was seelischer Zustände bezog, war sie zwar nicht den Gegenständen des Erlebens – „jener Unendlichkeit des Individuellen" –, die nur subjektivem Deuten zugänglich ist, ausgeliefert, sah sich gleichwohl aber einer unübersehbaren Mannigfaltigkeit normaler und pathologischer *Daseins*weisen gegenüber mit der doppelten Aufgabe: Von den konkreten Gegenständen zu abstrahieren, ohne die Anschaulichkeit der darauf bezüglichen Befindlichkeit preiszugeben. Wie das Subjekt als „Daseinsweise des Seelischen" (Befindlichkeit) außerhalb des Soseins seiner Inhalte (Erlebensgegenstand) in seiner anschaulichen Wirklichkeit beschaffen ist, erfährt der Psychiater weder durch Sinnesorgane noch durch logisches Schlußfolgern. Die „Eigenart der Phänomene" wird vielmehr im *unmittelbaren* Erfassen innerer Vorgänge wie Angst, Trauer oder Lustigkeit einfach, sozusagen immer schon, und so ähnlich gewußt, wie der Magen nicht umhin kann zu wissen, was er mit einem Bissen Brot anzufangen hat.

In ihrem Ausdruck gewinnen innere Vorgänge eine irgendwie geartete „sinnliche Erscheinung", die von den Mitteln, an denen sie zum Ausdruck kommen, so verschieden ist, wie Trauer und Tränen verschieden sind. „Dieses Sehen ist kein sinnliches, sondern ein verstehendes." Es muß eingeübt werden. Die *bestimmte* „sinnliche Erscheinung" ist nach Jaspers Grundlage von „Miterleben", „Einfühlen", „Hineinversetzen in die Seele des anderen", ist das Phänomen, dessen Vielfalt es „klärend abzugrenzen" und „übersichtlich zu ordnen" gilt. Daraus entsteht „die Phänomenologie".

Jaspers [7] verweist ausdrücklich auf Husserl, der im Anschluß an Brentano und Lipps für die Psychologie den entscheidenden Schritt zur planmäßigen Phänomenologie getan habe, und unternimmt es selbst, diesen Schritt für die Psychopathologie zu tun. Er tut dies, indem er Ziele und Methode der psychopathologischen Phänomenologie programmatisch darlegt. Daneben bleibt es bei dem bereits erwähnten weiteren Zugang zu subjektiven Symptomen, der in der inhaltlich gegenständlichen Deutung von „Handlungen, Lebensführung, Ausdrucksphänomenen und objektiven Daten" besteht und „genetische" Zusammenhänge berücksichtigt. Dabei handelt es sich um den Erkenntnisweg, der uns vom täglichen Umgang mit anderen mit seinen Vor- und Nachteilen bestens bekannt ist. In der immer auf Gegenstände gerichteten Auseinandersetzung und im Einvernehmen mit anderen fehlt jeglicher Anlaß, „seelische Phänomene isoliert, eine Wahrnehmung für sich, ein Gefühl zu betrachten und in seiner Erscheinung, Daseinsweise, Gegebenheit zu beschreiben". So registrieren wir beispielsweise im gewöhnlichen Leben nicht ausdrücklich, daß unser Gesprächspartner „bewußtseinsklar" sei, was wir bei der psychiatrischen Exploration hingegen so regelmäßig tun, daß ungezählte „psychische Befunde" mit der Feststellung beginnen :„bewußtseinsklarer, allseits orientierter Patient". Im täglichen Umgang muß der andere erst wiederholt und ausgiebig gähnen, bevor wir „verstehen", daß ihn das Gespräch nicht im gleichen Maße wie uns interessiert. Das heißt, verstanden hatten wir das schon vorher, deswegen hatten wir eindringlicher geredet; wir hatten es aber nicht wahrgenommen, ausdrücklich berücksichtigt.

Bei Anwendung der phänomenologischen Methode wird dieses unmittelbare, jedem immer schon gegebene Wissen ausdrücklich berücksichtigt, und indem es durch diese Explikation seinen *nur* subjektiven Charakter verliert, kann es nunmehr *benannt* und damit mitteilbar gemacht werden. Ist unsere Einstellung in diesem Sinne phänomenologisch, dann sagen wir nicht etwa: „Gib mir das Brot!", um wirklich Brot zu erhalten, sondern um die Wahrnehmungsleistung des Angesprochenen beurteilen zu können. Darin unterscheidet sich diese Methode von unserer alltäglichen Vorgehensweise, bei der wir gewöhnlich wirklich meinen, was wir sagen, nicht z. B. die fremde Wahrnehmungsleistung im Auge haben, sondern achtgeben, ob sich der andere durch unsere Argumente überzeugen läßt und das tut, was wir möchten.

Die Anwendung der phänomenologischen Methode geht davon aus, daß psychische Phänomene, die wissenschaftlich interessieren, implizite gewußt werden. Wir bestimmen sie, indem wir sie auf das „Wesentliche" reduzieren und *benennen*. In diesem Sinne hält es Jaspers für notwendig, „sich klar zu sein und anderen klar zu machen, welches *bestimmte Erleben*" gerade gemeint sei, und er nennt die explizite Darstellung der „festen Formen", die wir implizite ständig anwenden, ein „Ideal", dessen Erreichen „in der Unendlichkeit" liege. Entscheidendes Gewicht, wird auf „Planmäßigkeit" des phänomenologischen Vorgehens gelegt. Dies unterscheidet es von jener „Pseudopsychologie", die implizit Verstandenes nur vage, dafür „statt in vernünftigem Deutsch in ebensowenig präzisen, aber gelehrten Ausdrücken darstellt".

Was Jaspers hier unter Planmäßigkeit versteht, ist unklar. Üblicherweise meint „Planmäßigkeit" die Übereinstimmung einer Konstruktion mit dem Konstruktionsplan. Für Psychisches fehlt der Konstruktionsplan; bestenfalls kann er retrospektiv erschlossen werden. Dem muß eine voraussetzungslose Bestandsaufnahme des Psychischen vorhergegangen sein. Es ist etwas verwirrend, daß einerseits von Planmäßigkeit, andererseits von Voraussetzungslosigkeit ausgegangen werden soll. Das sind aber die methodischen Anweisungen, wie sie tatsächlich gegeben werden, wobei angenommen werden kann, daß der zunächst unbegrenzte Umfang der gesuchten „Kategorientafel", vom damit verbundenen psychiatrischen Zweck wirksam begrenzt wird. Jaspers [7] sagt, die hier erforderliche klare Vergegenwärtigung und Benennung der *bestimmten* seelischen Phänomene bestehe im „Aussondern, Begrenzen, Unterscheiden und Beschreiben". – „Nur das wirklich im Bewußtsein Vorhandene soll vergegenwärtigt werden." – Der Satz: „Vergegenwärtigung dessen, was im Kranken wirklich vorgeht, was er eigentlich erlebt, wie ihm etwas im Bewußtsein gegeben ist, wie ihm zumute ist usw., ist der Anfang, bei dem zunächst von Zusammenhängen, vom Erleben als Ganzem, erst recht von Hinzugedachtem, zugrunde liegend Gedachtem, theoretischen Vorstellungen ganz abzusehen ist", hat diesen programmatischen Charakter. Er wurde häufig zitiert. Wir vermeinen, darin Husserls Aufruf: „Zurück zu den Sachen!" zu vernehmen, erkennen den Widerschein der „eidetischen Reduktion" aus den „logischen Untersuchungen" (s. unten).

Indem wir aufgefordert werden, uns unserem eigenen unmittelbaren Wissen gegenüber so inaktiv wie möglich zu verhalten, dieses in seiner reinen ursprünglichen Form in unser Bewußtsein zu heben, müssen wir auf „Planmäßigkeit" im üblichen Sinne verzichten. Jaspers will sagen, daß wir dieses unmittelbare phänomenologische Wissen aus dem psychischen Zusammenhang zu extrahieren haben, um es so behandeln zu können, wie jedes andere, etwa durch Sinnesorgane vermittelte, Wissen. Aber selbst bei dem unbestrittenen sensoriellen Wissen besteht die Schwierigkeit, daß das, was wir normalerweise sehen, Häuser sind und nicht einfach „die Universität" [10] oder „Verwaltungsgebäude", „Kasernen", „Bahnhöfe" usw. Jedoch, sehen wir wirklich einfach „Häuser" und nicht vielmehr Steine, Glas und Ziegel? Andererseits, sehen wir „Glas"? Würden wir „den Stein an sich", losgelöst aus jeglichem Zusammenhang, in dem Steine überhaupt vorkommen, erkennen können, wenn wir zufällig über ihn stolperten? Das heißt, wir ziehen uns auch beim normalen sensoriellen „Außenerkennen" nicht einfach in eine Rückenlage zurück, sondern sind auch auf diesem Gebiet bereits zu einer Synthese, zur Aktivität, gezwungen, wollen wir das mindeste erkennen.

Hier handelt es sich zweifellos allgemein um ein erkenntnistheoretisches Problem und um eine sehr bedeutsame und für die Psychiatrie höchst folgenreiche Weichenstellung. Jaspers forderte, daß wir uns in der phänomenologischen Einstellung – „statisch", sagte er – auf das beschränken, was uns unmittelbar berührt; wenn es ein Stein ist, dann ist es nicht unser Wissen über dessen chemische und physikalische Beschaffenheit; und wenn es sich um ein Verwaltungsgebäude handelt, dann sind es nicht dessen Konstruktionselemente. Diese interessieren uns vielleicht ein anderes Mal in einem anderen Zusammenhang. Im Einzelfall sollen wir jeweils bei dem Wissen Halt machen, das uns, so, wie es ist, *gegeben* ist. Nur der „Bissen Brot", von dem weiter oben die Rede war, interessiert, nicht woher er kommt und was aus ihm wird. Wir haben uns nicht zu fragen, was dieses zum Ausdruck gebrachte Wissen zu bedeuten hat. Diese Art von – noetisch hergestellten – Bedeutungszusammenhängen, nicht die eventuelle Komplexität des ursprünglich Gewußten selbst gilt es auszugleichen. Jaspers schreibt: „Die psychopathologischen Phänomene legen eine solche isolierende, von Zusammenhängen abstrahierende, phänomenologische Betrachtung, die nur das Gegebene vergegenwärtigen, nicht genetisch verstehen, die nur sehen, nicht erklären will, sehr nahe".

Sogleich riskieren wir ein anderes Mißverständnis. Jaspers weist darauf hin, daß „diese eigentümliche phänomenologische Vorurteilslosigkeit" nicht „ursprünglicher Besitz, sondern mühsamer Erwerb nach langer kritischer Arbeit" sei. Er vergleicht diesen Erwerb mit dem der Fertigkeit beim Zeichnen. Er sagt, Kinderzeichnungen brächten nicht Dinge, wie sie gesehen, sondern wie sie vom Kind gedacht würden, zum Ausdruck. Ähnlich dächten sich Psychologen und Psychopathologen Psychisches erst aus, bevor sie imstande seien, es so vorurteilslos, unmittelbar zu erfassen, wie es ist. Das Phänomen „Verwaltungsgebäude", von dem die Rede war, ist nicht an sich Verwaltungsgebäude – ein „Ding Verwaltungsgebäude" gibt es in der Tat nicht –, sondern erst im Zusammenhang mit unserem auf die gegebene Situation bezogenen Denken. Unser Denken muß sich allerdings erst entwickelt haben, bevor wir seinen Begriff fassen bzw. ein solches Gebäude überhaupt errichten können. Insofern sind solche Phänomene in der Tat *nicht* ursprünglich, gibt es möglicherweise ursprüngliche Phänomene überhaupt nicht; ursprünglich im weiter oben erläuterten Sinn ist phänomenologisches Wissen bezogen auf seinen im Wissenden selbst mitgebrachten Charakter: Das Wissen, was mit dem Bissen Brot zu geschehen hat, macht den Magen erst zum Magen. Die Frage, woher der Magen dies wisse, stellt sich daher gar nicht oder nur in dem Sinn, in dem uns interessiert, woher der Magen kommt. Das ist dann aber keine phänomenologische Fragestellung. Jaspers spricht als Phänomenologe von einer „letzten, unreduzierbaren Qualität" phänomenologischen Wissens.

In diesem Sinn erlebt das Kind zwar *andere* Phänomene als der Erwachsene, aber was immer es erlebt, erlebt es par excellence phänomenologisch, nicht in „Dingen": Es denkt sich nichts hinzu, fragt auch nicht nach Herkunft und Bestimmung seines Wissens. Ihm genügt, was es seinem Entwicklungsstand entsprechend – unreduzierbar – weiß, gleichgültig, ob dieses Wissen, „Vergegenwärtigung, Sehen, Schauen, Einfühlen, Verstehen" oder wie immer genannt wird. Die Frage, warum man es im Hinblick auf den koextensiven Charakter mit dem Sein des Wissenden nicht schlicht „Bewußtsein" nennen sollte, ist nicht von der Hand zu weisen. Da dieses Wissen wegen seines seinsmäßigen Charakters hinter nichts zurückgehen kann, handelt es sich immer um ein „letztes", die jeweils vorhandenen Begriffe ausfüllendes Wissen, das in diesem Zusammenhang auch von Jaspers selbst „unmittelbar" genannt wird. Auf die andere Frage, die nach Übereinstimmung der Phänomene mit der Realität, braucht hier nicht eingegangen zu werden; dies ist allenfalls ein metaphysisches, kein phänomenologisches Problem.

Wie lassen sich dann diese „Einfühlungserlebnisse", von denen Jaspers spricht, „durch Vergleich, Wiederholung, Nachprüfung" sicherstellen? Ihre Sicherheit, so sagt er, bestehe darin, „daß die Vergegenwärtigung seelischer Wirklichkeit immer wieder gelingt", und sie sei von derjenigen der Ergebnisse sinnlicher Wahrnehmung nur gradmäßig, nicht prinzipiell verschieden. Eines ist klar, sie kann gar nicht anders, sie *muß* in dem Umfang immer wieder gelingen, in dem sie tatsächlich Sein ist. Aber was oder wo ist dieses unwandelbare „tertium comparationis" für jenes Bewußtsein, das sich selbst weiß, und das bei den Dingen der äußeren Wahrnehmung nach allgemeiner Ansicht in deren von 2 oder beliebig vielen wahrnehmenden Subjekten prinzipiell unabhängigen Existenz besteht. Die Frage lautet ganz generell, ob sich Einfühlungserlebnisse wirklich vergleichen, wiederholen, nachprüfen lassen. Wer sagt beispielsweise, ob es nicht immer *dieselbe* Trauer oder Freude, oder *dasselbe* wie auch immer geartete Phänomen ist, die ich aus jeweils gegebenem Anlaß empfinde, ja sogar in voller Wortbedeutung *bin*.

Diese Identität stünde anstelle jener von den Phänomen unabhängig gedachten Existenz des Wissenden, bei der mein Ich einen Vorrat von ähnlichen oder gleichartigen Erlebnissen als etwas ihm Zugefallenes, wie einen fremden Besitz sozusagen, zu verwalten und darüber zu verfügen hätte. Ich dürfte sie nicht selbst *sein*, sondern müßte sie losgelöst von mir *haben*, um sie jenseits inhaltlich wechselnder Anlässe auch als Phänomene wirklich voneinander „unterscheiden", sie mir nebeneinander vor Augen halten zu können. Das wäre die unabdingbare Voraussetzung dafür, sie miteinander vergleichen und evtl. nachprüfen zu können. Meine Existenz hingegen läßt sich in der Ganzheit ihrer Modalitäten mit nichts vergleichen und auch nicht unmittelbar nachprüfen, ich kann zwar darüber reflektieren, ich kann sie mir aber nicht vor Augen halten, sondern muß sie einfach hinnehmen.

Was ist es dann, das miteinander *verglichen* und *nachgeprüft* wird, wenn auf einem der 3 von Jaspers [7] genannten Wege:

Versenkung in Gebaren, Benehmen, Ausdrucksbewegungen;
mündliche Selbstauskunft bei der Exploration;
schriftliche Selbstschilderung.

Phänomene von uns unmittelbar gewußt werden, denn es ist ja eine Tatsache, daß ich z. B. leichte oder starke „Schläfrigkeit" als Phänomen wiedererkenne und sogar nach seinem Schweregrad einschätzen kann. Jaspers war kategorisch. Indem er entschied: „Die Richtigkeit der einzelnen Vergegenwärtigung ist nicht nach allgemeinen Kriterien zu kontrollieren. Sie muß ihren Maßstab immer in sich selbst finden", bestätigte er geradezu den „Wertgegensatz" jener häufigen Behauptung, wonach „objektive Symptome" „die allein sicheren" seien, mit denen etwas anzufangen sei, wissenschaftlich gearbeitet werden könne. Wie soll, muß man sich fragen, jenseits allgemeiner Kriterien wissenschaftlich gearbeitet werden?

Eine weniger kategorische Antwort, die Jaspers auch selbst nahelegt, wenn er ausdrücklich das Benennen zur Vorbedingung des Phänomens macht, könnte lauten: Ich vergleiche und überprüfe in Wirklichkeit *Sprache* oder Sprachgebräuche, nicht hingegen unmittelbar Gewußtes als Implikation des Seins. Diese Antwort läßt den Ausweg allgemeiner Kriterien offen. Dank der „Öffentlichkeit" der Sprache, deren Organisation als Gemeinsamkeit, könnten dann sprachliche Symbole, feststehende Bezeichnungen, das gesuchte „tertium comparationis" sein. Sie allein garantierten je nach der Präzision des sprachlichen Ausdrucks jene relative Sicherheit des Wissens hinsichtlich der Einfühlungserlebnisse, die auch den Erlebnissen der sinnlichen Wahrnehmung, die deshalb „objektiv" genannt werden, anhaftet. In der Sprache wird Fremdpsychisches mittelbar ausgedrückt, z. B. wenn ich in einem bestimmten Ton sage: „Schau mich nicht so an!" Die Möglichkeit der „Objektivität" von Phänomenen gründet auf der Möglichkeit dieses in sich bereits völlig sichere Wissen mehr oder weniger vollkommen sprachlich zu bezeichnen. Ähnlich gibt es eine „mathematische" Objektivität, die Jaspers meinte, als er die Ergebnisse logischen Denkens vom Subjektiven abhob und sie ausdrücklich als „objektiv" bezeichnete.

Daraus folgen allerdings grundlegende Unterschiede zwischen Phänomenen und den Symptomen Kraepelins, mit denen sie gemeinhin verwechselt werden. Psychische Symptome im Sinne Kraepelins werden wie ablösbare Eigenschaften eines Dinges relativ selbständig verstanden. Sie können wie Mosaiksteinchen zu verschiedenen Bildern zusammengesetzt werden, ohne ihre Natur im geringsten zu verändern. Nach diesem Verständnis tragen sie ihre ein für allemal feststehende Natur unverändert in das jeweilige Bild hinein und sind in diesem Sinne vom jeweiligen Beobachter und Sprachgebrauch unabhängig, als Einheit fest begrenzt. Es handelt sich im Hinblick auf ihre - theoretische - Einheitlichkeit um quantifizierbare, zählbare Elemente, aus denen sich verschiedene Ganze zusammensetzen und in die diese sich auch wieder zerlegen lassen.

Phänomene sind im Hinblick auf ihren ganzheitlichen Bedeutungscharakter nie für sich existente, zu unterschiedlichen Ganzen zusammensetzbare Grundeinheiten. Weder sind sie begrenzt, noch können sie - als Schläfrigkeit z. B. - gezählt werden. Was sie sind, sind sie - wie beim Verhältnis der Melodie zur Note - erst vom Ganzen her. Bedeutung kann Einheit nur herstellen, indem sie selbst keine Einheit ist. So bedürfen Ausdrücke für Bedeutungsvolles wie „Schläfrigkeit", „Freude", „Angst" oder „Trauer" immer einer Ergänzung; sie sind keine Bausteine, von denen man vielleicht 4000 oder 8000, jedenfalls eine begrenzte Zahl, brauchen würde, um ein Haus zu bauen, sondern Sprachformen, die erst im jeweils neuen Sprechen „wirklich" werden; sie bedürfen eines Subjekts, um mit diesem zusammen auf spezifische Weise bestimmt, lebendig, sinnvoll zu werden. Ohne diesen Sinn bleibt die Aneinanderreihung amorph, entsteht keine Gestalt, sind in psychopathologischen Fragebögen keine Patienten zu erkennen.

Es kommt nicht auf das „Item", sondern auf den Kommentar an. Die „Einheit" des Sagens ist nicht das Verb oder das Substantiv, sondern der Satz. Diese Feststellung von Humboldt [11a] hat Jackson bei seinen Aphasieuntersuchungen bestätigt. Daß der Sinn rückwirkend erst vom Satz her festgestellt wird, ist phänomenologisch von großer Bedeutung. Die Bezeichnungen der Phänomene haben daher je nach dem Kontext einmal diesen, dann jenen Sinn. In ihrer prinzipiellen Ganzheitlichkeit sind Phänomene immer verschieden. Welchen Sinn sie im Einzelfall haben, ihre Bestimmung, ergibt sich immer erst im nachhinein aus dem Zusammenhang, steht nicht von vornherein fest. Deshalb können Fallschilderungen, soweit es auf Phänomenologisches ankommt, nicht durch Symptomlisten ersetzt werden, mögen diese so ausführlich sein, wie sie wollen, 4000 oder 8000 Einheiten umfassen.

Die Vorstellung, mündliche oder schriftliche Selbstschilderungen und sonstige Ausdrucksphänomene ließen sich durch wechselnde Kombinationen aus einem allgemeinen, ein für allemal erstellten Repertoire einzelner Items ersetzen, ist prinzipiell unsinnig. Man erhält auf diese Weise etwas völlig anderes, was mit Phänomenologie nichts mehr zu tun hat, weil dabei vom jeweiligen Bedeutungszusammenhang abstrahiert worden ist. Das Mißverständnis wird dadurch gebahnt, daß die Funktion von Bezeichnungen und Namen analytisch verabsolutiert und deren Abhängigkeit von der Einheit des Satzes übersehen oder verschleiert wird. Auf die synthetische Einheit der Sätze kommt es an; Sprache, die mit Bewußtsein koextensiv sein muß (was nicht umkehrbar ist), um phänomenologisches Wissen zu vermitteln, setzt sich aus Sätzen nicht aus Namen zusammen. Das Wort hat seine Bestimmtheit nicht in sich; es erhält sie erst von den Sätzen, in denen es verwendet wird. „Interpretierbar" ist es nach Cassirer [11b] – „immer nur im Ganzen des Satzes und aus dem Ganzen des Sinnes, der im Satz seine sprachliche Ausprägung findet".

Werden Phänomene analytisch aus dem jeweiligen Zusammenhang, der den Sinn ergibt, herausgelöst, um sie als Element, Symptom, Eigenschaft oder Komplex zu bestimmen, hält der Untersucher nur noch die Hülse in Händen. Das Phänomen, das von seinem Kontext abgelöst wird, stirbt wie der Fisch auf dem Trockenen. Es ist nicht dafür gemacht. Man kann deshalb Phänomene nur wie Figur und Hintergrund *gleichzeitig* in Blick haben. So, wie erst der Satz dem Wort die Bestimmtheit gibt, so ist die spezifische Situation als konkrete Gegebenheit des Zusammenhangs die wahre phänomenologische Einheit. Während z. B. die Hafenstadt aus der Perspektive der Provinz als Platz des Abenteuers und der Gefährdung beschrieben werden mag, symbolisiert sie, vom offenen Meer betrachtet, Sicherheit und Geborgenheit; ist sie der feste Boden, auf den man seinen Fuß setzen kann. Ähnlich sind Persönlichkeitseigenschaften stets nur im situativen Zusammenhang gültig. Prinzhorn [12] spricht das Problem an, indem er es als unmöglich bezeichnet, die Eigenschaften, auf denen der Charakter aufgebaut werden müsse, „wertfrei" zu erfassen.

„Dem von der naturwissenschaftlichen Objektivitätsideologie besessenen Neutralmenschen werden stets eben jene Züge verdächtig und verwerflich erscheinen, die vom Standpunkte des dämonischen Menschen ... die tiefste Menschlichkeit offenbaren" Prinzhorn urteilt, „daß ein charakterologisches System wesentlich immer sein muß: die möglichst objektiv begründete Umschreibung von des Autors eigenen Wertungen". An anderer Stelle [12a] unterscheidet er zwischen den „statischen" und „dynamischen" Annäherungen an eine vollständige Charakterbeschreibung. Den ersteren rechnet er „die alten physiognomisch-charakterologischen Versuche von Lavater und Gall" zu; ferner „auch noch die differenziertesten Fragebogenentwürfe aus jüngster Zeit, die selbst bei guter Ausfüllung durch einen Seelenkundigen immer nur eine Liste ergeben können, disjecta membra, ohne Verbindungsmittel, ohne das Medium, in dem sie erst Sinn gewinnen. Ja, man kann sagen, daß diese Bemühungen lediglich eine Statistik von den Urteilen eines Beobachters liefern, mag der nun identisch mit dem Objekt der Beobachtung sein oder nicht". Das gewichtigste Argument gegen den Wert solcher Persönlichkeitsforschung, die sich auf Fragebogen, Listen, Statistiken verlasse, sieht er darin, daß „durch Zwischenschaltung einer summarisch urteilenden Persönlichkeit ... der Gegenstand der Untersuchung praktisch aufgehoben" werde. Er weist daraufhin, daß sich die Gefahren der Fragebogen verringerten, sobald dahinter „eine sicher geformte Gesamtanschauung vom Aufbau des Charakters" stehe.

Situationen sind es, die der erstrebten Ordnung der Phänomene zugrundegelegt werden müssen. Möglicherweise meint Jaspers diese Erkenntnis, wenn er in anderem Zusammenhang von „Weltanschauungen" und deren Psychologie spricht. Im hier gegebenen Zusammenhang verweist er auf den „Zweck, den man gerade hat", und hebt denjenigen, „phänomenologische Verwandtschaften" positiv oder negativ aufzuzeigen, als Ordnungsprinzip besonders hervor.

Es ist von einem gewissen Interesse, daß Jaspers [7a] bei der Erläuterung qualitativ abnormer Phänomene einen Patienten zu Wort kommen läßt, der von der Unmöglichkeit, seine Erlebnisse in der gewohnten Sprache zu beschreiben, ausging, weil es sich „dabei zum Teil um Dinge handelt, die sich in menschlicher Sprache überhaupt nicht ausdrücken lassen", und der hinzufügte: „Um einigermaßen verständlich zu werden, werde ich viel in Bildern und Gleichnissen reden müssen ...".

Mit dem Bezug auf Sprache sind wir in der Erörterung des phänomenologischen Gedankens bereits von seiner Darstellung bei Jaspers abgewichen. Die Frage, wie das unmittelbar Gewußte in Sprache transformiert wird, so daß es teilweise objektiven Charakter erhält, oder wie sich Phänomene als Sprachsituationen standardisieren lassen, um Vergleichbarkeit zu gewährleisten, soll uns später ausführlicher beschäftigen. Kehren wir an dieser Stelle noch einmal zum Vergleichstext zurück, so verwundert allerdings nicht mehr, daß die Art des phänomenologischen Wissens die von Jaspers postulierte Vergleichbarkeit, die wir sonst nur den Dingen der verschiedenen Sinnesgebiete und mathematischem Denken zuerkennen, dank des *organisierten* Charakters der Sprache in einem gewissen Umfang und mit bestimmten Einschränkungen tatsächlich aufweist. Wir sind in der Sprache auf ähnliche Weise geworden, wie der Magen im Verdauen geworden ist; und wir bedienen uns im täglichen Leben stets und ständig der auf nichts anderem als auf dieser ursprünglichen Gemeinsamkeit basierenden Kenntnisse; wir tun dies normalerweise intuitiv.

Da es Phänomene nur zusammen mit Situationen gibt, müßte Planmäßigkeit phänomenologischer Psychiatrie darin bestehen, die für sie in Betracht kommenden *Situationen* zu definieren. Nach der bekannten Einteilung von Jaspers können diese grundsätzlich a) normal, b) quantitativ abnorm oder c) qualitativ abnorm sein. Damit eröffnet sich ein Betätigungsfeld, das unabsehbar ist. Jaspers berücksichtigte dies, als er das phänomenologische Feld, das durch die „unübersehbare Mannigfaltigkeit" möglicher seelischer Phänomene äußerst schwierig zu begehen ist – einem „dauernd fließenden Chaos immer wechselnder Phänomene" verglich, demgegenüber die phänomenologische Arbeit im „Aussondern, Begrenzen, Unterscheiden und Beschreiben" bestünde.

Jaspers schreibt: „In einer phänomenologischen Arbeit werden daher einzelne Fälle, daraus gewonnene allgemeine Beschreibungen, und Festsetzungen von Benennungen vorkommen". Als „Hauptschaden" der Phänomenologie bezeichnete er „ihre Vermischung mit anderen Forschungsaufgaben". Expressis verbis tadelte er die wissenschaftliche Geringschätzung, die psychiatrische Fallschilderungen auch damals bereits im Zusammenhang mit dem erwähnten „Wertgegensatz" und in gründlicher Verkennung der erkenntnistheoretischen Lage der Psychiatrie erfahren hatten. Die Vorbilder, auf die er verwies [7b], sind in diesem Sinne bezeichnend: z. B. D. P. Schreber, Th. de Quincey, G. de Nerval.

Das war – insbesondere hinsichtlich der erwähnten „Weichenstellung" – die Ausgangslage, wie Schneider sie 1925 [2] antraf. – Schneider wies in seiner grundlegenden Übersicht darauf hin, daß Jaspers von einem Paradigmawechsel in der Psychologie begünstigt worden sei. Auf die alte sensualistische Assoziationspsychologie mit ihrem physikalischen Denken in Elementen und darin eingeschlossenen Kräften (Herbart) war mit Husserl (*Logische Untersuchungen*) eine Psychologie gefolgt, die im Anschluß an Brentano den *intentionalen* Charakter des Erlebens hervorhob und die in der *absichtsvollen Gerichtetheit* auf äußere Inhalte den aktiven Charakter alles Psychischen (Aktpsychologie) betonte. Es handelt sich um eine Psychologie, die für sich in Anspruch nimmt, „Seelisches von innen" zu sehen, und die – nach Schneider [2g] – in ihren Anfängen über Brentano (Betonung der „inneren Wahrnehmung") und die Scholastiker bis zu Aristoteles (Akt/Potenzlehre) zurückreicht.

Damit wurde eine geschichtliche Perspektive aktualisiert, die insbesondere darin bemerkenswert ist, daß sie die kritische Sicht des Verhältnisses von Aktivität und Seelischem – wie sie von Kant als Voraussetzung „jeder wahrhaften Phänomenologie der Wahrnehmung" [11c] vorgenommen und auf das Erkennen bezogen worden ist – ausklammert. Kant hat zwar die Spontaneität des Subjekts hervorgehoben, er hat aber nicht zwischen „innerer Wahrnehmung" und „äußeren Inhalten" unterschieden. Die Denkrichtung auf Kant, der bekanntlich die Spontaneität des Subjekts zu einem Eckpfeiler seines kritischen Systems gemacht hat, wurde in der Psychiatrie nicht eingeschlagen. Schneider hat ihn im phänomenologischen Zusammenhang unerwähnt gelassen – ebenso wie Jaspers selbst – und er hat damit der Psychiatrie den Weg in ihre – dualistische – Gegenwart gewiesen.

Anstelle der kritischen Sicht rückte Brentanos „Psychologie vom empirischen Standpunkt" in den Vordergrund: „Jedes psychische Phänomen ist durch das charakterisiert, was die Scholastiker des Mittelalters die intentionale (auch wohl mentale) Inexistenz eines Gegenstandes genannt haben, und was wir, obwohl mit nicht ganz unzweideutigen Ausdrücken, die Beziehung auf einen Inhalt, die Richtung auf ein Objekt (worunter hier nicht eine Realität zu verstehen ist) oder die immanente Gegenständlichkeit nennen würden ... Diese intentionale Inexistenz ist den psychischen Phänomenen ausschließlich eigentümlich ... und somit können wir die psychischen Phänomene definieren, indem wir sagen, sie seien solche Phänomene, welche intentional einen Gegenstand in sich enthalten" [11d]. An Stelle *bedeutender Spontaneität* haben wir es mit einer endlosen Folge von Abbildern und Substanzen zu tun. Husserl (s. unten) hat diesen Regreß in seiner Endlosigkeit erkannt und Cassirer sieht darin die „Eigenart des Intentionalen" wieder verwischt.

> Hier hat erst die Weiterführung und die Durchbildung, die der Grundgedanke Brentanos in *Husserls* „Logischen Untersuchungen" und in den „Ideen zu einer reinen Phänomenologie" erfahren hat, völlige Klarheit gebracht. ... Von der „Mythologie der Tätigkeiten", die in den Akten Betätigungen eines realen psychischen Subjektes sieht, ist jetzt keine Rede mehr, und ebenso wird die Beziehung des Aktes auf sein Objekt ausdrücklich derart gefaßt, daß von einem Innesein oder Innewohnen des einen im anderen nicht mehr gesprochen werden kann. Zwischen dem, was als reeller *Teil* in einem Akte enthalten ist, und dem, was er ideell „vorstellig macht", worauf er im Sinne der Intention abzielt, wird jetzt vielmehr aufs schärfste unterschieden ... Husserl bezeichnet es geradezu als Zeugnis für den zurückgebliebenen Zustand der deskriptiven Analyse, daß sie sich bisher der spezifischen Besonderheit der „bedeutungsverleihenden Akte" verschloß ... Um das Verhältnis, das hier besteht, kennbar und um es terminologisch faßbar zu machen, wird jetzt der Strom des phänomenologischen Seins in eine bloß „stoffliche" und eine „noetische Schicht" geschieden. In die letztere gehören ... die eigentlichen Bewußtseins- und die eigentlichen Sinnprobleme [11d].

Die beiden Hälften, in die Husserl „das Ganze der Erlebnisse" zerlegt, liegen auch Schneiders „empirischem Dualismus" [13] zugrunde. Darin finden die beiden Kraepelinschen Reihen, die innere und die äußere, ihre Fortsetzung. Die Aussicht, daß sie sich je in einem Schnittpunkt treffen könnten, besteht nach dieser ersten wirklich philosophischen Durchdringung des psychiatrischen Problems und seiner Einengung auf die – im rationalistischen Sinne – essentialistische Alternative nun nicht mehr. Der Begriff der „transzendentalen Apperzeption" als „Bedingung der Möglichkeit der Wahrnehmung" und Zugang zu den „symbolischen Formen" als die Verstandesregel, nach der in der Spontaneität der Verknüpfung „die Gestaltung erfolgt" [11c], blieb im einstweiligen Ruhestand und die Frage: „Wie aus bloßem bedeutungsfremdem *Dasein* etwas wie *Bedeutung* ‚wird', ist nun im wahrsten Sinne des Wortes eine „Scheinfrage".

Kant einerseits und eine im Husserlschen Sinn „eidetisch reduzierende" Phänomenologie andererseits mögen gleicherweise Jaspers und Schneider als äußerster Gegensatz erschienen sein. Kants Erkenntnislehre mochte für sie viele Vorzüge besitzen und in ihren Ergebnissen auch richtig sein, eidetisch reduzierend („Zu den Sachen!") war sie nicht. Daß Kant Seelisches „von innen" gesehen habe, kann niemand behaupten. Jaspers ordnete die „kritische Philosophie" dort ein, wo auch „die *rationalen Inhalte* sprachlicher Produkte hingehören, die wir zwar nicht sinnlich wahrnehmen, sondern nur verstehen können, die wir aber ohne Zuhilfenahme irgendeines inneren Hineinversetzens in Seelisches einfach durch Denken, d. h. rational, verstehen". In diesen – theoretischen – Zusammenhang haben die ausgesprochene Theoriefeindlichkeit des *Phänomenologen* Jaspers und die noch viel konsequentere von Schneider ihren Platz; in Griesingers Warnung vor „Abstraktionen" war sie bereits angestimmt worden [8].

In der Tat, Jaspers wurde nicht müde zu fordern, Phänomenologie müsse *von innen* betrieben werden. Nur „einfühlendes" Vergegenwärtigen führe zu dem benötigten Wissen, nicht irgendwelche „theoretischen Sätze". Er schreibt: „Phänomenologie kann durch Theorie nichts gewinnen, höchstens verlieren" [7c], und Schneider hat dies auf geradezu spartanische Weise beherzigt. Um zu bemerken, daß in dieser Behauptung selbst bereits ein gut Teil Theorie steckt, braucht indessen nur an die eigenartige Herausverlagerung des rationalen Denkens aus dem Begriff des Inneren dieser „scholastischen" Phänomenologen erinnert zu werden, wonach es keine „rationalen Phänomene" gäbe. Übrigens hat Jaspers später insoweit eine Kehrtwendung vollzogen, als er in späteren Auflagen der *Allgemeinen Psychopathologie* ausdrücklich von „reflexiven Phänomenen" spricht.

Aber ist es denn wirklich keine „theoretische Vorwegnahme", daß Denken und Fühlen wie innen und außen für immer getrennt seien und bleiben müssen. Und setzt die Fremdinterpretation der einfachsten Gebärde ebenso wie die Eigeninterpretation, die bereits in jeder mündlichen oder schriftlichen Mitteilung steckt, nicht notwendig bereits Sprachdenken voraus, „theoretisches" Verhalten also, das sich notwendig dem Hineinversetzen in ein Inneres anschließen muß, sollen auch nur die einfachsten Erkenntnisse gewonnen werden. Und schließlich und überhaupt: „Es gibt keine theoriefreie Beobachtung und keine theoriefreie Sprache" [10a]. „Schon vor Popper hatte Carnap geschrieben, daß die Nennung der Eigenschaft eines Dinges gleichbedeutend ist mit der Angabe, was mit ihm geschieht, wenn es bestimmten Bedingungen unterworfen wird. ... Alle physikalischen Aussagen sind somit Bedingungsaussagen. Damit steht zugleich auch fest, daß alle physikalischen Aussagen, eben weil sie Bedingungsaussagen sind, mehr besagen, als beobachtet worden ist, ja als überhaupt beobachtet werden kann, also mehr behaupten, als man rechtmäßigerweise behaupten darf".

Wahrscheinlich hat Jaspers den von ihm zugrundegelegten Theoriebegriff nicht absichtlich unerklärt gelassen. Er tat dies, indem er ihn als ähnlich voraussetzungslos betrachtete, wie denjenigen des Inneren. Liest man den Text [7] im Zusammenhang, meint man auf Anhieb zu verstehen, was gemeint ist, und man empfindet unwillkürlich solidarisch, denn an Hypothesen herrscht wahrlich kein Mangel. Hinter dem so sympathischen Jaspersschen Verdikt verbirgt sich aber in Wirklichkeit die erwähnte Weichenstellung, weshalb gerade an dieser Stelle Klarheit unumgänglich, eine Erklärung vonnöten ist. Dies auch im Interesse der scholastischen Phänomenologie selbst, weil sonst vermutet werden könnte, daß mit Hilfe ihrer Theoriefeindlichkeit die eigene Theorie für alle Zeiten gegen alle nur vorstellbaren Falsifikationsversuche immunisiert werden solle. Dies wäre nämlich der Fall, da jeder denkbare Einwand zunächst natürlich nur „theoretisch" sein kann, beispielsweise derjenige, der das „Innere" der Wahrnehmung zu einem Artefakt erklärt [10a]. Wittgenstein – par excellence theoretisch – hätte in diesem Fall der Phänomenologie zu deren Schaden nichts zu sagen.

„Der grundlegende Fehler der überkommenen Erkenntnislehre", schreibt Grasnick unter Bezug auf Heidegger [10b], bestehe „gerade darin, daß allemal das Vorhandensein eines Objektes und eines Subjekt-Dinges, letztlich also zweier voneinander unabhängiger *Substanzen*, stillschweigend als selbstverständlich vorausgesetzt wird, als sei dies das Natürlichste von der Welt. Wir wissen inzwischen, daß es sich – jedenfalls hinsichtlich der Dinge im landläufigen Sinne – so nicht verhält." Und die Konsequenz: „Nur auf der Basis dieser ontologisch gesehen unhaltbaren Annahme konnte aber die Frage überhaupt erst entstehen, welche da lautet: wie kommt denn eigentlich das Erkennen, das an dem Menschending äußerlich nicht wie die Farbe eines Gegenstandes wahrnehmbar ist und folglich in seinem Inneren lokalisiert sein muß, wie also kommt das Erkennen aus der Innensphäre des Subjektes heraus in eine andere, äußere Sphäre, diejenige des zu erkennenden Gegenstandes, hinein?"

Vor scheinbaren Selbstverständlichkeiten ist ebenso zu warnen wie vor zuviel Theorie oder Theorie am falschen Platz, und ruhiges Nachdenken kann auf keinen Fall falsch oder überflüssig sein. Was aber gewinnt oder verliert der Psychiater praktisch mit der Ausführung des Programms dieser – via Brentano – scholastischen Phänomenologie? – Schneider [2g] beschrieb den seinerseits von Jaspers in der Psychiatrie bewirkten Paradigmawechsel, den wir aus den angegebenen Gründen „scholastisch" nennen folgendermaßen: „An Stelle einer Psychologie, die kein Ich kannte, deren Ich höchstens die Gehirnfunktion war, begann eine Psychologie der aktiven Vollzüge, der Funktionen, der intentionalen Erlebnisse zu treten." Tat sie das? Dies war zu erwarten gewesen, da durch die Betonung des in sich aktiven und dadurch systematischen Charakters des Erlebens dem Subjekt methodisch der Weg zur Rückkehr in die Psychologie wieder freigemacht worden war, denn wenn „Subjekt" überhaupt zu definieren ist, dann im Hinblick auf seinen aktiven, spontanen Charakter, durch den es sich vom passiven Objekt unterscheidet.

Mit „Aktivität" war in der Tat ein Schlüsselbegriff gewonnen. Darüber mußte Klarheit hergestellt werden. Was oder wer ist aktiv? Worauf erstreckt sich Aktivität? Daß solche Fragen gerade nicht als phänomenologisch relevant angesehen wurden, war die Folge der bereits erwähnten Theoriefeindlichkeit.

„Einfühlendes Vergegenwärtigen" als Umschreibung für „innere Wahrnehmung" schien erschöpfend zu sagen, was gemeint ist und ist schon bei Jaspers auf dasjenige bezogen, was im Innern in sich bestimmt, fertig, angetroffen wird: Das gegebene Phänomen. Ähnlich ist „äußere Wahrnehmung" auf Gegenstände in der Welt bezogen. Diese sind „objektiv" und deshalb äußerlich wahrnehmbar, weil sie in sich bestimmt sind. Auf diese Weise werden „Phänomen" und „Gegenstand" zu Korrespondenzbegriffen. Die Vorstellung, daß „Aktivität" etwas mit deren

Herstellung zu tun haben könnte, und die andere, wonach die stillschweigend gemachte Voraussetzung von innen und außen auf die Wahrnehmung bezogen hinfällig sei, findet sich lediglich bei Kant und hat zu einem ganz anderen Begriff von Phänomenologie übergeleitet, dem der „symbolischen Formen" von Cassirer [11], worauf später einzugehen sein wird.

Wie Japers sich die Anwendung des phänomenologischen Gedankens konkret vorgestellt hat und wie dies später von Schneider etwa in der Beschreibung der sog. Symptome ersten Ranges zu Ende geführt worden ist, läßt sich dem von Jaspers gewählten Beispiel der Gegenüberstellung von „Pseudohalluzinationen" und „normalen Vorstellungen" entnehmen [7d]. Es geht ihm – immer in enger Parallele zum äußeren Wahrnehmen der objektiven Wissenschaften – zwar nicht um „Messen", aber um eine diesem Ideal nahekommende, möglichst „exakte" Präzisierung von Erlebnisqualitäten, um deren unverfälschte „Beschreibung", nämlich so, wie die Patienten sie ausdrücken und wie sie vom Untersucher unmittelbar verstanden werden. Im Ausdruck wird das Fremde dem eigenen Inneren geöffnet, quasi anschaulich. Darauf beruht das Wissen, um was es sich handelt. Das Phänomen ist in diesem Sinne das Ergebnis „statischen Verstehens" als einer besonderen Form der Einbildungskraft. Es kann nun mit anderem Wissen verglichen und in einer technischen Bezeichnung – etwa „Pseudohalluzination" – begrifflich gefaßt und wissenschaftlich verwendet werden.

Wir benötigen, um weiterzukommen, an dieser Stelle eine konkrete Vorstellung des Verstehensvorganges und versuchen, uns diese mit einem alltäglichen Beispiel zu verschaffen. Nehmen wir an, der Bildschirm eines Textverarbeitungssystems funktioniere nicht mehr. Der Techniker will wissen, was passiert sei. Ihm werden folgende Beobachtungen mitgeteilt: „Die Buchstaben wurden allmählich immer länger, verschwammen, anstelle des schwarzen Hintergrundes trat ein grüner, es erschien ein sonst unsichtbares Netz von Linien, die sich verbogen, dann wurde der Schirm plötzlich schwarz, dann erschien ein Lichttrichter – wie ein Strudel – und zum Schluß war nur noch ein sehr heller Lichtpunkt da, dann war alles tot und es roch brenzlich."

Der Techniker hat sich den Bericht interessiert angehört. Irgendwann hatte sich sein Gesicht aufgehellt, er nickte befriedigt und sagte, jetzt sei ihm alles klar, er wisse was kaputt sei. Er habe verstanden. – Dies war tatsächlich der Fall, denn kurze Zeit später funktionierte der Bildschirm wieder auf gewohnte Weise. – Was war geschehen? Die Sätze der Schilderung waren mit anderen Sätzen, die aus früheren Erfahrungen bei Berichten bei ähnlichen Reparaturen und aus Kenntnissen über den Konstruktionsplan des Geräts stammten, verglichen worden. Daraus hat sich ein Sinn ergeben, der die Anweisung zu weiterem Handeln enthielt. Zu keinem Zeitpunkt war es erforderlich gewesen, sich ein anderes Inneres als dasjenige des Apparates zu vergegenwärtigen.

Allen Täuschungen des Sprachgebrauchs zum Trotz: Einen anderen Begriff des Inneren als diesen des Apparats gibt es begründet nicht und wenn es ihn gäbe, nützte er nichts, weil es keinen Weg zu ihm gäbe. Weder äußere noch innere

Wahrnehmung wären geeignet, zu ihm hinzuleiten. Da man es weder sehen noch hören oder tasten kann, kann man es natürlich auch nicht „fühlen". Man kann es auch nicht träumen. Würden uns unsere Traumerinnerungen in ein „Inneres" (außerhalb der Sprache) führen, bliebe völlig unerklärlich, woher z. B. die Beleuchtung beim Träumen kommt. Es gibt keine Introspektion. Was nun dieses Apparatinnere betrifft, so ist dieses nur auf jene *relative* Weise „innen", als es dabei ganz auf den Standpunkt des Beobachters ankommt [14]. Befinde ich mich im Schiffsinnern, dann wird dieses ipso facto für mich zum „Aussen". Und schließlich, ob innen oder außen, ist für das Verständnis selbst irrelevant; daß überhaupt verstanden wird, hängt nur vom Sinn ab, und der ergibt sich ausschließlich aus gesprochenen oder gedachten Sätzen einer öffentlichen Sprache. Die Öffentlichkeit besteht im Verstehen, verstehen ist öffentlich.

Ähnliche Schilderungen wie die der technischen Störung am Textverarbeitungssystem geben Patienten ab, wenn sie von ihren Beschwerden sprechen. Wer mit Patienten zu tun hat, dem sind sie geläufig. Das zur Diagnose und Therapie führende Verstehen ist kein anderes als das vorstehend geschilderte. Jaspers meint indessen ein anderes – statisches – Verstehen. Dabei soll gerade keine Beziehung zu bereits vorhandenen Kenntnissen und Erfahrungen hergestellt werden. Der Bericht soll vor jeder Kontamination mit Theorie geschützt werden. Die Erfüllung dieser Forderung ist aber um den Preis des Verstehens nicht möglich. Auch wenn es kein Textverständnis, sondern nur der abstrakte Wortsinn, der fertig aus dem Wörterbuch erlernt wird, ist, der sich beim Sprechen und Zuhören ergibt, Sinn ist immer hergestellter Sinn; verstehen kann niemand, der nur dabeisteht.

Die Notwendigkeit der Sinngrundlage jedweden Verständnisses verweist auf den tatsächlichen Widerspruch bei dieser phänomenologisch-deskriptiven Methode, wenn diese zur Aufstellung von 3 Gruppen von Phänomenen gelangt, zu denen als *eine* – für die Psychiatrie die wichtigste – diejenigen Phänomene gehören, die als absolut unverständlich anzusprechen sind. Wie sollte ich mir absolut Unverständliches auf dem Weg einfühlender Vergegenwärtigung je verständlich machen, wenn in voller Übereinstimmung mit Selbstschilderungen der Patienten (s. S. 15) solche psychotischen Phänomene dadurch definiert sind, daß es sie innerhalb der sprachlichen Sinngemeinschaft nicht gibt. „Als ‚harter Kern', der übrig bleibt, wenn alles andere verstanden ist", könnte die Antwort lauten; dann führte die Methode des inneren Verstehens aber nicht zu irgendwelchen Phänomenen hin, sondern auf dem kürzesten Weg von ihnen weg in mein Bewußtsein zurück. Ich erfahre dann in Wirklichkeit etwas über mich – daß ich allein bin – nichts über die Sache.

Wie kommt es dann, daß unter Berufung auf diese Methode in der Psychiatrie gleichwohl Unverständliches – wie die „Symptome ersten Ranges" von Schneider oder Pseudohalluzinationen z. B. – beschrieben und als „Phänomene" isoliert und bezeichnet werden können? Wenn ich kein Chinesisch kann und zuhöre, wie einer Chinesisch spricht, verstehe ich nur, daß da einer spricht, der sich möglicherweise mit mir verständigen will. Damit hört mein Verständnis vollständig auf. Ich höre zwar, würde aber kein einziges Wort wiederholen können, geschweige denn methodische Vorschriften darauf anwenden oder irgendeinen Nutzen daraus ziehen können. Vergleichbares geschieht bei der Anwendung der deskriptiv-phänomenologischen Methode auf Berichte von Geisteskranken, soweit deren psychopathologischer Gehalt interessiert. Eigenartigerweise werden entsprechende Hinweise, an denen es nicht gefehlt hat, innerhalb der Psychiatrie entweder nicht bemerkt oder ignoriert.

Übrigens, es soll hier keinesfalls etwa bestritten werden, daß es „Stimmenhören" und weitere qualitativ abnorme Symptome bei Geisteskranken wirklich gibt; es soll nur verdeutlicht werden, daß bisher unklar ist, wieso Psychiater dies wissen können. Die Kranken sagen es ihnen, ganz einfach, und sie verstehen es. Aber a) sind dazu wirklich „Einfühlen" und ein Inneres erforderlich und b) kann die Sinngrundlage überhaupt fehlen, wie behauptet wird, soweit dieses Verständnis reicht. Jaspers [8a] hat diese Voraussetzungen ausdrücklich betont. Er hat gesagt: „Um Mißverständnissen und Unklarheiten aus dem Wege zu gehen, gebrauchen wir den Ausdruck ‚verstehen' immer für das von innen gewonnene Anschauen des Seelischen, das wir als statisches und genetisches Verstehen unterscheiden. Das Erkennen objektiver Kausalzusammenhänge, die immer nur von außen gesehen werden, nennen wir niemals Verstehen, sondern immer Erklären."

Eine vorzügliche Kritik dieser – nicht-hermeneutischen – Verstehensmethode von Jaspers/ Schneider findet sich bei Grasnick [10c]; sie gipfelt in dem Argument, daß es sich um eine Methode handele, die Irrtum ausschließt. Auch wenn der „Idealfall vermeintlich vollkommener Identifikation unterstellt" werde, wäre keiner in der Lage festzustellen, daß ausnahmsweise einmal jeder nur mögliche lrrtum vermieden wurde"; es fehlt die für Wissenschaftlichkeit unumgängliche Möglichkeit eines Prüfverfahrens. Und etwas später heißt es unter Bezug auf Pitcher, „daß Wittgenstein völlig überzeugend zeigt, daß etwas verstehen kein im Geist auftretender Vorgang ist" [10d].

Im Hinblick darauf, daß es die unverständlichen „Phänomene" tatsächlich gibt, denn es ist ja eine Tatsache, daß sie wie auch immer verstanden und faktisch beschrieben werden, sollen nun diese theoretischen Bedenken einmal beiseite gelassen werden. Dann stellt sich auf dem Boden phänomenologisch-deskriptiver Psychiatrie die weitere Frage, was mit diesen zu Recht oder zu Unrecht als „Phänomene" beschriebenen Feststellungen psychopathologischer Art an Erkenntnis gewonnen wurde. Jaspers sagt, es gelte, damit Ordnung zu schaffen. Dazu werden Ordnungskriterien benötigt. In den Phänomenen selbst sind solche unter den gegebenen Umständen schwer zu finden, da ja von allem Hinzugedachten abgesehen werden soll. Jaspers nennt neben dem Ordnungsgesichtspunkt der Gegensätzlichkeit, die zu den qualitativ abnormen Phänomenen des in der Psychose verlorenen Sinnzusammenhanges führt, als einen weiteren Ordnungsgesichtspunkt denjenigen der „Verwandtschaft". Es handelt sich auch hierbei keineswegs um einen der Methode inhärenten Gesichtspunkt, sondern um ein der Methode völlig fremdes, in diesem Sinne äußerliches Kriterium. So führt das

Hervorheben äußerlicher Ähnlichkeiten auch nur zu einer rein taxonomischen Ordnung, die so vorläufig ist, wie die ebenfalls auf äußerlichen Ähnlichkeiten gegründete Taxonomie, mit der Aristoteles eine vorläufige Ordnung in das Tierreich gebracht hat.

Dies könnte anhand der Gliederung verdeutlicht werden, die unter der Überschrift „Die subjektiven Erscheinungen des kranken Seelenlebens (Phänomenologie)" in der 1. Auflage der *Allgemeinen Psychopathologie* [8] von Jaspers selbst aufgestellt worden ist, wobei er von „Seiten" sprach, die man umzublättern habe. Indem die spätere psychiatrische Systematik von Schneider, welche die Systematik der aktuellen deskriptiv-phänomenologischen Psychiatrie geworden ist, statt dessen an der 3fachen Gliederung der Phänomene in normale, quantitativ und qualitativ abnorme Phänomene anknüpft, ist diese Einteilung zwar möglicherweise richtig, aber schon nicht mehr phänomenologisch.

Sie kann schon im strengen Sinn der eigenen Lehre nicht phänomenologisch sein, weil der Begriff qualitativ abnormer Phänomene den bereits erwähnten inneren Widerspruch enthält. Die Tatsache, daß die deskriptiv-phänomenologische Psychiatrie auf diese Weise zwar eine – unsystematische – Methode, aber keine wirklich systematische Methodenlehre entwickelt hat, ändert nichts daran, daß ihre taxonomische Systematik diejenige ist, die seit ihrer Aufstellung das psychiatrische Denken bis in die Gegenwart beherrscht. Das von Conrad [15] beklagte „bestürzend rasche Steckenbleiben" der Psychopathologie nach dem von Jaspers bewirkten „großartigen Aufschwung" könnte auf diesen Mangel und auf dessen Ursache zurückzuführen sein. Auch Conrad beklagt die Weichenstellung in falscher Richtung, die vom wahren phänomenologischen Gedanken unmittelbaren Wissens weg- und zu einem unfruchtbaren L'art-pour-l'art-Denken hingeführt habe.

Das Aufzählen schizophrener Symptome, die beziehungslos nebeneinanderstehen, ohne daß auch nur der Versuch einer psychologischen Ordnung gemacht wurde, geschweige denn einer subtilen Erlebnisbeschreibung alles dessen, was hier zusammengetragen wurde, konnte ... nicht dazu ermutigen, den angefangenen Weg weiterzugehen. Ein ermüdendes Aufspalten der Phänomene des Wahns in Wahnwahrnehmungen, -einfälle, -vorstellungen, -bewußtheiten usw., so als wären Wahrnehmungen und Vorstellungen, Einfälle und Bewußtheiten scharf trennbare Elementarfunktionen, in die notwendig die Phänomene des Wahns zerlegbar sein müßten, tat das Übrige [15].

Das Zitat könnte an Jaspers selbst angeschlossen sein, der konstatiert hat [8a]: „Legen wir aber der psychologischen Untersuchung die Auffassung von einer bestimmten Anzahl von ‚Elementen' (etwa Empfindungen und Gefühlen) und ihrer Verbindungsweisen zu ‚komplexen' psychischen Gebilden zugrunde, so haben wir keine Theorie, sondern eine Konstruktion zugrunde gelegt, die uns von der lebendigen vorurteilslosen Erfahrung ab in einen engen, ärmlichen Bereich erstarrter psychologischer Begriffe führt." Man könnte meinen, daß Conrad und Jaspers wie aus einem Munde sprächen, jedoch Conrad will als das Lebendige „Psychologie", Jaspers hingegen das Innere.

In Jaspers war der wirkliche phänomenologische Gedanke offenbar lebendig. Die Möglichkeit eines so unmittelbaren Situationsverständnisses, daß der Vergleich mit Magen und Bissen Brot angebracht ist, war neben seiner Hinwendung zur „inneren Wahrnehmung" und der dadurch in diesem – phänomenologischen Zusammenhang – bedingten Abwendung von allem Theoretischen ein meist präsentes Motiv. Vielleicht wäre es für die Psychiatrie auf andere Weise fruchtbar geworden, wenn Jaspers Phänomene nicht als „Bruchstücke" oder „Elemente" [8 b] aus dem einzigen „ungeheuren Strom" des Bewußtseins analytisch isoliert und bezeichnet, sondern sie synthetisch als sprachlichen Ausdruck in Sätzen/Situationen, im Zusammenhang des subjektiv-objektiven Bewußtseins belassen hätte. Diese *Möglichkeit* sah er nicht, und er verwarf daher expressis verbis und ein für alle Mal sowohl die Idee eines einheitlichen psychopathologischen Systems, wie ein solches in der Folge von Ey aufgezeigt worden ist, als auch diejenige eines (psychopatho)logisch scharf begrenzbaren Krankheitsbegriffes. Ein solcher kommt im Grundfaktum der Identität von Geisteskrankheit und Verantwortungsunfähigkeit zum Ausdruck [14a]. Wird mit dem Verzicht, den Jaspers für unvermeidlich hält, aber nicht ein viel zu hoher Preis bezahlt? Und wofür? Und wenn damit, wie Ey meint, die Existenz der Psychiatrie selbst aufs Spiel gesetzt würde, hat denn Psychiatrie das Spiel nicht schon längst gewonnen? Oder bereits verloren? Welchen Unterschied es praktisch macht, ob – ja oder nein, klipp und klar – gesagt werden kann, was Geisteskrankheit sei, darüber kann der forensische Sachverständige berichten. Er hat mit diesem Unterschied beispielsweise dann zu kämpfen, wenn es darum geht, den an einem Gerichtsverfahren beteiligten Parteien den Straftäter und dessen eventuelle Verantwortungsfähigkeit zu erklären. Ein dem „Gegenstand" immanentes System ist unabdingbar, wenn die Grenzen des Faches interessieren. Ohne Kenntnis der Grenzen kann Psychiatrie ihre Aufgabe, die Gesellschaft und deren Subjekt nach bestem Vermögen zu fördern, nicht planmäßig lösen.

Wie Schneider bemerkte, waren sich Psychiater vor Jaspers „selten mehr bewußt, daß das psycho-physische Problem tatsächlich mitten in der Psychiatrie als ein auf empirischem Weg nicht überschreitbarer Abgrund liegt, und daß man über diesen Abgrund schon bei der einfachsten psychiatrischen Fragestellung hinüber muß". Man darf hinzufügen, daß Psychiater nach Schneider oft in denselben Fehler verfallen sind. Jaspers selbst war gespalten. Auf der einen Seite wollte er die Synthese, den lebendigen Zusammenhang, z. B. die im „Akt der Apperzeption" gegebene Einheit von Wille, Gefühlen und Empfindungen einerseits, Gewolltem, Gefühltem und Empfundenem andererseits, und auf der anderen Seite verneinte er die Möglichkeit einer einheitlichen Betrachtungsweise aller Phänomene, wobei er der bei ihm für immer mit dem Inneren verbundenen Methode phänomenologischen Verstehens ihre einzige – nur in der „äußeren" Sprache gegebene – Möglichkeit nahm.

Die Richtung, die er einschlug, führte zum Element, von dem er gesagt hat, daß es vermieden werden müsse. Immerhin, er versteckte das hier vorliegende erkenntnistheoretische Problem nicht, sondern stellte es heraus, um den „Abgrund", der sich von Anfang an mitten durch die Psychiatrie zieht, zumindest als

Problem wieder ins Bewußtsein zu heben und tadelte andere, die zwar mit subjektiv Erlebtem begönnen, dies dann aber im Lichte ihrer eigenen Theorie vergäßen [7c]. Konsequenterweise widersetzte er sich Alternativen wie: „Neuropathologie oder Psychopathologie", „äußere oder innere Erfahrung" und zählte eine Reihe von „Vorurteilen" auf, die es zu vermeiden gelte. Er wollte keine „Psychologie ohne Seelisches", die sich in „der Lehre von der Sinneswahrnehmung, Gedächtnismessungen und Untersuchung der Arbeitskurve" erschöpft und „fast oder ganz zur Physiologie" geworden ist. Er hätte im Streben nach dem lebendigen Zusammenhang bei Carus anknüpfen können.

Dieser hatte derartig ganzheitliche Einsichten in einer bestimmten Richtung zum Ausdruck gebracht: „So ist es also falsch zu sagen: die Trauer *wirkt* einen langsamen Herzschlag; ein Bleichen der Haut ..., ein schluchzendes Atmen ..., sondern es soll heißen: die Trauer *ist* eben teilweise alles dieses selbst [3a]. Die Brücke zwischen Leib und Seele ist damit grundsätzlich in einer einheitlichen Situation für das individuelle Erleben geschlagen. Darauf müßte sich phänomenologisches Verstehen beziehen und in dieser Richtung müßte auch weitergegangen werden, um sodann interindividuelles Erleben phänomenologisch zu erfassen.

Jaspers ging, wie gesagt, diesen Weg nicht. Er wollte die Vergegenwärtigung „psychischer Kausalzusammenhänge", die in „Verständniszusammenhängen" vorgebildet sind und nur „innerer Erfahrung, Selbstbeobachtung und Beobachtung anderer" zugänglich sind. Das Subjekt war damit zwar kausaler Passivität, in die es die Herbartsche Seelenmechanik als Rezeptor spezifischer äußerer Einflüße eingebunden hatte, entronnen, um sich in einer „psychischen Kausalität" wiederzufinden, bei der es – in einem – Ursache und Wirkung umfaßte. Der Alleinanspruch materialistischer Auffassungen war damit phänomenologisch erschüttert worden.

Der von Jaspers ausgesprochene Gedanke einer „Einheit von Ursache und Wirkung" innerhalb eines Bewußtseins ist eigenartig und nicht leicht zu fassen. Daß die phänomenologische Methode bei Jaspers nicht mit der psychopathologischen Methode schlechthin zusammenfiel, wie Schneider [2] betonte, klingt daher fast wie eine Beschwichtigung und ist im Hinblick auf das Ausgeführte und die eigene Position von Schneider verständlich. Während den mechanistischen Konzepten Kraepelins und Freuds die methodologische Fundierung fehlt, ohne daß dies als störend empfunden wurde, wurde hier zu früh davon ausgegangen, daß eine solche Fundierung definitiv gefunden sei, was zu Lasten eines einheitlichen psychopathologischen Systems und logisch definierbaren Krankheitsbegriffes ging.

Wenn Schneider [2h] daher hervorhob, daß es durchaus falsch wäre, „wollte man die psychiatrische Sendung von Jaspers mit der Einführung des phänomenologischen Gedankens in die Psychiatrie für erschöpft halten", dann wirft dies ein Licht auf seine eigene, entschieden auf den *medizinischen* Hintergrund bezogene, Einstellung. Jaspers hat Psychiater zwar definitiv gelehrt, daß Warten auf die physiologische Erfüllung des dualistischen Seelenbegriffs der Zeit unnütz sei, er hat den Dualismus aber letztlich nicht überwunden. Schneider hat dies nicht nur ausgesprochen, sondern hervorgekehrt. Beide haben der Psychiatrie eine doppelte, allerdings problembewußte und ungeheuer kenntnisreich in philosophischer Reflexion fundierte, wenn auch „äußerliche" Methodenlehre gegeben, „eine Ordnungslehre von richtunggebender Bedeutung weit über die Methode des phänomenologischen Verstehens hinaus". Ihr gegenwärtiger Einfluß ist kaum abzuschätzen.

Rückblickend meint man, daß die gespaltene Situation psychiatrischen Theoretisierens symptomatisch für das Verfehlen der auf subjektiver Spontaneität gegründeten kritischen Erkenntnislehre sei. Im Begriff des „statischen" Verstehens und des „Verstehens" allgemein scheint der Grundgedanke schöpferischer Aktivität des Subjekts mindestens zur Hälfte wieder zurückgenommen zu sein. Dieser Eindruck entsteht, weil der „statisch" Verstehende tatsächlich „steht", unbeweglich ist. Er tut nichts außer „Lauschen" und fällt durch diesen Gehorsam gegenüber Husserls eidetischer Reduktion und dessen Nichteinmischungsgebot in den Stand desjenigen, der passiv ihm Vorgegebenes rezipiert, zurück. Es ändert daran nichts, daß sich das Vorgegebene in ihm selbst befindet. Anstelle der wirklichen Einheit, die synthetisch ist, Bedeutung und Gegenstand aneinander zur Existenz verhilft, erkennen wir wieder das berüchtigte „Männchen im Mann".

Wir sagten, daß Psychiatrie durch den Beitrag der Erkenntnislehre im Begriff der „Aktivität" einen Schlüsselbegriff gewonnen hatte, was zu bestimmten Fragen Veranlassung gegeben hätte. Wären diese Fragen gestellt worden, hätte sich vermutlich gezeigt, daß der Gedanke der Aktivität, richtig verstanden, sich auf die Herstellung des in den Erlebnissen gegebenen systematischen Zusammenhangs aus Subjekt und Objekt bezieht. Erst in diesen allen möglichen Inhalten offenstehenden *Zusammenhängen* werden die Modalitäten des Bewußtseins wirklich „phänomenologisch". Auch Empfindungen, Vorstellungen, Gefühle oder welche „innerer Wahrnehmung" zugeschriebenen Erlebensweisen auch immer, sind genau wie die Ergebnisse „äußerer Wahrnehmung" ihrem Wesen als „Phänomene" entsprechend materiell(körperlich)-seelische Verbindungen, die unter aktiver Beteiligung eines Subjekts hergestellt werden. Von daher sind Begriffe wie „Subjekt" und „Bewußtsein" nicht länger als rein geistige Entitäten und an einen Kopf gebunden vorstellbar.

Der Gedanke der „Aktivität" kann für das, was Subjekt ist, viel mehr besagen, als jene in „innerer Wahrnehmung" zur Auswirkung kommende Intentionalität. Er kann besagen, daß der in jedem Phänomen gegebene Zusammenhang von mindestens einem Subjekt hergestellt, bewirkt wird; nur aufgrund dieser intimen Beziehung des Erzeugens ist – dem Erzeuger – überhaupt im Bewußtsein erst ein Verständnis möglich. Ist das aber so, dann könnte daraus folgen, daß es Phänomene nur im Binnenraum meines Bewußtseins gebe; sie könnten ihren Ursprungsraum nicht verlassen. Ich bin dann zwar ihr Subjekt, gleichzeitig sind meine Erzeugnisse damit aber für andere weitgehend uninteressant.

Sollen Phänomene nicht nur subjektiv, sondern gleichzeitig objektiv und dadurch öffentlich, wissenschaftlich z. B., interessant sein, muß für das schöpferisch aktive Subjekt ein Begriff gefunden werden, der sich nicht in *mir*, als dem Ich, das sein Verstehen erzeugt, erschöpft, sondern über mich hinaus andere – Verstehende und Verstandene – gemeinsam mit mir umfaßt. Daß dies Auswirkungen für die Psychopathologie hätte, ist nicht zweifelhaft; welche, das ist zu untersuchen.

2. Von der Phänomenologisch-deskriptiven zur phänomenologischen – synthetischen – Psychopathologie

Der Begriff der Aktivität als Kennzeichen von Subjekt und Subjektivem – Aktivität in einem *schöpferischen* Sinne – findet sich bei Jaspers nicht. Daher nahm die ihm folgende Entwicklung der Psychiatrie nicht den von Schneider [2] verheißenen, sondern den von Conrad [15] beklagten Verlauf. Sie entwickelte sich gerade nicht zu jener Psychologie, die das Subjekt als „schöpferisch" gestaltendes Prinzip wiederentdeckt hätte, sondern zu einer anderen. So durch und durch rationalistisch, daß man sich gelegentlich des Eindrucks gewisser Berührungsängste nur schwer erwehren kann, sperrte sie das Ich im kartesianischen Dualismus ein. Sie wollte auf diese Weise wissenschaftlich – „empirisch" – sein und war von Grund auf zwiespältig: Auf einem – weil das Subjekt ausschließenden – unvollständigen methodologischen Fundament wurde ein kolossales Lehrgebäude errichtet.

Der „Abgrund" [2], der von Anbeginn die Psychiatrie durchzieht, wurde konstatiert aber nicht überwunden. Erst wurde er als „notwendiges Übel" konserviert, dann als irgendwie „dazugehörig" angesehen, wobei Schneider [1a] seine wissenschaftliche Präferenz folgendermaßen ausdrückte: „Wäre die Idee der Psychiatrie als medizinische Wissenschaft vollendet, hätte die Psychopathologie in ihr kein Gewicht mehr; sie würde zur Psychologie heimkehren und auf weite Strecken zum bloßen l'art pour l'art werden" (vgl. S. 232f.). Dazu ist zu bemerken, daß wir heute von jener Vollendung einer Idee ebenso weit, wenn nicht – im Sinne kritischer Reflexion – weiter entfernt sind als im Jahre 1946, als die Zeilen gedruckt wurden. Dennoch scheint Psychopathologie heute mehr denn je in Gefahr zu schweben, in der Psychiatrie kein Gewicht mehr zu haben und als Folge der überlieferten Einseitigkeit psychiatrischen Kausaldenkens zum statistischen „l'art pour l'art" zu werden.

Einerseits nahm Jaspers den Verzicht auf den eindeutigen Krankheitsbegriff und die *einheitliche* psychopathologische Systematik ausdrücklich in sein Programm auf; andererseits schrieb er der phänomenologischen Forschungsrichtung „Planmäßigkeit" vor. Deren Bewußtheit, so sagte er, unterscheide Phänomenologie von Pseudopsychologie. Planmäßigkeit der Methode kann aber unter diesen Umständen nicht auf einem Plan beruhen, den der Forscher in seinen Vorstellungen über den Gegenstand seines Interesses in Gedanken verfügbar hat – einen solchen Plan kennt er nicht und es kann ihn auch nicht geben – sie beruht vielmehr auf bestimmten Vorwegnahmen hinsichtlich des eigenen Vorgehens: Das Forschungsfeld wird nach irgendwelchen äußeren Gesichtspunkten, die sich vielleicht in anderem Zusammenhang als zweckmäßig erwiesen haben oder gar persönlicher Natur sind, begrenzt und aufgeteilt. Daraus ergibt sich aber kein System, sondern lediglich ein Schematismus, der allerdings, wie sich gezeigt hat, für praktische Zwecke voll ausreicht.

Die Existenz zweier Reihen, mit denen es der Psychiater zu tun hat, wird seit Jaspers und Schneider zwar nicht mehr als Provisorium einfach hingenommen, sondern in ihrem grundsätzlichen Charakter problematisiert, sie steht aber nichtsdestoweniger als methodisches Hindernis der praktischen Verwirklichung des phänomenologischen Gedankens in der Psychopathologie im Wege, denn Parallelität schließt Ganzheit nun einmal aus. Die Wirksamkeit des phänomenologischen Gedankens in der Psychopathologie steht und fällt aber mit dem *Ganzen*, denn dieser Gedanke gründet, um es zu wiederholen, auf der schlichten, einfachen Erfahrung jenes intersubjektiven Wissens, das es uns im steten Wechsel der Situationen erlaubt, mit unserer Umgebung in Kontakt zu bleiben. Erst die Ganzheit in der organisierten Gemeinschaft erlaubt es deren Gliedern, sich miteinander – ohne Zwischenstation eines Inneren – so zu verständigen und so untereinander in direkter, wechselweiser Verbindung zu stehen, wie dies auch im Organismus hinsichtlich der verschiedenen Organe der Fall ist. So alltäglich-unreflektiert und selbstverständlich, in Fleisch und Blut übergegangen, ist diese Tatsache des Bewußtseins, daß wir unablässig Mühe haben, sie uns als etwas Besonderes, das einen eigenen wissenschaftlichen Namen – Phänomenologie – verdient, zu vergegenwärtigen. Jeden Augenblick legen wir ihre Präsenz unserem gesamten technisch-kulturellen Leben und auch der sog. inneren Erfahrung zugrunde, so daß wir sagen können, wir leben in ihr wie in der Luft, die wir atmen. Wir leben in ihr, nicht sie in uns.

Schneider hebt „häufigen Mißverständnissen gegenüber" die Zweiseitigkeit der Jaspersschen Methodenlehre als Vorzug hervor und beklagt nicht die darin implizite ausgesprochene Uneinheitlichkeit dieser Methodenlehre. Notwendigerweise begrenzt die in der Zweiseitigkeit weiterbestehende methodologische Schwierigkeit auch die Wirksamkeit der Methode. Daß sich aus dem Grundgedanken der Aktivität des Subjekts keine weiterführenden Erkenntnisse für eine der Psychopathologie *immanente* und dadurch systematische Methodenlehre ergaben, hängt damit zusammen, daß sich der Gedanke bei Jaspers und Schneider in einem Begriff von Intentionalität erschöpft, der Leib und Seele scholastisch trennt. So versteht Schneider [16] Willen als puren Akt rein formal. Der Wille ist es, der dem materiellen Trieb die Handlung freigibt oder versagt. – Das rationale Ich der Aktpsychologie folgt nicht aus einem schöpferischen Subjekt, in dem es sich zusammen mit dem phänomenal Konstruierten in der Kontinuität des Konstruierens selbst bildet, organisiert. Es bedient sich des Leibs und dessen Energie wie eines Verstärkers, mit dem es aber ebensowenig zu tun hat wie die Musik, die wir im Lautsprecher hören; seine Intentionalität schreibt dem Leib rein formal die Richtung vor, ohne mit ihm in Verbindung zu treten.

Dieser dualistische Begriff von Intentionalität stammt *direkt* aus der Aktpsychologie Brentanos; er ist dort der „gemeinsame Gattungsbegriff des Psychischen". Vorstellungen, Urteile und emotionelle Phänomene werden intentional begriffen, nämlich als „die Beziehung des Bewußtseins auf etwas" [17], nicht als dessen subjektiv-objektive, gesamthafte Herstellung – wie bei Kant. *Indirekt* geht die begriffliche Ableitung auf Aristoteles zurück, dem der schöpferische Subjektbegriff des Platon bekanntlich zu wenig nüchtern, zu spekulativ-theoretisch erschienen ist: eine offenbar unvermeidliche Idiosynkrasie. In seiner eigenen – rationalistisch-beschreibenden – Seelenlehre setzte Aristoteles mehr auf Beobachtung, was ihn allerdings nicht hinderte, den Begriff der Seele mit dem der Entelechie des Leibes zusammenfallen zu lassen. Seele wird wie später bei Brentano als zweckfunktionell gestaltendes Prinzip – intentional – verstanden und im Denken als göttliche Kraft vom Animalischen abgespalten. Es erhebt den Menschen über das Tier. Letzteres besitzt zusammen mit den Pflanzen lediglich Empfindungs- und Wahrnehmungskraft [18]. Von Brentano her, der aus seiner Abneigung gegenüber Kant keinen Hehl gemacht hat, war für Jaspers/Schneider der Begriff des Phänomens identisch mit dem des „psychischen Phänomens"; das, was „erscheint".

Damit ist der Unterschied zwischen dualistischer Hinnahme des Gegebenen und der konstruktivistischen Betonung der auf Einheit/Gemeinsamkeit gerichteten Aktivität des Subjekts genügend verdeutlicht. Der zentrale Begriff dieses Verständnisses von Phänomenologie ist Aktivität. Nur am Rande interessiert hier, was dieser Begriff – als Antrieb oder kurz Trieb von einem eher geistig interpretierten Willen abgehoben – außerhalb der phänomenologisch-deskriptiven Richtung in der deutschsprachigen Psychiatrie bewirkt hat. (Außerhalb hatte ihn u. a. McDougall besonders hervorgehoben.) Während er in der Motivationsforschung [19] und – energetisch verstanden – in der Psychoanalyse gebührend beachtet wurde, spielte er psychiatrisch – etwa im Zusammenhang mit klinischen Erfahrungen bei Parkinsonkranken, nach Leukotomie usw. – nur eine Rolle am Rande [20]. Psychopathologie sollte Jaspers und Schneider folgend den – statischen – Querschnitt ins Auge fassen. Die Untersuchung des Verlaufs, der Dynamik, und damit des Antriebs, gehört demzufolge in ein anderes Kapitel, nicht in die deskriptive Psychopathologie.

Wenn Störring [21], den Klages im Vorwort seines Buches zitiert, bemerkt: „Alle Fragen der Psychiatrie lassen sich unter dem Aspekt des Antriebs bzw. der Antriebsstörungen betrachten ...", dann kann man sich nur wundern, wie wenig solche vereinzelten Mahnungen für die psychiatrische Methodenlehre bewirkt haben. Klages selbst gibt hierfür ein illustratives Beispiel, indem er [20a] bei der Schilderung der Schwierigkeiten einer „möglichst exakten Erfassung des Antriebs" als besondere Gefahr „das Abgleiten in rein spekulativ-philosophische Bereiche" hervorhebt und Peters [22] Recht gibt, der bemerkt hat: „Mit dem weitverbreiteten Philosophieren aus zweiter Hand, das den Autoren umso geistreicher erscheint, je unverständlicher es ist, wird kein echter Fortschritt in der Psychiatrie erzielt werden können". Das ist insbesondere dann der Fall, wenn über die Situation des eigenen Erkennens nicht nachgedacht wird, weil die sich von selbst zu verstehen scheint. Dieser Hochmut des Banalen ist vielleicht noch weiter verbreitet, für das Wissen um das, was wir tun, bestimmt aber noch schädlicher als jenes philosophische Dilettantentum.

Klages selbst scheint die von ihm beschworene Gefahr des „Abgleitens" doch nicht gar so groß zu sehen. Wiederholt bezeichnete er Antrieb als „eine psychische Grundfunktion, die alle Bereiche des menschlichen Lebens und Erlebens durchzieht, und zwar bis in die höchste personale Funktion der Besinnung und des Freiheitsbewußtseins". Es scheint sich eben nicht vermeiden zu lassen, daß in der Psychiatrie auch über Bewußtsein gesprochen wird. Dann betreibt man, ob man will oder nicht, bewußt oder unbewußt, Phänomenologie. Sofern damit Nachdenken – beispielsweise über den Begriff der Aktivität – verbunden ist, wird man bemerken, daß in der Unterscheidung von Eigen- und Fremdantrieb, auf die Klages großes Gewicht legt, der alte Dualismus von außen und innen wiederkehrt, ohne daß die darin liegende begriffliche Überspannung gesehen, geschweige denn als Problem gelöst wird. Es handelt sich um die gleiche Spannung, die auch der umfangreichen wissenschaftlichen Diskussion des Begriffspaars „Aktion – Reaktion" in der Instinktlehre beispielsweise zugrundeliegt. Der Gedanke subjektiver Spontaneität müßte im Zusammenhang mit dem Situationsbegriff weiterentwickelt werden, um diesbezüglich eine Abklärung herbeizuführen. Durch reine Beobachtung läßt sich weder in der Psychiatrie noch sonstwo ein echter Fortschritt erzielen. Daß dem nicht weiter nachgegangen wird, ist im Hinblick auf das tatsächlich Beobachtete schade. So bleiben die mitgeteilten Beobachtungen von einer geradezu lähmenden Sterilität.

Nachfolgend soll nun kurz untersucht werden, was anderswo Psycho(patho)logen mit dem phänomenologischen Gedanken intersubjektiver Wirksamkeit des *aktiven* Subjekts ex- oder implizite angefangen haben. – McDougall [24] machte um die Jahrhundertwende und im ersten Drittel des 20. Jahrhunderts mit der konativen Funktion der Persönlichkeit, die unmittelbar mit deren affektiver Seite verbunden ist, das Antriebsgeschehen zum Ausgangspunkt seiner Psychologie. Dabei erklärte er seelische Strebungen und Gefühle in einem leibseelischen *Zusammenhang*.

Und damit war das Interesse auf das Ziel hingelenkt, bei dessen Erreichen der phänomenologische Gedanke für die Psychologie und Psychiatrie wirklich fruchtbar wird. McDougall wird zwar gewöhnlich nicht zu den Phänomenologen gerechnet und er nennt sich auch selbst nicht so. Dies steht aber seiner Aufnahme in den Kreis der Phänomenologen nicht entgegen. Seltsam erscheint dies nur im Licht eines Etikettenstreites und dann, wenn Phänomenologie etwa als Philosophie des „Scheins" verstanden wird, sofern „das ganze Problem der Vernunft so gefaßt werden" muß, „daß man von vornherein begreift, wie zur Natur des Menschen notwendig der Schein gehört" [23]. Wenn Phänomenologie tatsächlich eine für die psychologische Praxis brauchbare Theorie der Intersubjektivität ist, dann kann von ihrem Standpunkt aus nur nachdrücklich begrüßt werden, daß

McDougall Psychologie als „die Wissenschaft von den Verhaltensweisen" definiert und trotzdem „die Seele" nicht nur gelten läßt, sondern das Subjekt zu seinem Ausgangspunkt macht. Er sprach ausdrücklich von der „schöpferischen Vorstellungskraft" [24a] und der „Unmöglichkeit, geistige Vorgänge nach der kinematographischen Methode zu beschreiben und die Wirksamkeit oder Tätigkeit eines Subjektes zu übergehen.

Er schrieb (in deutscher Übersetzung): „Wir können keineswegs des Subjektbegriffs entraten und ihn durch eine Sammlung oder – ein System von Ideen ersetzen. Das Subjekt ist zum mindesten die Instanz, welche die Ideen hat, einsetzt und zusammenhält, um aus ihnen eine ganzheitliche Seele zu bilden. Denn wenn wir schon die Existenz der Ideen anerkennen, dann müssen wir auch anerkennen, daß sie nicht als abgesonderte und frei in der Luft schwebende Existenzen über die Welt verstreut sind, sondern in Systemen zusammenhängen, von denen ein jedes eine Seele ausmacht."

Und was „Phänomenologie" sein könnte, beschreibt er im direkten Anschluß an das Vorstehende folgendermaßen: „Wir haben uns schon zu der Methode bekannt, die die geistigen Vorgänge beschreibt, indem sie von ihnen als von der Tätigkeit eines Subjektes spricht. Statt aber zu sagen, daß das Subjekt diese Tätigkeit in bezug auf Ideen ausübe, kamen wir überein zu sagen, das Subjekt oder (wie wir es jetzt benennen können, wenn wir diese Ausdrucksweise vorziehen) die Seele denke auf so verschiedenartige Weise Objekte." Das heißt, die Seele ist an der Herstellung des Phänomens beteiligt, und indem der Untersucher die dabei ausgeübte Tätigkeit verfolgt, wird er selbst tätig und bildet aus dem Phänomen a das Phänomen a'. Und er geht noch einen Schritt weiter: „Wenn wir nun ein Subjekt annehmen, dann müssen wir zugeben, daß es gewisse Anlagen besitze. Ein Subjekt ohne Anlagen und Fähigkeiten wäre gänzlich undenkbar. Und unter „Anlage" verstehen wir die Fähigkeit zu einer letztlichen, nicht weiter reduzier- oder analysierbaren Weise des Objektdenkens oder das Bewußt-Sein dieses Objektes, eine Fähigkeit, die wir als gegebene Tatsache hinzunehmen haben und die wir nicht als Verbindung noch grundlegenderer Fähigkeiten erklären können. In diesem Sinne muß man Erkennen, Fühlen und Streben als Geistesanlagen erkennen" und, möchten wir hinzufügen, selbst einsetzen, um Erkanntes, Erfühltes, Erstrebtes wie bei einer Umarmung in den Strom der Aktivität einzubeziehen, in dem es als Bewußtsein lebt. Diesen Sinn hat die Definition der Psychologie als „die Wissenschaft von den Verhaltensweisen, die, wie McDougall bemerkt, beim ersten Erscheinen (1905) „ketzerisch" gewirkt habe, und die gelegentlich das Mißverständnis hervorrief, er sei Behaviorist. Den Behaviorismus nannte er „eine fruchtlose Entwicklung" [24b].

Wie natürlich es ist, auf diese Weise die Tiefendimension des „Inneren" aus der Gleichung herauszukürzen, um „Bewußtsein" als öffentlichen Vorgang und sonst nichts zu begreifen, ein Vorgang, bei dem „Objekte" von der Seele „gedacht" werden, wird am deutlichsten, wenn wir McDougall bei einer Verhaltensbeobachtung und deren Beschreibung folgen. Das Kapitel „Die Erforschung des Bewußtseins" [24c] beginnt folgendermaßen:

„Ein Kind sitzt draußen im Garten. Plötzlich springt es auf und rennt ins Haus. Wir wundern uns, warum es das tut, warum es dieses Verhalten zeigt. Können wir die Bewegungen und den Gesichtsausdruck des Kindes von der Nähe aus betrachten, dann vermögen wir den Grund seines Verhaltens vielleicht zu erraten. Wir werden aber nicht sicher sein, ob unsere Erklärung die richtige ist, bevor das Kind uns selbst über den Vorfall berichtet hat. Es erzählt uns vielleicht, daß es Wasser trinken ging oder ‚so ein komisches Geräusch' im Hause hörte oder einen wilden Hund kommen sah, oder es berichtet, daß es von einer Wespe gestochen wurde oder daß es sich plötzlich daran erinnerte, daß es ja in die Schule müsse, daß die Mutter gerufen habe oder daß ihm gerade die Idee gekommen sei, einen Drachen zu bauen. Jede dieser Erklärungen würde wahrscheinlich unsere Neugier befriedigen. Wir hätten den Eindruck, die gezeigte besondere Verhaltensweise verstehen zu können. Denn unter gleichen Umständen haben wir uns schon oft gleich verhalten und die gleiche Verhaltensweise bei anderen Personen beobachtet. Es liegt aber auf der Hand, daß jede Erklärung dieser Art nur oberflächlich und unvollständig und unser Verständnis der Verhaltensweise nur sehr stückhaft ist. Diese oberflächliche Erklärung und dieses Verständnis sind alles, was wir ohne Zuhilfenahme der Psychologie erreichen können, das heißt also, ohne daß wir die allgemeinen Grundsätze, die wir durch ein systematisches Studium der Verhaltensweisen erlangten, auf unseren Sonderfall anwenden." – Die Herstellung von Gemeinsamkeit in jenem erklärenden Verständnis, das der beobachtete oder sprachlich vermittelte Ausdruck in bestimmten situativen Zusammenhängen, die wir rekonstruieren, herbeiführt, „gilt nicht nur vom menschlichen, sondern von jedem Verhalten. Sehen wir eine Maus oder ein anderes kleines Tier in sein Loch zurückspringen, so können wir sein Verhalten wenigstens teilweise verstehen und erklären, wenn wir den Schluß ziehen dürfen, daß das Tierchen erschrak oder daß es das Schreien seiner Jungen vernahm. Obgleich also ein Verständnis dieser Art um so unvollständiger und problematischer ausfallen muß, je unähnlicher das Wesen, dessen Verhalten wir beobachten, uns selber ist, so muß doch mit der Erklärung der Verhaltensweise eines Wesens auch immer die Beschreibung seines Bewußtseinszustandes im betreffenden Augenblick mit gegeben sein." – McDougall verwendet die Ausdrücke „erklärendes" und „einfühlendes Verständnis" gleichbedeutend. Was er darunter versteht, erläutert er ähnlich, wie weiter vorn (S. 20) Verstehen beschrieben worden ist. Wir gelangen „auf Grund unserer eigenen Kenntnis ähnlicher Lagen" zu einer Vervollständigung des Ausgedrückten. „Wenn es (das Kind) beispielsweise das Wassertrinken, das komische Geräusch oder den wilden Hund erwähnt, dann wissen wir, daß es Durst, Neugierde oder Furcht empfand."

Fügt man dieser Perspektive des Beobachters diejenige des Beobachteten hinzu, dann hat man es mit einer neuen Situation zu tun usw.; wir erfassen wie beim Dominospiel immer den Teil eines unbegrenzten Zusammenhangs. Es ist interessant, wie McDougall – im Vorwort der 19. Auflage von *Psychologie* – seine eigene Lehre mit derjenigen der zwischenzeitlich auf den Plan getretenen Gestaltpsychologie vergleicht. Er schreibt: „Auch sie widersetzt sich heftig der alten Methode, statische Seelenelemente oder Bewußtseinsatome zu suchen und sie besteht nachdrücklich auf der dynamischen Einheit der sukzessiven Stufen der Seelentätigkeit." Er bezeichnete diese Gestalten eines dynamisch Ganzen „als die wahren Einheiten des seelischen Geschehens" „das heißt als ein Ganzes aus unterscheidbaren Teilen, welche alle miteinander und mit dem Ganzen, dessen Teile sie sind, in aktiver Beziehung stehen, so daß jeder Teil unter dem Einfluß jedes anderen und des Ganzen steht. Dieses ist seinerseits nicht eine bloße Summierung der Teile, sondern vielmehr ein wirkliches Ganzes, das Eigenschaften aufweist, die sich weder bei den Teilen als solchen, noch bei ihrer bloßen Summierung finden lassen." – Den Hauptunterschied zu seiner eigenen Lehre sieht er darin, daß in letzterer

„offen die Zweckbestimmtheit aller unserer Handlungen" hervorgehoben werde, „während die Gestaltpsychologie zwar die mechanische Theorie ablehnt, aber in ihren Lehren die Zweckbestimmtheit nicht offen zum Grundsatz nimmt. Offenbar glaubt sie in der „Gestalt" ein dynamisches Prinzip gefunden zu haben, welches weder mechanistisch noch zweckbestimmt ist." McDougall und die Gestaltpsychologen haben vom Ansatz her die dynamisch-synthetische Denkrichtung gemein, deren Konsequenz bei Lewin [25] dazu führte, Persönlichkeit als Mittelpunkt eines „Kraftfeldes" aufzufassen.

Um die gleiche Zeit fand in Frankreich der Begriff synthetisch gerichteter Aktivität des Subjekts bei Janet eine *systematische* Auslegung, die sich deutlich von der mechanistischen Einengung des Subjekts der Psychoanalyse abhebt. Sofern Dynamik bei ihm als „tension psychique" in einer aus Erregung und Hemmung zusammengesetzten Potentialität, in sog. Tendenzen sozusagen konzentriert, vorliegt, haben wir es gegenüber McDougall mit einer deutlich veränderten Dimension der Betrachtung zu tun. Indem Antrieb zur *Integration* als einem fundamentalen Merkmal des hierarchisch aufgebauten Psychischen und der sozialen Gemeinschaft – mit der Tendenz zur Arbeit als Kulminationspunkt – führt, wird der Ansatz einer psychopathologischen und therapeutischen Nutzanwendung des Gedankens sichtbar. Wie es vor ihm bereits Jackson (s. unten), an den er sich im Konflikt mit Freudschen Gedanken anlehnte, getan hat, interpretierte und beschrieb Janet psychische Störungen als Erscheinungsweisen seelischer Desintegration. Subjektive Spontaneität überwindet den leib-seelischen Dualismus: Persönlichkeit läßt sich weder als Körper noch als Seele begreifen, sie ist das Ergebnis der eigenen Aktivität [26].

Während in Janets geistigem Hintergrund neben Charcot und Jackson unter anderen Bergson und Maine de Biran zu den Vorläufern zu zählen sind, geht die konstruktivistische Psychologie von Piaget, die sich [27] „hauptsächlich mit der Entwicklung der kognitiven Funktionen befaßt" ausdrücklich auf Kants Spontaneitätstheorie zurück. Sie sieht den Gipfelpunkt der Entwicklung in der „Herstellung kognitiver oder – allgemeiner – erkenntnistheoretischer Relationen, die weder schlichtes Abbild externer Objekte noch bloße Entfaltung von im Subjekt vorgeformten Strukturen sind, sondern eine Gesamtheit von Strukturen darstellen, welche durch ständige Interaktion zwischen Subjekt und Außenwelt fortschreitend aufgebaut wird".

Dies widerstrebt der landläufigen Auffassung, wonach „Außenwelt vom Subjekt völlig getrennt" sei, „obwohl sie den Körper des Subjekts mit einschließt". Objektive Erkenntnis ist dann einfach das Ergebnis einer Gesamtheit passiver Registrierungsakte, die zu einem „funktionalen Abbild" des Gegenstands führen.

Piaget betont demgegenüber: „Tatsächlich aber stehen alle Entwicklungsstufen, vor allem die sensomotorischen und vorsprachlichen Stufen der kognitiven Adaptation und der Intelligenz, im Widerspruch zu diesem passiven Verständnis des Erkenntnisaktes. Um nämlich Objekte zu erkennen, muß das Subjekt auf sie einwirken und infolgedessen transformieren: Es muß sie von der Stelle bewegen, verbinden, in Beziehung zueinander setzen, auseinandernehmen und wieder zusammensetzen." Piaget schließt hinsichtlich der Grenze zwischen Subjekt und Objekt, daß diese „keinesfalls von vornherein festgelegt und ebensowenig unveränderlich" sei. Tatsächlich verschmelzen Subjekt und Objekt in jeder Handlung." – Als „zweiten zentralen Gedanken" seiner Erkenntnistheorie bezeichnet Piaget den der Konstruktion, „welche die natürliche Konsequenz der eben erwähnten Interaktionen ist". Und ausdrücklich heißt es: „Entscheidend für eine Entwicklungstheorie ist es, die Tätigkeit des Subjekts – im erkenntnistheoretischen Sinne – unbedingt einzubeziehen. Dies ist umso entscheidender, als der erkenntnistheoretische Sinn eine tiefe biologische Bedeutung hat: Der lebende Organismus ist kein bloßes Spiegelbild der Eigenschaften seiner Umgebung. Er entwickelt vielmehr eine *Struktur,* die im Lauf der Epigenese Schritt für Schritt aufgebaut wird und nicht vollständig präformiert ist."

Hier könnte eine Chance systematischer Geschlossenheit für die Psychiatrie liegen, sofern diese bereit ist, den Ballast ihrer verschiedenen „Parallelismen" abzustoßen. Dazu muß sie ihn aber erst als solchen erkennen. Die Theorie von Piaget ist ein geeigneter Anknüpfungspunkt, weil die Störungen, mit denen es Psychiater zu tun haben, sehr gut das Anhalten oder die Umkehrungen jener gemeinsamen Entwicklung von Leib und Seele, Individuum und Gesellschaft sein könnten, wie sie sich aus den Forschungsergebnissen der Schule von Piaget aufweisen läßt, nämlich als hierarchischer Zusammenhang konstruktiver Gleichgewichtszustände von zunehmender Komplexität.

Bühlers Untersuchung der Sprache als „semantische Einrichtung" [28] kann in diesem Sinne Schlüsselbedeutung beanspruchen. Dieser Autor, der den Gedanken der „schöpferischen Leistung" des Menschen besonders betonte, hat bereits im Jahre 1927 aus der Sprachtheorie informationstheoretische Überlegungen entwickelt und ganzheitliches Regelkreisdenken den verschiedenen reduktionistischen Modellen gegenübergestellt. Die ursprüngliche Gemeinschaftsbezogenheit aller Ausdrucksphänomene in ihrer Entwicklung wurde als logische Notwendigkeit herausgestellt ("korrelativer" Charakter der Begriffe „Kundgabe" und „Kundnahme") [28a].

In seinem Überblick über „Gegenwartsfragen der Psychologie" hat Hehlmann [18a] den Ansatz von Bühler besonders gewürdigt und dessen Prinzipienfragen der Sprachtheorie als „tragfähig" bezeichnet, um manche Fragen für eine Neuorientierung der Psychologie heute zu beantworten oder mindestens zu formulieren. Dies leitet zu Wittgenstein über, dessen Begriff des „Sprachspiels" berücksichtige, daß Sprechen mehr sei „als allgemein gekannte Namen verwenden". – „Sprache schlechthin sei nur die Summe der Gemeinsamkeiten, die alle diese Sprachspiele miteinander haben. Sich die besondere Funktion des jeweiligen Sprachspiels deutlich vor Augen zu halten, sei eine dauernde Aufgabe nicht allein des Philosophen, auch nicht nur des Sprachwissenschaftlers, sondern jedes wissenschaftlich Arbeitenden." Dieser sonst vielfach unverstandene Begriff Wittgensteins erscheint bei Hehlmann in einem durchaus klaren Licht; er sollte jeden interessieren, der, z. B. bei der Erstellung eines „psychischen Befundes" oder einer

Zeugenanhörung usw., mit der Beurteilung von Sprachsituationen zu tun hat (vgl. [11]).

Daß *das* Leib-Seele-Problem als Ganzes „heute seiner Lösung so fern wie ehedem" sei, wird man nach alledem in dieser Form nicht mehr aufrechterhalten können, auch wenn es stimmt, daß „die Fülle der Einzeluntersuchungen hierzu ... wahrhaft überwältigend" ist und „der Regreß von den formalen Letztergebnissen rückwärts" nur bis zu „den Operationen geführt werden kann, mit denen die Befunde erarbeitet wurden", d. h. bis zu den angewandten operationalen (oder operativen) Regeln. „Jeder noch weitergehende Versuch," schreibt Hehlmann unter Bezug auf Carnap u. Stevens „kann nur als unerlaubte Spekulation oder Hypostasierung bezeichnet werden". Wenn aber solche Einzeluntersuchungen „die Vermutung zulassen, daß ihre Zahl in logarithmischer Kurve weiter anwächst" und „sie leider nicht zu der Annahme" ermutigen, „‚das' Leib-Seele-Problem als solches lasse sich damit erledigen", dann drängt sich doch der Verdacht auf, daß dies insgesamt keine normale Situation ist, und es sollte vielleicht überlegt werden, was zu ihrer Normalisierung getan werden könnte. Klar ist, daß das Problem die Grundeinstellung des Forschens selbst betrifft. Sich, wie Hehlmann empfiehlt, mit der „von Tausenden von Einzelbefunden gestützten Deskription" zu begnügen, heißt definitiv auf die Lösung verzichten und macht Psychologie letztlich zu einer brotlosen Kunst, denn „Forschungsspezialismus und Notwendigkeiten der Praxis laufen weit auseinander". Man wird sich eindringlicher als bisher fragen müssen: „Dient die Beschäftigung mit den wissenschaftlichen Verfahrensweisen der praktischen Psychologie? Ist der Einfluß der wissenschaftlichen psychologischen Studien auf die praktische Menschenkenntnis positiv oder negativ? Wird etwa ... die Fähigkeit, psychische Phänomene zu erfassen, gar unterdrückt oder einge-schränkt?" Aus der Sicht der Psychiatrie ist dieser Befund zu bestätigen. Für sie haben sich die Ergebnisse der Universitätspsychologie in geradezu erstaunlichem Umfang als gleichgültig erwiesen. Sie gehen beispielsweise auch im Gerichtssaal an den tatsächlichen Problemen vorbei.

Hehlmann referiert in diesem Zusammenhang das auf „fundierte" und „exakte" Weise erarbeitete Ergebnis einer dieser Frage gewidmeten Untersuchung [18c]. Das Ergebnis bestätigt die Befürchtung: Die Menschenkenntnis ist bei Psychologiestudierenden nicht größer als bei Studierenden anderer Fächer. „Weder das Studium selbst noch die damit verbundene Geistesschulung scheinen hieran etwas zu ändern. Die Vertiefung der prakti-schen Menschenkenntnis scheine sich vielmehr unabhängig von den wissenschaftlichen Studien zu vollziehen. So befremdlich dies sei, so sei es doch verständlich angesichts der Strenge der wissenschaftlichen Methoden. Verstehen des anderen Menschen oder Voraussa-gen über sein Verhalten werden gewöhnlich auf naiver Grundlage geübt. Die wissenschaftli-che Psychologie suche solche Kenntnis in objektive und nachprüfbare Erkenntnis zu überführen. Aber sie habe ja nicht nur die Aufgabe, die praktische Menschenkenntnis des Psychologen unmittelbar zu verbessern. Das müsse sie im Grunde der späteren Praxis überlassen, der eben ein wissenschaftliches Studium vorausgegangen sei."

Max Planck hat einmal gesagt, daß neue wissenschaftliche Wahrheiten nicht deshalb triumphierten, weil ihre Gegner davon überzeugt würden und sie das Licht erkennten, sondern eher, weil ihre Gegner schließlich ausstürben und eine neue Generation heranwachse, die mit dem neuen Gedanken vertraut sei. Dies ist im vorstehend erläuterten Sinn keine „akademische", sondern eine „naive" Einsicht; sie hat den Anschein der Richtigkeit. Ey übernahm das Zitat von Slater: [29]. Offensichtlich wartete Ey auf die neue Psychiatergeneration. Welche neue Wahrheit war es, die ihm einen so langen Atem verlieh? Die Idee einer in sich geschlossenen, d. h. dem Gegenstand *immanenten* psychiatrischen Systematik, die Jaspers für ausgeschlossen hielt, die eigentliche „Naturgeschichte der Verrücktheit" und nicht bloß deren äußerliche Beschreibung, beschäftigte ihn von Anfang bis zu Ende seines wissenschaftlichen Lebens, und das Bestreben, ihre logische Stringenz *ausdrücklich* zu machen, durchzieht sein ganzes vielschichtiges und vielseitiges Werk, das sich – immer mitten aus der klinischen Praxis heraus – zu einem überaus imposanten Lehrgebäude zusammenfügt. Seinen „Etudes psychiatriques", die er seit 1948 veröffentlichte, schickte Ey den „Hinweis" voraus, der für sein wissenschaftliches Bestreben kennzeichnend ist. Er gab, wie gesagt, als sein Ziel an, die „Naturgeschichte der Verrücktheit" zu schreiben, und er verwies auf die Vorläufigkeit des (1948) erreichten Erkenntnisstandes, der einstweilen nur erlaube, unzusammenhängende Eindrücke (Bilder) aneinanderzureihen, die aber gleichwohl Psychiatrie in ihrer Geschlossenheit und in ihren natürlichen Grenzen verdeutlichen können. Die Natur des Menschen sah Ey unlöslich mit dem Begriff der „Organisation" verbunden, wobei er ausdrücklich auf biologische und neurophysiologische Modellvorstellungen wie die von Maturana und von Bertalanffy Bezug nahm [29a].

Ey war mit der wissenschaftlichen Entwicklung des Faches besonders in England und Deutschland bestens vertraut und er pflegte den lebendigen Kontakt der Forscher wie kein zweiter. Der „organodynamische" Charakter seiner Theorie bezieht sich auf den Gedanken der organisierenden Wirkung evolutiver Kräfte, in denen sich in phylo-, ontogenetischer Staffelung subjektive Aktivität offenbart. Deren Ergebnis ist als „corps psychique" die leib-seelische Ganzheit, die für Ey synonym mit Bewußtsein und Gehirn ist [29b]. Ey stellte diese Konzeption ausdrücklich derjenigen der „Parallelismen" entgegen, die er in ihren beiden Varianten, der rein somatischen und rein psychischen, als für die Psychiatrie „tödlich" bezeichnete [30]. Er unterstrich die Notwendigkeit einer vernünftigen Konzeption hinsichtlich der Beziehungen von Leib und Seele, von der die Stellung der Psychiatrie in der Medizin abhänge.

„Solange eine Lösung, die über den ‚Dualismus' und gleicherweise falschen ‚Monismus' hinausgeht, nicht gefunden ist, wird das Problem der ‚Geisteskrankheit' zwischen diesen beiden Enden oszillieren und undefinierbar bleiben. Es gibt eine gängige, weitverbreitete und naive Vorstellung von diesen Beziehungen von Leib und Seele. Es handelt sich um den Parallelismus. Sicher ist das hohe Ansehen der kartesianischen Tradition in weitem Umfang der Grund für ihren Erfolg, bei den Gebildeten und wahrscheinlich auch bei den Ärzten; sie

bringt jedoch lediglich eine simplistische, wenn auch nahezu universell verbreitete zum
Ausdruck, nämlich diejenige der Trennung, der einfachen Juxtaposition von Materie und
Geist, des Ausgedehnten und Gedachten, so, als handele es sich um zwei termini eines
unversöhnlichen Widerspruchs." – Die tiefere Übereinstimmung zwischen Materialisten
und Idealisten, die ihren scheinbaren Widerspruch überbrückt, wird weniger verwunderlich,
wenn bedacht wird, daß der jeweilige Parallelismus derselbe ist: „Für die einen handelt es
sich um zwei parallele Ebenen, für die anderen um die beiden Seiten derselben Ebene", – wo
liegt der Unterschied? In beiden Fällen, fehlt „dynamische Bewegung", fehlt die Entfaltung
des psychischen Lebens. Ey setzt an die Stelle dieser für die Psychiatrie unfruchtbaren
Vorstellungen, die „Idee einer Dialektik, die in den Beziehungen zwischen vitaler Infra- und
personaler Suprastruktur *lebendig* ist". Er weist darauf hin, daß diese Auffassung nicht neu,
sondern „so alt wie die Erde" sei und den wahren hippokratischen Geist widerspiegele. Als
philosophische Gewährsmänner nennt er: Aristoteles, Thomas von Aquin, Hegel und
Bergson.

So viel anders hatte Schneider das auch nicht formuliert. Und Eys Blick auf die
Phänomenologie umfaßt in äußerster Knappheit deren Zusammenhang mit
anderen philosophischen Strömungen wie dem dialektischen Materialismus:

Parallel zur Marx-Hegelschen Dialektik und in direkter Berührung damit, so schreibt er,
habe sich der Existentialismus entwickelt. Häufig werde die in der Husserlschen „Wesensschau" vorgenommene phänomenologische Reduktion jener anderen Phänomenologie von
Heidegger und Jaspers, der des „Daseins", entgegengesetzt. Indem aber beide von operanter
Intentionalität des Subjekts ausgingen, ergänzten sich diese beiden Formen einer deskriptiven Psychologie, wobei die eine den Menschen gegenüber seiner Wahrheit, die andere
gegenüber seiner Situation in der Welt im Auge habe [30a]. – Intentionalität sieht Ey,
angefangen von vegetativen Tropismen bis zum menschlichen Willensakt, in Verbindung
mit Strukturen, an denen sie sich entwickelt, und – eigentümlicherweise – als Prinzip der
Diskontinuität, weil sie den Übergang vom einem zum anderen bedeute [30b].
Ey sagt, daß es für die Psychiatrie weder um „Ebenen" noch um „Seiten von Ebenen"
gehe, wie in den bei den Spielarten des Dualismus, von denen die eine sich selbst als
„monistisch" versteht, sondern um evolutive Formen des Lebens. „Man muß sich bei dieser
Bewegung, die sich dem Leben eines Organismus „einschreibt" organisches und psychisches
Leben wie zwei formale Aspekte – ohne Trennung, ohne Juxtaposition – vorstellen, der eine
vom anderen im Hervortreten ins Leben gerufen". Auch wenn Natur keine Sprünge mache,
sie entfalte sich jedenfalls in Strukturen, die ohne Unterbrechung aber in hierarchischer
Ordnung von der physikalischen über die organische zur psychischen Welt reichten, ohne
daß die späteren vollständig in den früheren Formen enthalten wären. Darin ist implizite der
– bei Kant auf das synthetische Urteilen „a priori" als sozusagen höchste Tätigkeit bezogene
– Gedanke subjektiver Spontaneität enthalten.

Und wo bleibt die Geisteskrankheit? Geisteskrankheiten sind logischerweise nichts
anderes als die Modalitäten der Unterbrechung oder des Zerfalls dieser Entwicklung zum „corps psychique".

„Schauen Sie sich diesen Mann da an. Er denkt und handelt, ist an die Realität adaptiert,
geht seiner Beschäftigung nach, unterhält sich mit Seinesgleichen, setzt sich für etwas ein,
überlegt. Was geschieht? Seine Gedanken geraten durcheinander, sein Psychismus weitet
sich aus, er ist nicht mehr bei der Sache, schließt die Augen, seine Spannung läßt nach, er
schläft ein. Und sein vom Aktivitätspol gelöstes Bewußtsein regrediert, löst sich auf, ist

getrübt und voller Fantasmen, strömt zum Unbewußten zurück. Und das ist der Traum. – Und dort der? Er war gut angepaßt, voll arbeitsfähig, er dachte klar und richtig, aber sein Bewußtsein hat die Klarheit verloren, die Traumwelt hat das noch wache aber geschwächte Bewußtsein überflutet. Er projiziert sein Unbewußtes in die Realität. Der Wahn hat sich seiner bemächtigt. Und das ist Krankheit." – Dieser Formverlust ist – nach Ey – das Grundschema der Geisteskrankheiten allgemein, der Neurosen und Psychosen, das sich wie beim Schlaf auf unterschiedlichen Niveaus des Zerfalls wiederholt. Alle ohne Ausnahme sind – wie auch der vom Schlaf bewirkte Traum – organisch. Indem sie allesamt die Freiheit des Menschen als höchsten Ausdruck seiner „Organisation" attackieren, „ist der charakteristische Aspekt der Psychiatrie der forensisch-psychiatrische" [30 c], denn Psychiatrie, sagt Ey, ist „Pathologie der Freiheit".

Mit seinen Gedanken schließt Ey an Überlegungen von Jackson und Janet an, wobei Jacksons Unterscheidung von positiv-inhaltlichen und negativ-formalen Symptomen für ihn und allgemein ein Ordnungsfaktor von grundlegender Bedeutung ist. Erstere sind Projektionen des aus der bewußten Kontrolle geratenen Unbewußten; letztere bringen den psychischen Ordnungsverlust als solchen zum Ausdruck. Theoretikern und Praktikern des Inneren hielt Ey entgegen, daß psychopathologische Phänomene immer Desorganisation des *Bewußtseins* wiedergeben. Sie stellen hingegen keine primäre oder sekundäre oder welche auch immer geartete Störung des Unbewußten dar. Der Kranke bricht infolge der Störung des Bewußtseins sozusagen ins Unbewußte ein, wobei er ein Teil seiner selbst i. allg. zurückläßt.

Psychiatrie hat zur Aufgabe, Methoden für die Erfassung der unterschiedlichen Niveaus dieses Strukturverlusts zu entwickeln. Dabei untersucht sie Zerfallsformen, die in ihrem *formalen* Charakter etwas völlig anderes als die – symbolischen – Ausdrucksweisen des erst durch die Krankheit freigesetzten Unbewußten und seiner „mentalen Automatismen" sind. Die mechanistische Betrachtungsweise, so warnt Ey weitblickend, führe in der immer weiter getriebenen Dissektion des psychischen Lebens zur atomistischen „Pulverisation" der psychiatrischen Symptomlehre [30 d]. Die spätere Entwicklung hat ihm Recht gegeben.

Ey hat sehr eindringlich gezeigt, wie sich solche Niveaus des Strukturverlusts psychopathologisch untersuchen lassen und er hat seine „Naturgeschichte der Verrücktheit" mit dem zweibändigen Handbuch der „Halluzinationen" besiegelt. Er hat der Psychiatrie in enzyklopädischer Breite das psychopathologische Material und in lateinischer Klarheit den Gedankenapparat bereitgestellt, den sie benötigt, um das Werk, das in der Erstellung einer in sich geschlossenen, d. h. ihrem Gegenstand *immanenten* psychiatrischen Systematik zu vollenden. Er hat gezeigt, daß es letztendlich unmöglich und für die Psychiatrie „tödlich" ist, der Klärung des Bewußtseinsbegriffes, der er ein eigenes Buch [31] gewidmet hat, auszuweichen. Auf diese Weise wird ein Dunkel konserviert, das, dem einen oder anderen sicherlich angenehm, den Begriff des Unbewußten nach wie vor umgibt, ironischerweise, wie Prinzhorn bereits bemerkte, in scheinbarer Klarheit, die jeder versteht.

Ist Psychiatrie, wie Ey nicht müde wurde zu behaupten, tatsächlich Pathologie oder gar *die* Pathologie der Freiheit, dann folgt aus dieser wagemutigen Feststellung, die dem nicht näher Informierten wie eine metaphysische Extrapolation (s. unten), erscheinen mag, auch etwas. – Nun, „Pathologie der Freiheit", damit beschäftigt sich die Jurisprudenz seit eh und je, indem sie mit dem Begriff der Verantwortungsfähigkeit generell „Freiheit" als das Normale unterstellt und deshalb, ebenfalls seit eh und je, angefochten wird. Sie tut dies auch, wenn es um jene Ausnahmen geht, die sie wegen des Faktums der Geisteskrankheit, machen muß. Ey müßte deshalb mit seiner These Juristen und alle, die es mit menschlicher Verantwortung zu tun haben, aufhorchen lassen. Die sachliche oder besser „tatsächliche" Identität von Geisteskrankheit und Unfähigkeit zur Verantwortung ist das Thema der „forensischen Psychopathologie", die nur phänomenologisch, nicht metaphysisch sein will.

Psychiatrische Literatur, die in diesem Sinne „phänomenologisch" ist, hat auf die Flut der Veröffentlichungen bezogen Seltenheitswert. Sie nennt sich meist nicht phänomenologisch, da dieser Begriff von der deskriptiv-phänomenologischen Psychiatrie okkupiert wird. Meist wird statt dessen vom „strukturalen" oder „formalen" Ansatz gesprochen. In Deutschland gehört dazu v. a. das Buch von Conrad: *Die beginnende Schizophrenie*, aus dem bereits zitiert wurde. „Apophänie" und „Trema" sind psychopathologische Begriffe, die diesem Denken entstammen. Ferner ist hier Janzariks „Strukturdynamik" zu nennen. Geistiger Hintergrund sind Ganzheits- und Gestaltpsychologie, sowie die Schule von Goldstein.

Das 122. Fasc. der „Bibliotheca psychiatrica et Neurologica" [32] enthält – von Petrilowitsch redigiert – Beiträge über das „Ganzheitsproblem" (Feldmann), die „Gestalttheorie" (Herrmann), „Gestalttheoretische Probleme in der Psychiatrie" (Wieck und Stäcker), den „Strukturbegriff in der Psychologie und Psychopathologie" (Petrilowitsch) und: „Klinik und Ausdrucksphänomenologie"; Spoerri unterscheidet zwischen dem „klinisch-symptomatologischen und phänomenologischen Aspekt", indem er sie „in einem Figur-Hintergrund-Verhältnis" zueinander in Beziehung setzt. Er schließt sich an die klinische Ausdrucksdeutung von Klaesi, für den das jeweils einzelne klinische Bild den Vorzug vor Regeln und Theorien verdiente, an. Der Situationsbegriff wird im Sinne eines „Sender-Empfänger-Verhältnisses" verstanden.

An dieser Stelle wären im weiteren Umkreis des Themas insbesondere die syndromatologischen Abweichungen von der herrschenden nosologischen Psychiatrie zu berücksichtigen. Es versteht sich indessen aus dem Übersichtscharakter und dem praktischen Zweck unserer zusammenfassenden Stoffbearbeitung, mit der nur die Anwendung des wahren phänomenologischen Gedankens bei der Erstellung eines psychischen Befundes vorbereitet werden soll, daß hier keine erschöpfende Aufzählung beabsichtigt wird, so notwendig diese wäre. Es soll lediglich – eher hastig und ohne Rücksicht auf Grenzen des eigenen und fremder Fächer – dem vielfach verschütteten Flußbett dieses revolutionierenden Gedankens, dem der Kantschen Erkenntniskritik, nachgegangen werden. Von ihm gilt wie von keinem anderen, was Wittgenstein an den Anfang seines *Tractatus logico-philosophicus* gestellt hat, daß ihn vielleicht nur der verstehen kann, der ihn schon selbst einmal gedacht hat.

Dieser, gelegentlich als „kopernikanische Drehung" umschriebene Gedanke findet sich – nahezu erschöpfend und im Kontakt mit modernen Ideen in moderner Sprache entwickelt – bei Cassirer, den Stegmüller [16a] als „einen der bedeutendsten und besten Kant-Kenner" gegen Heideggers („der gleichsam mit Waffengewalt in das Kantische System eindringt") Kant-Usurpation stellt, ansonsten aber – in der 4. Auflage seiner Hauptströmungen der Gegenwartsphilosophie" – nicht berücksichtigt. Von der dreibändigen *Philosophie der symbolischen Formen* [11] und deren flankierender Schrift *Wesen und Wirkung des Symbolbegriffs* [33], die 3 Aufsätze aus den Jahren 1921–1938 enthält, soll nachfolgend etwas ausführlicher die Rede sein. – Enthält das Werk von Ey „die Naturgeschichte" der Krankheiten des Bewußtseins, dann wird hier „die Naturgeschichte des Bewußtseins" vorgelegt, was erstaunlicherweise in Psychiatrie und Psychologie weitgehend unbemerkt geblieben ist. Wieso? „Man muß sich fragen," schreibt Orth [34], „warum die Philosophie Ernst Cassirers, des profilierten Marburger Neukantianers, der sich 1906 in Berlin habilitierte und 1919 seinen ersten philosophischen Lehrstuhl an der Universität Hamburg übernahm, in Deutschland so wenig studiert wird. Zwar ist Cassirer ein durchaus bekannter Philosoph, doch wurde sein Werk über lange Zeit vernachlässigt."

Diese Sätze stehen in einem Sammelband, der die Vorträge enthält, die im Herbst 1986 anläßlich einer internationalen Cassirer-Tagung in Zürich über den Stand der zeitgenössischen Cassirer-Forschung gehalten wurden. „Sprache, Mythos, Erkenntnis, Technik: Cassirers Projekt zielt über den von Kant gezogenen Rahmen hinaus auf eine kritische Theorie der modernen Kultur. Im Begriff der symbolischen Form wird der Überwindung der Kluft zwischen einer logikzentrierten und einer sozialtheoretischen Philosophie vorgearbeitet", heißt es im Klappentext. Für die Psychiatrie kann dies bestätigt werden.

Offenbar wartet der Gedanke Kants immer noch im Sinne Plancks auf seine Generation. So neu war er allerdings nicht mehr, als Cassirer (der sich selbst nicht als „Neukantianer" betrachtete: „Mir fehlt der existierende Neukantianer", hielt er Heidegger vor [23a] daran ging, ihn zu erklären. Wir alle haben nicht viel Zeit. Sich mit Symbolen und Mythen zu beschäftigen, mag vielen überflüssig erscheinen. Das sind Märchen, heißt es, und Märchen gehören eher in die Kinderstube. Nun wurde aber „die Kinderstube" als durchaus ernstzunehmender Forschungsgegenstand für die Wissenschaft entdeckt. Möglicherweise ist es ein Verdienst der Psychoanalyse, diese „Entdeckung" vorbereitet und in die Wege geleitet zu haben. Piaget, von dem noch die Rede sein wird, geht bei seiner „genetischen Erkenntnistheorie" (Epistemologie) von Experimenten und Beobachtungen bei Kindern aus.

Uns interessiert der phänomenologische Aspekt. In der berühmten „Davoser Disputation", welcher der vorstehende Satz Cassirers entstammt, haben Heidegger und Cassirer darüber aneinander vorbeigeredet. Cassirer fand den „Neukantianer" zu seiner eigenen Verblüffung in Heidegger selbst, der seinerseits im Neukantianismus die unzulässige Reduktion der Erkenntniskritik von Kant auf die Naturwissenschaft erblickte, was zumindest für Cassirer auf keinen Fall zutrifft. Heidegger beanspruchte Kant für die Ontologie und er interpretierte das „Problem des Scheins" der transzendentalen Dialektik, das bei Kant nur als „Negativ" vorhanden sei, in einem „positiven" Sinne. Es sei „fraglich" hielt er Cassirer entgegen: „ist der Schein nur eine Tatsache, die wir konstatieren, oder muß das ganze Problem der Vernunft so gefaßt werden, daß man von vornherein begreift, wie zur Natur des Menschen notwendig der Schein gehört". Es geht offenbar – auf schillernd zweideutige Weise – um das Phänomen der „Synthesis speciosa", der „produktiven Einbildungskraft", in der alles Denken auf die Anschauung bezogen ist und die bei Cassirer konstituierende Bedeutung für den Symbolbegriff besitzt.

„Kant kommt es nicht auf die Synthesis schlechthin an, sondern in erster Linie auf die Synthesis, die sich der Spezies bedient. Aber dieses Speziesproblem führt in den Kern des Bildbegriffes, des Symbolbegriffes", daher „Einbildungskraft". – „Wenn man das Ganze des Werks Kants ins Auge faßt," fährt Cassirer fort, „brechen große Probleme durch. Das eine Problem ist das Freiheitsproblem. Das war für mich immer das eigentliche Hauptproblem Kants. Wie ist Freiheit möglich? Kant sagt, diese Frage lasse sich so nicht begreifen. Wir begreifen nur die Unbegreiflichkeit der Freiheit. Dagegen möchte ich nun einmal die Kantische Ethik stellen: Der kategorische Imperativ muß so beschaffen sein, daß das Gesetz, das aufgestellt wird, nicht etwa nur für Menschen, sondern für alle Vernunftwesen überhaupt gilt. Hier ist plötzlich dieser merkwürdige Übergang. Die Beschränktheit auf eine bestimmte Sphäre fällt plötzlich ab. Das Sittliche als solches führt über die Welt der Erscheinungen hinaus. Das ist doch das entscheidende Metaphysische, daß nun an diesem Punkt ein Durchbruch erfolgt. Es handelt sich um den Übergang zum mundus intelligibilis. Das gilt fürs Ethische, und im Ethischen wird ein Punkt erreicht, der nicht mehr relativ ist auf die Endlichkeit des erkennenden Wesens, sondern da wird nun ein Absolutes gesetzt. Das kann historisch nicht beleuchtet werden. Man kann sagen, ein Schritt, den Kant nicht hätte vollziehen dürfen. Aber wir können das Faktum nicht leugnen, daß das Freiheitsproblem in dieser Weise gestellt ist, daß es die ursprüngliche Sphäre durchbricht." – Von hier kommt Cassirer auf „die außerordentliche Bedeutung des Schematismus" zu sprechen. Er bezeichnet dies als den Punkt, an dem „die größten Mißverständnisse in der Interpretation Kants unterlaufen" seien. Den Begriff des „transzendentalen Schemas" erläutert er folgendermaßen [11e] „Kant fordert, um die Anwendung der reinen Verstandesbegriffe auf die sinnlichen Anschauungen zu ermöglichen, ein Drittes, Mittleres, in welchem beide, obwohl sie an sich völlig ungleichartig sind, übereinkommen müssen – und er findet diese Vermittlung in dem ‚transzendentalen Schema‘, das einerseits intellektuell, andererseits sinnlich ist. In dieser Hinsicht unterscheidet sich nach ihm das Schema vom bloßen Bild: „das Bild ist ein Produkt des empirischen Vermögens der produktiven Einbildungskraft, das Schema sinnlicher Begriffe (als der Figuren im Raum) ein Produkt und gleichsam ein Monogramm der reinen Einbildungskraft a priori, wodurch und wonach die Bilder allererst möglich werden, die aber mit dem Begriffe nur immer vermittelst des Schema, welches sie bezeichnen, verknüpft werden müssen und an sich demselben nicht völlig kongruieren‘. Ein solches „Schema" fügt Cassirer hinzu, auf das sie alle intellektuellen Vorstellungen beziehen muß, um sie dadurch sinnlich faßbar und darstellbar zu machen, besitzt die Sprache in ihren Benennungen für räumliche Inhalte und Verhältnisse. Es ist, als würden alle gedanklichen und ideellen Beziehungen dem Sprachbewußtsein erst dadurch faßbar, daß sie sie auf den Raum projizieren und in ihm analogisch ‚abbildet‘. An den Verhältnissen des Beisammen, des

Neben- und Auseinander gewinnt es erst das Mittel zur Darstellung der verschiedenartigsten qualitativen Zusammenhänge, Abhängigkeiten und Gegensätze." Konkreter wird dieser Gedanke der Überwindung der Willkür durch die feststehende Ordnung eines Schematismus bei der Erörterung des Zahlbegriffs anhand des „Schemas der Sukzession" dargestellt [11f]: „Nicht willkürlich wird im Akt des Zählens von einem Teil des Körpers zum anderen fortgegangen, sondern die rechte Hand folgt der linken, der Fuß folgt der Hand, der Nacken, die Brust, die Schulter folgt den Händen und Füßen nach einem zwar konventionell gewählten, aber gemäß dieser Wahl festgehaltenen Schema der Sukzession. Die Aufstellung eines solchen Schemas, so weit sie davon entfernt ist, den Gehalt dessen, was das entwickelte Denken unter ‚Zahl' versteht, zu erschöpfen, bildet nichtsdestoweniger für ihn die unentbehrliche Vorbedingung. ... Der Geist beginnt, indem er die sinnlichen Objekte nicht lediglich nach dem, was sie einzeln und unmittelbar sind, sondern nach der Art, wie sie sich *ordnen*, erfaßt, von der Bestimmtheit der Gegenstände zur Bestimmtheit der Akte fortzuschreiten: und an diesen letzteren, an den Akten der Verknüpfung und Sonderung, die er in sich selbst ausübt, wird ihm zuletzt das eigentliche und neue, das ‚intellektuelle' Prinzip der Zahlbildung aufgehen" (vgl. S. 196).

Die „motorisch" ordnende Bedeutung des Schematismusbegriffs für das Zusammenspiel außerbewußter Präsenz und bewußter Repräsentation bei Kant wird von hierher in ihrem aktiven Charakter deutlich; auf seine Verwendung bei der Untersuchung hirnpathologischer Fälle soll später eingegangen werden. Dieser Gedanke und der andere der Freiheit, die darin besteht, Bezugssysteme zu schaffen und „von einem auf das andere nach freier Wahl überzugehen" [11g], mit dem eigenen Standpunkt die „Bedeutungsvektoren frei zu variieren" [11h] sollen hier nur vorläufig, summarisch beachtet werden. – Gegen Schluß der aus 2 Monologen bestehenden Davoser Disputation fand Cassirer Gelegenheit, seinen Standpunkt vor dem Hintergrund der Erkenntniskritik von Kant prägnant zusammenzufassen, indem er noch einmal auf das zentrale Problem der Sprache, das Gegenstand des ersten Bandes seiner „Philosophie der symbolischen Formen" ist, in ihrem Verhältnis zum Bewußtsein einging. Als intersubjektive Gegebenheit ist Sprache paradigmatisch dafür, wie durch Transformation der präsenten Unmittelbarkeit jenes allgemeinen Grundwissens in die als Vorstellung (im gesprochenen oder geschriebenen Satz) gegebene Repräsentation des Phänomens der Übergang von Gegenständlichkeit ins Bedeutungsvolle und des Bedeutungsvollen in Gegenständlichkeit stattfindet, indem auf ein sozusagen exzentrisches Subjekt höherer Ordnung als das Subjekt privater Bedeutungen wie Schmerz usw. extrapoliert wird. Auch hierauf wird im hirnpathologischen Zusammenhang zurückzukommen sein.

Cassirer nannte Sprache ein „Urphänomen". Er hatte gewiß nicht nur Heidegger im Sinn, als er sagte: „Jeder spricht seine Sprache, und es ist undenkbar, daß die Sprache des einen in die Sprache des anderen übertragen werde. Und doch verstehen wir uns durch das Medium der Sprache. Es gibt so etwas wie *die* Sprache. Und so etwas wie eine Einheit über der Unendlichkeit der verschiedenen Sprechweisen. Darin liegt der für mich entscheidende Punkt. Und darum gehe ich von der Objektivität der symbolischen Form aus, weil hier das Unbegreifliche getan ist. Die Sprache ist das deutlichste Beispiel. Wir behaupten, daß wir hier einen gemeinsamen Boden betreten. Wir behaupten das zunächst als Postulat. Und trotz aller Täuschungen werden wir an dieser Forderung nicht irre. Das ist das, was ich die

Welt des objektiven Geistes nennen möchte. Vom Dasein aus spinnt sich der Faden, der durch das Medium eines solchen objektiven Geistes uns wieder mit anderem Dasein verknüpft. Und ich meine, es gibt keinen anderen Weg von Dasein zu Dasein als durch diese Welt der Formen. Gäbe es das nicht, dann wüßte ich nicht, wie es so etwas geben könnte wie ein Sichverstehen." Speziell auf Heidegger bezogen erläuterte Cassirer in aller Kürze Kants kopernikanische Wendung in Abhebung von der klassisch griechischen Metaphysik folgendermaßen: „,Bisher nahm man an, die Erkenntnis müsse sich nach dem Gegenstand richten ... man versuche es nun aber einmal mit der umgekehrten Frage. Wie wäre es, wenn nicht unsere Kenntnisse nach dem Gegenstand, wohl aber der Gegenstand nach der Erkenntnis sich richten müßte?' Das heißt, daß dieser Frage nach der Bestimmtheit der Gegenstände eine Frage vorausgeht nach der Seinskonstitution einer Gegenständlichkeit überhaupt. Und daß, was von dieser Gegenständlichkeit überhaupt gilt, nun auch von jedem Gegenstand gelten muß, der innerhalb dieser Seinsstruktur ist. Das Neue in dieser Wendung scheint mir darin zu liegen, daß es jetzt nicht mehr eine einzige solcher Seinsstrukturen gibt, sondern, daß wir ganz verschiedenartige Seinsstrukturen haben. Jede neue Seinsstruktur hat ihre neuen apriorischen Voraussetzungen. Kant zeigt, daß er gebunden ist an die Bedingungen der Möglichkeit der Erfahrung. Kant zeigt, wie jede Art von neuer Form nun auch je eine neue Welt des Gegenständlichen betrifft, wie der ästhetische Gegenstand nicht gebunden ist an den empirischen Gegenstand, wie er seine eigenen apriorischen Kategorien hat, wie auch die Kunst eine Welt aufbaut, wie aber diese Gesetze anders sind als die Gesetze des Physikalischen. Dadurch kommt eine ganz neue Vielfältigkeit in das Gegenstandsproblem überhaupt hinein. Und dadurch wird aus der alten dogmatischen Metaphysik nun eben die neue Kantische Metaphysik. Das Sein der alten Metaphysik war die Substanz, das eine Zugrundeliegende. Das Sein in der neuen Metaphysik ist in meiner Sprache nicht mehr das Sein einer Substanz, sondern das Sein, das von einer Mannigfaltigkeit von funktionellen Bestimmungen und Bedeutungen ausgeht. Und hier scheint mir der wesentliche Punkt der Unterscheidung meiner Position gegenüber Heidegger zu liegen."

Vor diesem Hintergrund einer „Welt des objektiven Geistes", die wir „Bewußtsein" nennen und die identisch ist mit jener „Welt der Formen" in welcher - in einem Subjekt höherer Ordnung - jeglicher Solipsismus überwunden ist, fragt Cassirer nach der Möglichkeit des Faktums Sprache, wodurch für ihn der Begriff der „symbolischen Form" in den Mittelpunkt tritt. Er schließt an die Frage Kants an, wie Vorstellung auf den Gegenstand bezogen zu denken sei. Cassirer skizziert die beiden prinzipiellen Lösungsmöglichkeiten, in denen der methodische Grundgegensatz beschlossen ist, der die gewöhnliche materialistische oder idealistische Variante des Dualismus kennzeichnet [11i].

„Auf der einen Seite wird die Aufhellung der Frage von der ,Vernunft', auf der anderen wird sie von der ,Erfahrung erwartet und gefordert. Die Kluft, die die bloße ,Vorstellung' von dem ,Gegenstand', auf den sie hinweist, trennt, soll bald durch eine rationalistische, bald durch eine empiristische Theorie geschlossen werden. In dem ersten Fall ist es eine rein logische Funktion, die zwischen beiden Momenten eine Brücke schlagen soll; im zweiten Fall wird die gesuchte Verknüpfung dem Vermögen der ,Einbildungskraft' zugewiesen. Was der Vorstellung ihren ,objektiven' Wert, ihre gegenständliche - Bedeutung geben soll: das ist bald ein reiner *Denkprozeß*, der an sie anknüpft, bald ein *assoziativer* Prozeß, der sie mit anderen ihresgleichen verbindet. Das eine Mal ist es ein Schluß - insbesondere ein Schluß von der ,Wirkung' auf die ,Ursache' -, der ins Reich der Gegenständlichkeit hinüberführen und es gewissermaßen erobern soll – das andere Mal erscheint der Gegenstand zuletzt als nichts anderes, denn als ein *Aggregat* von sinnlichen Einzelheiten, die nach bestimmten Regeln untereinander verknüpft sind." Cassirer fährt fort: „Der Grundmangel dieser beiden Theorien aber, die in der Geschichte der Erkenntnistheorie und in der der Psychologie dauernd um die Herrschaft gerungen haben, besteht darin, daß sie in dem Bemühen, eine *Erklärung* des Gegenstandsbewußtseins zu gewinnen, den reinen *Gehalt* desselben immer schon in irgendeiner Weise umgestalten und willkürlich modifizieren müssen. Beide treffen zuletzt nicht mehr das reine Phänomen *selbst*, sondern sie suchen es gewaltsam nach ihren eigenen Voraussetzungen zurechtzurücken. Die Tatsache, daß in einem bestimmten Wahrnehmungserlebnis ein Gegenstand sich ‚darstellt' –, daß in ihm als einem hier und jetzt Gegebenem, ein nichtgegebenes und nicht gegenwärtiges Ding sich ‚sichtbar macht': diese Tatsache läßt sich weder dadurch dem Verständnis näherbringen, daß wir eine noch so große Zahl sinnlicher Einzeleindrücke miteinander verschmelzen lassen – noch auch dadurch, daß wir auf dem Weg des diskursiven Denkens, des theoretischen Folgerns und Schließens, über das Unmittelbar-Gegebene hinausgehen." Cassirer konstatiert demgegenüber „ein anderes Grund- und Urverhältnis", von dem er sagt, daß es „als rein *symbolisches* Verhältnis einer ganz anderen Ebene angehört als alle jene Beziehungen, wie sie unter empirisch-realen Objekten, unter wirklichen Dingen, stattfinden". Die Konsequenz lautet: „Statt dieses symbolische Verhältnis auf dingliche Bestimmungen zu reduzieren, müssen wir in ihm vielmehr die Bedingung der Möglichkeit für die Setzung solcher Bestimmungen anerkennen". Denn: „Die Vorstellung verhält sich zum Gegenstand nicht wie das Bewirkte zum Bewirkenden, noch wie das Abbild zu seinem Urbild: sie steht vielmehr zu ihr in einer analogen Beziehung, wie das Darstellungsmittel zum dargestellten Gehalt, wie das Zeichen zu dem in ihm ausgedrückten Sinn. Bezeichnen wir die Beziehung, derzufolge ein Sinnliches einen Sinn in sich faßt und ihn für das Bewußtsein unmittelbar darstellt, als die der ‚symbolischen Prägnanz', so läßt sich der Sachverhalt dieser Prägnanz weder auf bloß reproduktive noch auf mittelbar intellektuelle Prozesse zurückführen: er muß zuletzt als eine selbständige und autonome Bestimmung anerkannt werden, ohne die es für uns weder ein ‚Objekt', noch ein ‚Subjekt', weder eine Einheit des ‚Gegenstandes' noch eine Einheit des ‚Selbst' geben würde."

Die Ebene der symbolischen Form, ob sie in der Sprache oder im Handeln untersucht wird, ist die Ebene des Phänomens, wenn an diesem Begriff – sei es rationalistisch, sei es positivistisch – nichts gewaltsam zurechtgerückt werden soll, und er in dem Sinn für Psychiatrie und Psychologie wirklich fruchtbar gemacht werden soll, in dem behauptet werden kann, daß Phänomenologie in Wahrheit und Wirklichkeit „die Wissenschaft vom Bewußtsein" ist, indem sie erklären kann, in welchem Verhältnis (oder Nichtverhältnis): Subjekt – Objekt, Bewußtes – Gehirn, Persönlichkeit – Gesellschaft zueinander stehen [14b]. Kant und sein erster Interpret Cassirer sind dabei das Nadelöhr, durch das alle hindurchmüssen, die von dieser Wahrheit ergriffen sind, gleichgültig, ob sie es wissen oder nicht. Eines Tages wird man in diesem Sinne unterscheiden: vor oder nach Kant.

Die Feststellung „nach Kant" trifft beispielsweise für Grasnick zu, der in seinem Buch: *Über Schuld, Strafe und Sprache* [10] sich als Phänomenologe kritisch mit der „Verstehensmethode" der deskriptiv-phänomenologischen Psychiatrie (Jaspers) befaßt. Dabei erweist er sich auf der Höhe des philosophischen Wissens der Zeit, sofern dieses – besonders kräftig im amerikanischen Konstruktivismus – auf

„Wissenschaft von der Öffentlichkeit" [10e] hinsteuert. Gemeint ist jene „Öffentlichkeit" durch welche mit der „inneren Wahrnehmung" die Notwendigkeit, introspektiv nach Substanzen zu tasten, die es in keiner Wirklichkeit gibt, entfällt. Wissen des anderen findet sich, wie Grasnick sehr illustrativ für die Vorgänge im Gerichtssaal zeigt, nirgends sonst als in Ausdrucksphänomenen, insbesondere der Sprache, weshalb es bei jeder Menschenbeurteilung darauf ankommt, Geschichten erzählen zu lassen, wozu man dem anderen den nötigen Raum lassen aber auch nach Maßgabe des herzustellenden Sinnes vorgeben muß, und das Gesagte mit Sinnverständnis anzuhören.

Dies ist alles, was für die *Praxis* der Gemeinsamkeit, auf die es nicht nur im Gerichtssaal ankommt, benötigt wird. Darauf kommt es im Gerichtssaal wie überall, wo Menschen miteinander zu tun haben, an: z. B. beim Straßenverkehr. Im Straßenverkehr übernehmen Verkehrsschilder die Aufgabe, Instruktionen, die für das reibungslose Funktionieren des Verkehrs benötigt werden, zu liefern; Grasnick verweist darauf unter Bezug auf Heideggers „Zeug-Analysen" [10f]. Auch diese Instruktionen sind nicht durch Vermittlung eines geheimnisvollen „Inneren" zu haben. Die Bedeutung des Verkehrsschildes ergibt sich andererseits nicht aus der materiellen Beschaffenheit des Zeichens.

> Das Schild *wirkt* als Zeichen. Es regelt den Verkehr; damit hat es sein *Bewenden*. Jeder Verkehrsteilnehmer *versteht* es so und nicht anders. Und wie, wenn einer käme und behauptete, er sähe nichts weiter als eine Metallstange mit einem achteckigen, rot und weiß angestrichenen Stück Blech an der Spitze? Oder gar – denken wir an einen Primitiven –: dies sei ein Totempfahl? Stellen wir uns einmal vor, jemand wollte den Streit schlichten mit dem Hinweis, *natürlich* sei dies *nur* ein oben mit Blech versehener und bemalter Pfosten, der lediglich hier und jetzt als Verkehrsschild diene.
> Was würden wir ihm antworten? Läßt sich wirklich, wie unser wohlmeinender Schiedsrichter offenbar meint, die Sache von ihrer Funktion trennen? Auch zur Entscheidung dieser Frage bedarf es keiner Theorien, vor allem keinen metaphysischen Spekulationen über das Wesen der Wirklichkeit, sondern allein des unbefangenen Blicks auf das, was offen zu Tage liegt.

Bedeutung wird gewußt, soweit und weil sie – in ihrer Subjektivität – öffentlich ist. In diesem scheinbaren Gegensatz ist das Geheimnis ihres Begriffs beschlossen. Der Verkehrsteilnehmer „sieht" sie in concreto nur deshalb, weil sein Sehen sich nicht einfach auf passives Abgebildetwerden von Gegenständen beschränkt, sondern nur und erst in direkter Verbindung mit dem spontanen Verleihen von Bedeutung überhaupt *zustande kommt*. Es bestimmt von sich aus, was Sichtbares *meint*. Der *Bedeutungszusammenhang*, der gemeint ist und von dem alles abhängt, wiederholt in der auf den konkreten Wahrnehmungsfall bezogenen Situation den motorischen Schematismus, von dem weiter oben allgemein und unter Bezug auf den Vorgang des Zählens die Rede war.

Dies geschieht in einem auf *subjektiver Spontaneität* beruhenden Akt konstruktiver Tätigkeit, in welcher der einzelne *ist*, und ohne die es, wie Cassirer betont, weder subjektive/objektive Einheit noch, wie hier hinzugefügt werden soll, soziale

Gemeinsamkeit gäbe. Müßte der Bedeutungszusammenhang von außen erst in ein Inneres hineingetragen werden, wäre mit dem „Zusammenhang" auch der Verstand unrettbar verloren. Er bliebe leer. Die Sinneswerkzeuge sind prinzipiell ungeeignet, Bedeutung zu transportieren. Was das Verkehrsschild von Heidegger konkret bedeutet, teilen uns die Augen weder an der aktuellen Straßenkreuzung noch anhand von Anschauungsmaterial mit. Dies ergibt sich allein aus dem tätigen *Sinn* von Worten, was über eine rein passive Einstellung und assoziative Verarbeitung der dergestalt empfundenen Elemente weit hinausgeht.

Auf die Frage, wieso Bedeutung gewußt werden kann, gibt es nur eine vernünftige Antwort: Sinnzusammenhänge bedürfen keines Inneren, in das sie erst hineingelangen müßten. Sie sind in der Sprache, öffentlich. Private Sprachen gibt es nicht" [10e]. Deshalb geht es bei der Erstellung eines psychischen Befundes und beim Verständnis des anderen allgemein nicht darum, sich in einen anderen „hineinzuversetzen"; es geht nicht um eine „Wesensschau", die unvermeidlich irgendwelche, zu erschauende Substanzen voraussetzen würde, sondern es geht um die stets aktuelle Herstellung von Bedeutung, in der das Bewußtsein lebt, einerseits und Gegenständlichkeit andererseits.

Im Hinblick auf diese Gegenständlichkeit kann Bewußtsein nach Cassirer: „objektiver Geist" genannt werden, sofern sichergestellt ist, daß „objektiv" hier – nämlich im Sinne der Gegenständlichkeit dieses Bewußtseins – auch tatsächlich „objektiv" bedeutet. Vielleicht ist es dann aber besser, auf den Ausdruck „Geist" zu verzichten, weil er unvermeidlich das Vorliegen einer besonderen „Substanz" suggeriert, obwohl seine Verwendung bei Cassirer dieser Interpretation auf das Entschiedenste widerspricht. Cassirer betont statt dessen immer wieder den Zusammenhang von Funktion und Struktur. Struktur und Geist sind so weit voneinander entfernt wie Kant und Aristoteles, Phänomenologie und Metaphysik.

Dieses Konstruieren, von dem so viel abhängt, setzt neben dem Medium der Sprache, die stets neue, aktive Beteiligung des Untersuchers an der Situation, auf der die Gemeinsamkeit beruht, voraus. Der Untersucher darf sich – entgegen der Vorschrift der „eidetischen Reduktion" (s. oben) nicht aus dem psychischen Befund herausstehlen, er ist bei dessen Beschreibung an den Gebrauch seiner Fähigkeit zur Integration ebenso wie an die zur Diskretion, Differenzierung unweigerlich gebunden. Der Untersucher steckt *mit* in der Situation. Er konstituiert sie ebenso wie sein Gegenüber, und er muß auch seinen Leser aktiv miteinbeziehen, soll das Unterfangen Sinn besitzen. Es gilt also, die Komplexität des Situationsbegriffes, die hier deutlich wird, zu durchschauen und damit verbunden, die jeweilige Einstellung der an der Situation Beteiligten in ihrer Variabilität *ausdrücklich* zu machen.

Der Zweck dieses Buches ist keine theoretische Grundlegung der Intersubjektivität durch Phänomenologie, sondern eine praktische Anweisung bei der Erstellung eines psychischen Befundes. Dennoch ist es nicht überflüssig, sich mit theoretischen Rahmenbedingungen, wie sie vorstehend in der gebotenen Knappheit dargestellt worden sind, vertraut zu machen. Wer als Architekt ein Haus beschreiben soll, kann von den Abmessungen ausgehen, die ihm vom Bauplan her bekannt sind. Wer beauftragt ist, die psychische Verfassung eines Menschen zu beurteilen, kann sich keines vergleichbaren Bauplanes bedienen. Es kann keinen solchen Bauplan und keinen entsprechenden Maßstab geben, das heißt aber nicht, daß man deswegen auch auf „theoretische" Erklärungen verzichten müßte; nicht von Überlegungen ausgehen dürfte, die zur Struktur des Bewußtseins möglich sind, wenn mit Erkenntnissen ernst gemacht wird, die sich in jahrtausendelanger Beschäftigung mit diesem faszinierendsten aller Themen ergeben haben.

Jaspers und seine Nachfolger in der Psychiatrie haben diesen Weg des Verzichts mit ernstzunehmenden Argumenten empfohlen und selbst eingeschlagen. Es handelt sich methodisch um die idealistische Variante des Dualismus. Ey hat in voller Kenntnis des erkenntnistheoretischen Problems, um das es geht, die dualistische Auffassung in einer Wortneuschöpfung, für die er sich entschuldigte, „psychiatricid" genannt; wie wir meinen zu Recht. Wir wollen deshalb einen anderen Weg einschlagen, als ihn die klassische Psychopathologie deskriptiv-phänomenologischer Prägung eingeschlagen hat. Wem dabei gefolgt werden soll, wurde vorstehend dargestellt.

Wir haben an anderer Stelle in diesem Sinne wiederholt Überlegungen entwickelt, die sich zur Struktur des Bewußtseins und daraus folgend zu den Bedingungen der Möglichkeit psychopathologischer Strukturabwandlung ergeben, wenn aufgrund einer logischen Bestimmung von den transzendentalen Begriffen „Subjekt" und „Objekt" ausgegangen wird: zuletzt geschah dies im Hinblick auf das Grundfaktum der Identität von Geisteskrankheit und Schuldunfähigkeit [14a]. Im wesentlichen geht es immer wieder um die Erklärung des Zusammenwirkens zweier gegenläufiger Prinzipien oder Funktionen, von denen die eine für Stetigkeit – die Stabilität der Einheit –, die ándere für Abwechslung – die Beweglichkeit der Vielheit – zuständig ist. Einheit oder Gemeinsamkeit ergibt sich stets aufgrund von Bedeutung; in diesem Sinne verlagert sich die Betrachtung, die wir vornehmen müssen, von gegenständlichen „Eigenschaften" weg zu subjektiven Bedeutungen hin.

Subjektive Bedeutungsfülle, die in Öffnung auf und in Anpassung an das Viele besteht, setzt neben spontaner Bedeutungsstiftung, die stets vom Subjekt ausgeht und im weiter oben erwähnten Sinn „frei" ist, ein gegenständliches Prinzip voraus, das sich dieser Bedeutung gegenüber neutral verhält und das infolge dieser „Trägheit" Willkür ausschließt. Auf diese Weise ist *Regelmäßigkeit* so das Kennzeichen des gegenständlichen, objektiven Prinzips, wie *Spontaneität* das bedeutungsstiftende, subjektive Prinzip kennzeichnet. In diesem Sinne wurde [14c] zwischen 2 komplementären Bewußtseinsfunktionen transzendentaler Art unterschieden: der Bedeutungsfunktion und der Gegenstandsfunktion. Hierbei soll der transzendentale Charakter dieser Begriffe verdeutlichen, daß unter „Subjekt" und „Objekt" in diesem Zusammenhang sowenig Substanzen zu verstehen sind, wie mit „Spontaneität" an irgendeine physikalische „Kraft" gedacht wird. Es handelt sich, wie wiederholt werden soll, um rein funktionelle bzw. strukturale Begriffe im Sinne

Cassirers, auch wenn dabei über den Begriff der „Organisationsform" der andere des „Organs" in seinem üblichen Verständnis gemeint ist. Darüber sollte stets Klarheit bestehen, denn dies unterscheidet Phänomenologie als psychiatrisch-psychologische Basiswissenschaft von Metaphysik.

Die entsprechende Strukturabwandlung bzw. der entsprechende Strukturie-rungsstillstand läßt sich im Hinblick auf diese Kennzeichnung als Verlust bzw. Nichterreichen der Einheit des Erlebens oder als Verlust bzw. Nichterreichen der Mannigfaltigkeit des Erlebens zusammenfassen. Auf diese Weise bilden „Unein-heitlichkeit" und „Eintönigkeit" des Erlebens je eine von 2 Klassen psychopatholo-gischer Phänomene, deren Gesamtheit Psychopathologie als in sich geschlossenes System umfaßt, wobei die Systematik nicht auf Merkmalen beruht, die von außen an die psychopathologische Strukturabwandlung herangetragen werden, sondern dieser in einem tatsächlichen Sinn immanent sind.

3. Das System logischer Organisationsformen und seine Deformation

Es ist fast gleichgültig, welches psychiatrische Lehrbuch aufgeschlagen wird, immer sind es als solche unterstellte psychische Elementarfunktionen wie Wahrnehmen, Denken und Fühlen, aus deren krankheitsbedingter Abwandlung das psychopathologische Erscheinungsbild abgeleitet wird. „Elementarfunktion" soll heißen, daß sie nicht weiter rückführbar sind, einfach als solche genommen werden sollen. Die Berechtigung dazu scheint sich – in der Psychiatrie anders als in der Psychologie – von selbst zu verstehen. Es genügt, einen Schwachsinnigen und einen Dementen zu untersuchen, um zu wissen, daß und wo es bei ihnen am „Denken" fehlt: ein Depressiver reicht schon aus, um die Pathologie des Fühlens zu verdeutlichen, und das Stimmenhören des Schizophrenen, der berühmte „kleine Mann im Ohr", macht überdeutlich, was Wahrnehmungsstörungen sind.

Die praktische Bewährung dieser Begriffe steht offenbar außer Frage. Daß sie in der wissenschaftlichen Psychologie, der es nicht auf Praxis ankommt (s. oben), heute vermieden werden, liegt gewiß nicht daran, daß die Sprache uns in ihnen etwas „Falsches" herangetragen hätte; sie sind bloß nicht systematisch, bzw. ihre Systematik ist bis jetzt verborgen. Die nur deskriptive Ordnung, die hinsichtlich der psychischen Phänomene durch sie erzielt werden kann, genügt für strenge wissenschaftliche Ansprüche nicht. Dies spiegelt sich in den Definitionen, wie sie in Wörterbüchern der Psychologie und anderen Wörterbüchern nachgelesen werden können. So versteht Freud, wie wir bei Hehlmann lesen, unter Denken „Probehandeln"; Watson liegt mit seinen „implizierten Bewegungen" erstaunlich nahe bei Freud. Wenzl definiert „Denken" als Inbegriff der Erkenntnisakte und der Autor des Lexikonartikels selbst sieht es als „eigentümliche geistige Leistung" aufgebaut auf „anschaulichen Elementen"; das sind Wahrnehmungen und Vorstellungen.

Dabei erscheint der Begriff des Denkens, verglichen mit „Fühlen" noch relativ klar, denn „Fühlen" wird als eine „Qualität des Erlebens im Sinne des Angemutetwerdens oder Gestimmtseins" vorgestellt. Diese Definition gewinnt nur wenig an Umriß und nichts an Sicherheit, wenn es hinsichtlich der „Gefühle" dann weiter heißt: „Gefühle sind Grundphänomene des Erlebens, die einen Ausdruck der Anlagebestimmtheiten der Persönlichkeit bilden. Sie haben engen Zusammenhang mit Hirnstamm (besonders dem Zwischenhirn), vegetativem Nervensystem und endokrinen Vorgängen. Sie durchstrahlen als Dauergestimmtheiten das Seelenleben" usw. Das alles ist zumindest höchst problematisch, denn wenn ich mich z. B.

„nicht ernstgenommen" *fühle*, sind Hirnrinde und Hirnstamm sehr wahrscheinlich gleicherweise – gesamthaft – an dem Gefühl beteiligt. Man kann sich damit herausreden, daß behauptet wird, *dieses* „Fühlen" sei gar nicht gemeint; wenn ich dann allerdings spezifiziere, es sei vielmehr die „shame-rage" gemeint, die ich vielleicht durch Elektrostimulation eines Punktes des Zwischenhirns auslösen kann, wie kann ich dann sicher sein, daß ich im Blick des vor Wut Überschäumenden nicht doch auch noch den Keim einer auf mich gerichteten Vorstellung sehe, deretwegen ich mich schnell in Sicherheit bringe.

Mit anderen Worten, wer beschreibt die Grenze, die hier zwischen Persönlichkeit, Denken und Fühlen impliziert wird. „At their closest, thought and feeling are inextricably linked" schreibt Aylwin am Anfang der Einleitung zu ihrem Buch über *Struktur in Denken und Fühlen* [35]. – Im *Lexikon der Psychiatrie* (Springer 1986) erscheint unter „Denken" gleich der Hinweis auf „Denkstörungen" und „Fühlen" muß unter „Affekt – Affektivität" nachgeschlagen werden: „Unter Affekt versteht man allgemein ein besonders intensiv erlebtes Gefühl." – Bei Peters [37] heißt es im Artikel „Gefühle": „Nicht auf anderes zurückführbare Grundbefindlichkeit des Erlebens. Zustände des Ich, ‚unmittelbar erlebte Ichqualitäten oder Ichzuständlichkeiten' (Lipps), die durch die Eigenschaft des Angenehmen oder Unangenehmen gekennzeichnet (Schneider) sind." Unter dem Stichwort „Ich", auf das wir verwiesen werden, lesen wir sodann: „In der psychoanalytischen Theorie die Schicht des psychischen Apparates, die als Mittler zwischen Individuum und Realität sowie zwischen Es und Über-Ich von Bedeutung ist."

Daß es zwischen Individuum und Realität einen „Mittler" gibt, soll wohl nicht heißen, daß „Individuum" nicht als „real" vorgestellt würde. Vielleicht aber doch? Im übrigen: wo ist die Klarheit, wenn Gefühle durch Zuschreibung von „Eigenschaften" verdinglicht werden, als könnte der Psychiater sie mit einem durchdringenden Blick erfassen; offenbar eine Folge der „Wesensschau", die den Ausdruck mit der Substanz verwechselt. Man sagt ja auch, ein Mensch habe „gute" oder „schlechte" Eigenschaften, obwohl in Wirklichkeit Wertungen gemeint sind. – Bei Apel [38] ist „denken" „im weitesten Sinne jedes bewußte Vorstellen, jeder seelische Vorgang im Unterschiede vom Fühlen, Empfinden und allen sinnlichen Funktionen. So unterschied *Descartes*," heißt es hier, „Denken im Sinne der Bewußtheit des seelischen Wesens und Ausdehnung (Körperliches). Die ältere Psychologie," lesen wir weiter, „nimmt meist eine Dreiteilung des Seelenlebens vor: Denken (im engeren Sinne), Fühlen, Wollen (so *Sulzer* und *Tetens*)."

Diese Dreiteilung ist von der Psychiatrie übernommen und mit unterschiedlicher Akzentsetzung verfeinert worden. Bei Kind [39] werden folgende „spezielle Funktionen und seelische Bereiche" unterschieden und z. T. weiter differenziert:

Bewußtsein, Orientierung, Wahrnehmung, Auffassung, Denken, Gedankengang, Gedankeninhalte, psychomotorische Äußerungen, Grundstimmung und affektive Ansprechbarkeit, mnestische Funktionen und Intelligenz. – Antrieb und Wille werden nicht eigens hervorgehoben, dafür – von der ersten Gruppe abgehoben – als besondere psychopathologische Symptome: Halluzinationen, Illusionen, Wahnideen, Persönlichkeits- und Ich-

Störungen, Zwangssymptome, Phobien (einschließlich paranoider Einstellungen) und Störungen des Trieb- und Sozialverhaltens aufgeführt.

In der Einleitung des Buches heißt es: „Die Psychiater haben im allgemeinen der Technik der Krankenuntersuchung und den verschiedenen, dazu verfügbaren Methoden wenig Aufmerksamkeit geschenkt. Daß dies sich neuerdings etwas zum Besseren zu wenden scheine, hat nach Kind 2 Gründe: „Einmal sind es Bestrebungen, den Unterricht systematischer zu gestalten, sowohl auf der Ebene der Medizinstudenten als auch jener der psychiatrischen Assistenzärzte. In diesem Zusammenhang stellt sich aber sofort die Frage nach der lehr- und lernbaren Technik der Krankenuntersuchung. Zum anderen verlangt die moderne statistische Datenverarbeitung und die Tendenz zur Erfassung großer Patientenkollektive einheitlich erhobene Befunde. Auch für diesen Zweck ist eine allgemein anwendbare Untersuchungsmethode unerläßlich. Sie kann nicht der Intuition des einzelnen überlassen bleiben."

Damit sind die Motive aufs Schärfste bezeichnet, die verständlich machen können, warum Psychiatern ganz besonders an einem dem Gegenstand ihres Interesses angemessenen System gelegen sein muß. Außerhalb eines solchen Systems könnte die Methode, die das Geforderte wirklich leistet, allenfalls in einer Autorität gefunden werden, die, wie Aristoteles dies vermochte, ein bestimmtes Denken einfach vorschreibt und die auch die Mittel hat, die Vorschrift überall durchzusetzen.

Es wäre müßig, darüber nachzudenken, ob wir uns gegenwärtig über das Fehlen dieser Autorität beklagen oder uns dazu beglückwünschen sollen: Es werden zwar allenthalben gewaltige Anstrengungen unternommen, zur gewünschten Vereinheitlichung zu gelangen, es hat sich mittlerweile aber bereits herausgestellt, daß man damit bestenfalls die Einstellung von Untersuchern, nicht hingegen dasjenige, was untersucht werden soll, in den Griff bekommt. Daß der Begriff der Geisteskrankheit auf diese Weise klarer geworden wäre, kann nicht zu Recht behauptet werden; nur das Interesse an seiner Abklärung scheint auf ähnliche Weise nachgelassen zu haben, wie seit der Einführung der Intelligenztests der Begriff des „IQ" in seiner universellen Geläufigkeit die Frage nach der Intelligenz hinreichend beantwortet zu haben scheint.

Witter [40] erreicht den gleichen Zweck einer nicht minder übersichtlichen Ordnung mit einer Einteilung, die von: Bewußtsein, Antrieb, Denken, Fühlen, Wahrnehmen und – etwas aus der Reihe tanzend – Wahn ausgeht. Die Auflistung fällt kürzer aus, weil eine andere Begriffshierarchie zugrundegelegt wird. Beispielsweise wird „Orientierung" dem Denken zugeordnet. Es wäre allerdings auch möglich, sie unter dem Begriff „Bewußtsein" abzuhandeln. Im Handbuch der Psychiatrie von Ey, Bernard und Brisset [41], werden: Bewußtsein, Orientierung, Gedächtnis, Affektivität, Antrieb („activité synthétique de base"), Psychomotorik und Wahrnehmung als repräsentativ für den gesamten Querschnitt psychischer Grundaktivität zusammengefaßt.

Lesen wir bei Witter weiter, dann folgen aus dem Begriff des Bewußtseins 2 Modalitäten möglicher Störungen: ist Bewußtsein als „biologischer Funktionszustand" (Vigilanz) betroffen, dann läßt sich die Abwandlung der „Bewußtheit" sozusagen auf einer Müdigkeitsskala ablesen. Handelt es sich dagegen um eine inhaltliche Störung, ist das „Bewußte" (Gegensatz: das Unbewußte) betroffen. „Das Bewußte sind die seelischen Inhalte, welche in der jeweiligen Psyche zu einem gegebenen Zeitpunkt mit Bewußtheit ausgestattet sind. Dieses Bewußte kann im Hinblick auf seine *formalen Eigenschaften* sowie im Hinblick auf seine *inhaltliche Ordnung* näher analysiert werden." Mit anderen Worten, diese seelischen Inhalte, die zusammen das Bewußte bilden, sollen der Intention nach einmal von innen – hinsichtlich der inhaltlichen Ordnung – und einmal von außen – hinsichtlich ihrer Form beurteilt werden.

Witter schreibt: „In formaler Hinsicht kann das Bewußte weit oder eng sein. Wenn ich mich beispielsweise auf eine mathematische Aufgabe konzentriere und in der intensiven Beschäftigung damit alles andere um mich herum gleichsam vergesse, also auch den Lärm des zufällig vorbeifahrenden Fahrzeuges überhaupt nicht mehr registriere, dann ist das Bewußte sehr eng auf ein *Kernbewußtes* eingeschränkt und das *Randbewußte* ist fast ganz ausgeschaltet. Wenn ich umgekehrt keinerlei bestimmte geistige Arbeit leiste, sondern mich gerade spielerischen Einfällen hingebe und sich ein bunter Wirbel von bilderreichen Vorstellungen entfaltet, ich dabei gleichzeitig auch noch mit einer gewissen Aufmerksamkeit die Vorfälle, die sich in meiner Umgebung ereignen, aufnehme, dann ist das Bewußte sehr weit."

In formaler Hinsicht kann das Bewußtsein demnach einem Monitor verglichen werden, der nicht nur über eine Helligkeitsabstufung verfügt, sondern auch über eine „Schärfeeinstellung" die von der variablen Größe des Anzeigefeldes abhängt. Bei diesem sicherlich sehr suggestiven Vergleich blieb lediglich die inhaltliche Seite des Bewußten unberücksichtigt. Indem Witter schreibt: „Während die vorgenannten formalen Veränderungen des Bewußten auch zur normalen Psyche gehören, finden wir Veränderungen der *inhaltlichen* Ordnung nur unter pathologischen Verhältnissen", entsteht wegen des Begriffs „Ordnung", der hier im Mittelpunkt steht, der Eindruck, daß es auch hier wieder um *formale* Gesichtspunkte geht, wenn auch unter dem Blickwinkel der „Deformierung". Dieser Eindruck wird zur Gewißheit, wenn nun Ordnung als „sinnvolle Ordnung des Erlebniszusammenhanges" näher bezeichnet wird. Es sind u. a. „logische Zusammenhänge" gemeint, die bei pathologischen Zuständen zerfallen, wenn die Gedanken durcheinandergeraten. – Was der Begriff des „Bewußten" eigentlich *beinhaltet*, wird demnach nur in der vorausgeschickten Definition („das Bewußte sind die seelischen Inhalte") gesagt. Ansonsten genügt zu wissen, daß diese in drei Dimensionen auftreten und gegebenenfalls gestört sind: Helligkeit, Weite und Ordnung.

Wird abschließend ein Blick auf die *Klinische Psychopathologie* [13] von Schneider geworfen, an den Witter sich mit gewissen Modifikationen anschließt, dann finden sich hier die Akzente noch einmal anders gesetzt. Es fällt auf, daß

Schneider von Anfang an den Systemgedanken betont („Das *System* der klinischen Psychopathologie ist zugleich das der klinischen Psychiatrie" [13a]). Dies fällt auf, weil Jaspers der phänomenologisch-deskriptiven Richtung, als deren herausragender Exponent Schneider gilt, ein Programm mit auf den Weg gegeben hat, das den Systemgedanken gerade ausschließt (s. oben). Tatsächlich verwendet Schneider den Begriff „System" an dieser Stelle anders als Japers, nämlich so, wie dieser von „Planmäßigkeit" gesprochen hat (s. oben). Was Psychopathologie systematisch macht, ist nach Schneider die Unterscheidung seelischer Abnormitäten „als abnorme Spielarten seelischen Wesens" einerseits und als „Folgen von Krankheiten (und Mißbildungen)" andererseits. Über dieses „einerseits-andererseits" entscheidet der – verständliche – Sinn.

Wyrsch [42] betont den *methodischen*, nicht theoretischen Charakter des phänomenologischen Ansatzes von Jaspers, der jeden Paradigmawechsel überstehe. Der methodische Aspekt verhinderte jedoch nicht, daß daraus eminent *theoretische* Folgerungen gezogen wurden, die auch – wie Wyrsch wohl wußte – in der forensischen Anwendung *praktisch* höchst bedeutsam geworden sind. Von diesem Ansatz, sagt Wyrsch [42a], daß es sich wohl deshalb um eine vorzugsweise deutsche Angelegenheit handle, „weil die Psychopathologie in unserem Sinne ihre Wurzeln in der Phänomenologie von Franz Brentano und von Edmund Husserl hat, und diese haben", sagt er, „deutsch geschrieben und in einer Sprache, die nicht leicht zu übersetzen ist. Darum ist auch zum guten Teil im deutschen Sprachbereich in ihrer Richtung geforscht und geschrieben worden, denn das Sprachliche ist hier von ganz anderer Bedeutung als in den Wissenschaften, die sich nur mit dem Gegenständlichen abgeben."

Die Ausführung des systematischen Gedankens bei Schneider läßt erkennen: Das System ist unvollständig und seine Ordnung ist ihm infolge der *absolut* verstandenen Maßgabe des Sinns teilweise von außen aufgezwungen. Wie steht es z. B. damit, wenn wir es mit Erlebensweisen zu tun haben, die nicht schlechthin unsinnig, sondern nur falsch sind. Sagt ein Schwachsinniger etwa, die Summe von zweimal eins sei drei, oder der Demente, der 2. Weltkrieg habe vor einem halben Jahr begonnen, dann sind das keine schlechthin „unsinnigen" Erlebensweisen. „2 + 2 = 3" ist ebensowenig als „unsinnig", wie „2 + 2 = 4" als „sinnvoll" zu bezeichnen. Das eine ist zwar richtig aber sowenig sinnvoll, wie die sinnvolle Aussage: „Ich liebe dich!" hinsichtlich ihres Inhalts „falsch" oder „richtig" ist.

Es fragt sich, wo – im Einzelfall – mit der Suche nach dem Sinn und seinem Fehlen angefangen und wo aufgehört werden soll. Sind „Unsinn" und Geisteskrankheit nach Auffassung von Schneider synonym, so muß nach der subjektiven oder objektiven Gültigkeit des Sinnkriteriums gefragt werden. Wenn für mich Chinesisch keinen Sinn macht, vielleicht macht es für Chinesen Sinn. Daß es um „objektive" Gültigkeit gehe, wird ausdrücklich versichert, objektives „Dasein" sei gemeint; jenes, welches übrigbleibe, wenn von allen subjektiven Zutaten, dem Sosein, abgesehen werde. Bloß, bleibt dann überhaupt noch etwas übrig.

„Sinn" kann nur dann logisch einwandfrei zum Klassifikationsmerkmal eines Systems gemacht werden, wenn sichergestellt, *daß* – und bekannt ist, *wie* man ihn zu beurteilen hat. Jaspers hat gesagt, die methodische Sicherheit, um die es ihm geht, beruhe darauf, daß das „Hineinversetzen" in andere immer wieder gelinge. Damit kann sich indessen nur einverstanden erklären, wer von vornherein – „faute de mieux", wie Schneider meinte – einverstanden ist. Hatte Schneider [2] die Einführung des phänomenologischen Gedankens in die Psychiatrie durch Jaspers als Wiederentdeckung des Subjekts begrüßt, so ist davon 1946 nichts mehr zu bemerken. Die Äußerlichkeit seiner Systematik und ein im Hinblick auf das Thema ungeeigneter, weil „empirisch" gedachter, Autoritätsanspruch haben es wieder vertrieben, was Conrad 1959 bedauernd, fast resignierend festgestellt hat.

Es gibt eine hochinteressante Diskussion über Subjekt und Objekt in der Nervenheilkunde [43], an der im Rahmen eines Symposiums über Hirnpathologie außer Conrad u. a. Scheller, Leonhard, Hassler und Jung teilgenommen haben. Dabei zitierte Zutt den alten Griesinger als Autorität für das Leib-Seele-Problem wie es vor ihm Schneider [2] getan hatte: „Wenn ein Engel herniederstiege und die Lösung brächte, wir würden ihn nicht verstehen." Jung stellte mit besonderer Schärfe die Frage: „Warum soll Subjekt und Objekt nicht unabhängig voneinander gedacht werden können" und er meinte, „man muß sie sogar trennen, weil die Begrenztheit unserer wissenschaftlichen Methodik dazu zwingt ... Die Hirnpathologie beschränkt sich daher zunächst auf das objektiv faßbare Substrat und gewisse Analogien zu psychischen Funktionen. Die individuellen, persönlichen Besonderheiten versuchen wir „ möglichst statistisch auszuscheiden." Zuvor hatte Scheller bemängelt, daß gestalttheoretische Prinzipien, mit denen Conrad den Subjektbegriff in die Diskussion eingeführt hat, viel zu allgemein gehalten seien, um praktisch zu nützen. „Wir können damit wohl zu Formulierungen kommen, welche die Darstellung erleichtern und auch das Verständnis der einzelnen Symptome plausibler machen, aber die sagen nichts aus darüber, wie das eine Symptom aus dem anderen hervorgeht. Ich glaube, daß wir diese Entwicklung schon im Rahmen der Goldsteinschen Aphasielehre erlebt haben. Am Schluß ist dann alles eine Störung der Figur-Hintergrundbildung und damit ist gar nichts mehr gesagt." Leonhard setzte hinzu: „Die Kritik, die seit Goldstein und Gelb vom ganzheitspsychologischen Standpunkt und von verwandten psychologischen Richtungen an der klassischen Lehre der Hirnlokalisation geübt wurde, hat doch, obwohl seitdem mehr als 20 Jahre vergangen sind, nichts an ihre Stelle setzen können, was den praktischen Erfahrungen und klinischen Erfordernissen auch nur annähernd in ähnlichem Umfang gerecht werden könnte. Wenn die Kritik, die immer wieder, oft mit recht heftigen Worten, geübt wird, wirklich durchdringen wollte, dann dürfte sie nicht irgendwelche Einzelfragen in ihrer Art deuten, sondern müßte eine Methode schaffen, die dem Verfahren der klassischen Lehre vergleichbar wäre. Sie müßte dann ähnlich wie diese – ja, wenn die Kritik berechtigt ist, noch besser – alle Fälle der praktischen Erfahrung erklären können. Davon ist bis heute keine Rede. Anhand der Ganzheitsauffassungen kann man bis jetzt in keiner Weise praktische Hirnlokalisation treiben, wie sie von der Klinik etwa der Tumordiagnostik dringend gefordert wird." Mit dem Vorwurf des hohen Allgemeinheitsgrades gestalttheoretischer Prinzipien hat Scheller einen Einwand von Jaspers aufgegriffen, wonach mit der Feststellung einer Störung der Gestaltetheit schlechthin soviel wie nichts besagt ist. „Gestaltstörung ist immer da, ist ein universaler Leistungsbegriff, so allgemein, wie Intelligenz oder richtiges Denken. Beschreibung der Gestaltveränderungen der psychischen Gebilde ist eine gute Methode: Ableitung aus der Gestaltbildung als Grundfunktion nichtssagend, weil zu allgemein." Dies steht und ist nachzulesen ausgerechnet in der *Allgemeinen Psychopathologie* [8d] – Conrad erwiderte

Scheller, daß es ihm kein Einwand zu sein scheine, allgemeine Prinzipien einzuführen. „Das Allgemeine muß nur richtig sein. ... Wenn Scheller die Prinzipien der Gestaltbildung und der Entstaltung, der Entdifferenzierung und Desintegrierung ‚zu allgemein' und deshalb nutzlos findet, so möchte ich gern wissen, ob er die ... speziellen Prinzipien der klassischen Lehre diesen allgemeinen vorzieht. Meines Erachtens lassen sich aus richtigen allgemeinen Prinzipien leichter richtige spezielle ableiten, als aus falschen speziellen Prinzipien richtige allgemeine." – Viel näher am Thema, weil jenseits aller theoretischen Subjekt-Objekt-Meinungsverschiedenheiten den Standpunkt des Patienten einnehmend, äußerte sich Hassler. Er begrüßte ausdrücklich die neuen Vorstellungen und unternahm von lokalisatorischer Seite den Versuch der somatischen Erklärung gnostischer Phänomene am Beispiel des Sehens und der optischen Bahnen. Er sagte: „Das Wort Gestaltauffassung verwende ich, um den Bedeutungsgehalt eines Sehdinges im Gegensatz zu seinen Einzelheiten zu bezeichnen. Für den Organismus hat ein Gegenstand oder ein Ereignis hauptsächlich insofern Interesse, als er handelnd darauf reagieren muß. Dazu ist die Auffassung der Einzelheiten nicht unbedingt erforderlich, sondern nur die Auffassung der Bedeutung."

Auf weitere Argumente von Conrad soll zusammenfassend eingegangen werden. In seinem Schlußwort thematisierte v. Hattingberg sodann die Subjektivität der Diskutanten, bei denen er eine „normale Integrationsschwäche des Forschers" diagnostizierte, den jeweils anderen Standpunkt in gleicher Schärfe wie den eigenen zu vergegenwärtigen: „Bemerkenswert ist dabei , daß die Physiologen und Anatomen durch diese Schwierigkeit viel weniger gestört sind, als die Psychologen. Die ersteren sind sich bewußt, daß ihre Hypothesen zeitgebunden sind. Sie sind daher unbesorgter und mit den Begriffen leichtsinniger. Denn, was Bestand hat, sind ihre Kurven und Bilder. Für den Psychologen aber sind die Begriffe das wichtigste methodische Rüstzeug."

Wie ging es weiter? Geht es weiter? Gehen wir zunächst noch einmal zurück. Daß es psychische Grundfunktionen wie „Antrieb", „Fühlen" und „Denken" wirklich gebe, wird auf dem Boden der Praxis vernünftigerweise niemand bestreiten, auch wenn es sich dabei um Abstraktionen handeln sollte, denn deren „Wirklichkeit" ist phänomenologisch sichergestellt. Die systematische Bedeutung der genannten Begriffe für die Psychopathologie steht ebenfalls außer Frage. Wir werden im hirnpathologischen Zusammenhang außerhalb jeglicher methodischer Zweifel darauf hingewiesen, wenn an die reichhaltig vorliegende und eingehend studierte Kasuistik gedacht wird, die sich hinsichtlich des Problems der *Aphasie, Agnosie* und *Apraxie* [44] seit langem ergeben hat und um die es in der vorstehend auszugsweise wiedergegebenen Diskussion so herausragender Forscher gegangen ist. Die Frage ist also, wie die genannten Begriffe in der Psychopathologie auf *systematische* Weise zu verwenden seien.

Eines steht im Hinblick auf die Ausführungen des vorangegangenen Kapitels jedenfalls fest: Sie sind nicht so zu verwenden, als gehe es bei den Grundfunktionen um unabhängig voneinander bestehende Substanzen, Kräfte oder sonstige bestimmten Hirnarealen zuzuordnende psychische Gegebenheiten und deren „Zusammenspiel". Ihr Zusammen ist von Anfang an aus ihrer Entwicklung heraus gegeben. Es handelt sich immer nur um Aspekte ein und derselben „Sache", die wir als Subjekt hervorrufen, wenn sie für unsere Betrachtung praktisch sind. In diesem Sinne führte Conrad [44a] aus: „Besonders wichtig scheint uns dabei, daß wir endgültig brechen mit der Vorstellung eines Subjektes, das mit Hilfe seiner ‚Grundfunktionen' des Wahrnehmens, Denkens, Fühlens und Wollens ... die objektive Welt als einen primär unabhängigen Tatbestand begreift ..."

Bei dem Phänomen, das uns interessiert, ist „Sache" nicht mit „Substanz" unter Substanzen, sondern mit „Funktion" und „Organisationsform" (Struktur) zu übersetzen. Es geht nicht um Isolation, sondern um Gemeinsamkeit und Einheit. So, wie es in sich kein Denken ohne Fühlen gibt (Aylwin), so gibt es auch kein Fühlen ohne Antrieb. Und „Antrieb" – Eys „activité synthétique de base" – kommt sonst nirgends vor als in solchen Erscheinungsformen, die er – in voller Wortbedeutung – *ist;* Antrieb darf auf diese Weise nicht als „Kraft" oder „Energie" mißverstanden werden, sondern muß als Denken, Fühlen usw. begriffen werden. Das heißt nicht, daß es – vom Standpunkt des Untersuchers aus – nicht zweckmäßig sein könnte, bestimmte Erscheinungsformen hervorzurufen, um sich und anderen einen psychischen Befund als komplexes Phänomen mit ihrer Hilfe zu vergegenwärtigen.

Conrad [44aa] hat früher schon auf Wernicke hingewiesen und von diesem „großen Begründer der klassischen Lehre" gesagt, daß er „von Beobachtungen an Aphasikern ausgehend zu einem großartigen Entwurf einer Lehre der Geisteskrankheiten überhaupt" vorgestoßen sei (s. oben) „damit aufzeigend, daß hier innigste Zusammenhänge bestehen und von der Aufhellung dieses einen Punktes aus ein Licht auf fast alle psychopathologischen Phänomene geworfen werden kann". Er fügte allerdings hinzu: „Aber dieser Entwurf erscheint nun veraltet". Veraltet ist die Idee des Reflexbogens, auf die sie – speziell in der Form des Aphasieschemas von Lichtheim mit akustischem und motorischem Sprachzentrum, Hirnrinde und zugehörigen Leitungsbahnen – aufbaut, wobei insgesamt 7 Aphasieformen unterschieden werden.

In der Diskussion von 1948 sah Conrad das Ungenügen dieses Schemas darin, daß es „bewußt auf die Eliminierung des Subjekts" ziele. Die „höchsten psychischen Leistungen (Sprechen, Wahrnehmen, Handeln)" würden darin „als ‚zentripetale' und ‚zentrifugale' Vorgänge dargestellt", in denen ein Subjekt keinen Platz hat. „Dieser Versuch einer subjektlosen Naturwissenschaft ist heute aufgegeben, seitdem sogar die Physik anerkennt, daß der Messende (Subjekt) und das zu Messende (Objekt) in einer untrennbaren Abhängigkeitsbeziehung stehen, von der nur unter gewissen Voraussetzungen abgesehen werden darf. Von der Gestalttheorie und der Umweltlehre in der Biologie bis in die moderne Physik vollzieht sich ganz konvergierend derselbe Prozeß, den v. Weizsäcker treffend die *Einführung des Subjekts* in die Naturwissenschaft genannt hat und dem er in seiner Konzeption des *Gestaltkreises* klaren Ausdruck verschafft hat. Die Umwelt bildet sich bei der Wahrnehmung im Subjekt nicht einfach in einem ‚zentripetalen' Geschehensverlauf ab, vielmehr schafft in einem fortwährenden Gestaltungsprozeß das Subjekt sich jeweils immer seine Reize, auf die es dann reagiert. Ebenso ist auch die Bewegung ... nicht allein durch einen zentrifugalen Vorgang *kausal*, sondern als das Resultat eines erlebten Zieles, also *final*, d. h. auch wieder nur als Gestaltung durch das Subjekt erklärbar. Subjekt und Objekt sind voneinander nicht lösbar ... ihre Beziehung ist diejenige eines Funktionskreises, der nirgends eine Nahtstelle hat." Und in seiner Entgegnung an Jung: „Das Erkennen ist nicht ein zentripetaler Vorgang, bei dem eine objektiv gegebene Welt einfach abgebildet wird; das

Bewegen ist nicht ein zentrifugaler, nur kausal erklärbarer Vorgang, in dem objektive Gegenstände bewegt werden: Beide können ohne die subjektiven Begriffe der Gestalt und des Zieles niemals verstanden werden. Deshalb können auch hirnpathologische Störungen des Erkennens oder Bewegens nicht verstanden werden, solange man bewußt das Subjekt eliminieren will. Wir kommen um die Frage nach der ‚Umwelt' des Hirngeschädigten nicht herum, auch nicht um die Frage: Wie erlebt der Aphasische Sprache? Der Alektische Schrift? Der Agnostische die gegenständliche Welt? Ebenso auch nicht um die entsprechende Vorfrage nach den Erlebnisweisen des Normalen."

Durch Hirnläsionen kommt es, wie Conrad detailliert erläutert, zur Desintegrierung und Entdifferenzierung dieses „Subjekt-Objekt-Verhältnisses". Conrad benutzt im Anschluß an Heads Begriffe der „epikritischen und protopathischen Sensibilität" (s. unten) für die hirnpathologische Deformierung des Gestaltkreises den Ausdruck „Protopathie". Indem Integrierung das Subjekt an die Umwelt bindet, Differenzierung es davon abhebt, muß, wie Conrad ausführt, jede Hirnläsion in der Protopathie „einerseits zu einer Steigerung dieser Bindung (Entdifferenzierung) und zugleich zu einer Minderung dieser Bindung (Desintegrierung) führen." Für die Gleichzeitigkeit dieser beiden, anscheinend entgegengerichteten Wandlungsformen, deren kasuistische Verdeutlichung bei Conrad nachzulesen ist, gibt es eine Entsprechung beim Gesunden. Ihr entspricht es, daß „der Normale" im Zusammenfügen von Teilen zu einem Gebilde „zugleich auch wieder die *Trennung* des Zusammengefügten zu vollziehen" vermag. „Beides ist irgendwie gleichzeitig da" [44b].

In dieser eigentümlichen Antinomie sieht Conrad das eigentliche Problem des Gestaltkreises. Hier liegt wohl auch das Problem bei seiner Übertragung auf die Theorie der Psychopathologie und bei seiner praktischen Anwendung in der Psychiatrie. Damit öffnet sich uns jetzt ein ganz neues Problemfeld. Wird dieses Problemfeld betreten, was Psychiater und andere empirische Forscher im Hinblick auf ihre „normale Integrationsschwäche" (v. Hattingberg) – sicher nicht ohne Not tun, dann wird der – vielen fürchterliche – Begriff des „Transzendentalen", dem nichtsdestoweniger keiner entrinnen kann, unvermeidlich. Hier stellt sich die historisch interessante Frage: Wie gut kannte Conrad Kant?

Die Frage ist gewiß nicht leicht zu beantworten. Conrad war kein Philosoph. Er war der geborene Psychopathologe, hervorgegangen aus der Schule von Kretschmer und geprägt von Erfahrungen aus der Untersuchung einer außerordentlich großen Zahl von Hirnverletzten, über die er in seinen „Strukturanalysen hirnpathologischer Fälle" [45] im vollen phänomenologischen Sinn berichtet hat. Was Kant betrifft, ging er in seinem Sammelreferat über „Ganzheitspsychologie" [46] ausführlich auf deren Ideengeschichte ein, wobei er als Gewährsmänner Volkelt und Krueger nannte.

> Durch die deutsche Mystik ist die Weltbetrachtung von Leibnitz wesentlich bestimmt mit ihrer Auflösung des Atombegriffs ins Dynamische und Genetische, mit ihrem Kampf gegen den dogmatischen Rationalismus der Cartesianer und gleichzeitig gegen den Sensualismus der britischen Erfahrungsphilosophen. Leibniz hat wieder Herder zu seinen Gedanken über Entwicklung und Totalität, sonderlich des gefühlsartigen Erlebens angeregt. Auch Kants Leitgedanke von der Synthesis, seine Lehre vom schöpferischen Tun des Subjekts bei der Sinneswahrnehmung, wie beim künstlerischen und sittlichen Verhalten gründen sich auf eine vertiefte Einsicht in die ganzheitliche Natur und in die gestaltenden Kräfte, nicht nur des Verstandes. Auch seine Überwin-

dung der Abbildtheorie des Erkennens, jener naiv-dogmatischen Auffassung vom seelischen Geschehen, als handele es sich hierbei in der Hauptsache um ein Abbilden einer fertig gegebenen Welt, mehr oder weniger deutlich nach Maßgabe der in dieser enthaltenen Gegenstände und ihrer objektiven Teile, gründe auf den genannten Einsichten.

Conrad beschreibt hier unter Verweis auf Krueger völlig zutreffend die bahnbrechende Wendung in Kants erkenntniskritischer Theorie, die das Subjekt im „Phänomen" mit dem Objekt verbindet, scheint sich selbst aber nicht näher mit dem eigentlichen Gehalt des transzendentalen Gedankens auseinandersetzen zu wollen, jedenfalls spricht er bei der Erörterung seiner Einsicht, daß Geisteskrankheit den „Überstieg" ausschließe, womit der freie Wechsel im System von Figur und Hintergrund des Erlebens gemeint ist, so von der „kopernikanischen Wendung", daß bei voller Kenntnis der Tragweite des von Kant geprägten Begriffs ein kommentierender Hinweis an dieser Stelle wohl unvermeidlich gewesen wäre.

Statt dessen begnügte er sich damit, den Solipsismus als „ptolemäische" Einstellung zu kennzeichnen, aus welcher der Gesunde „in einem inneren Einstellungswechsel" jederzeit in eine andere Einstellung übergehen könne, die es ihm gestattet, sich aus der „Welt der anderen" zu betrachten, „ähnlich wie Kopernikus dies bezüglich des Makrokosmos gelehrt hatte. Wir bezeichnen deshalb diese Haltung als die „kopernikanische" und sprechen von der „kopernikanischen Wendung", wenn wir diesen „Überstieg" in die Welt der anderen meinen." Es folgt im unmittelbaren Anschluß an das Zitat des Gedankens auf das Phänomen des Beziehungswahns. Psychopathologisch fruchtbar wurde dieser Gedanke des gestörten Einstellungswechsels in Conrads Buch *Die beginnende Schizophrenie*. Hier erscheint der philosophische Begriff des „Solipsismus" im psychopathologischen Gewand des „Autismus" aber ohne den Bezug auf den transzendentalen Gehalt des erkenntniskritischen Konzepts.

Um den gestörten Einstellungswechsel geht es aber auch bereits beim Aphasieproblem. Vor Conrad waren Goldstein/Gelb und – im Anschluß an Jackson und Head damit konfrontiert, worüber Cassirer [11j] unter der Überschrift „Zur Pathologie des Symbolbewußtseins" (s. oben S. 41ff. berichtet hat. Dieser Autor verfügte nicht nur über gründliche Literaturkenntnis, er stand auch in direktem persönlichem Kontakt zu Goldstein, Gelb und anderen psychopathologischen Forschern und benutzte die ihm von diesen gebotene Gelegenheit, selbst Patienten zu untersuchen. („Goldstein habe ich vor allem auch an dieser Stelle dafür zu danken, daß er mir eine große Zahl der Krankheitsfälle ... wiederholt demonstriert, und daß er mir hierdurch ihr genaueres Verständnis erst eigentlich erschlossen hat" [11k].)

Der medizinische Keim des ganzen Gedankens findet sich bei Jackson, „dessen Untersuchungen sich über die drei Jahrzehnte von 1860–1890 erstrecken". Er war „ein glänzender, klinischer Beobachter, dem die Tatsachen heilig waren" und „ein philosophischer Geist, der sich nicht mit der Feststellung der Tatsachen zufrieden gab, sondern nach allgemeinen Gesetzmäßigkeiten in der Fülle der Erscheinungen suchte" (Sittig; [14d]).

60

Jackson unterschied bei seinen Aphasiestudien mehrere Sprachebenen. Die willkürlichste, höchste Form der Sprache ist die intellektuelle, die der motorisch Aphasische verloren hat, während eine tiefere Stufe der Sprache bei ihm erhalten sein kann, die emotionelle Sprache. Die am wenigsten willkürliche, am meisten automatische Stufe der Sprache ist das Sprachverständnis. Die emotionelle Sprache dient lediglich der Kundgebung innerer Zustände, in der anderen werden Sachverhalte objektiv. Nur den Äußerungen der „oberen" Sprache kommt eigentlicher Satzwert zu (,propositional value'). „Nur an der Art, wie ein Wort gebraucht wird, läßt sich sein Satzwert ermessen. ... Bei einem Aphasischen kann das Wort „Nein" erhalten sein – aber er ist vielleicht nur noch imstande, es emotional zu verwenden, während er es nicht mehr im Sinne eines Urteils oder Satzes gebraucht." Beim Verlust der Sprache gehen nicht die Wörter verloren, gestört ist vielmehr die daraus in der Einheit des Satzes gebildete Sinngestalt, deren Bedeutung für den Aufbau der Wahrnehmungswelt und das logische Denken gleicherweise, den wesentlichen Gehalt der neuen Erkenntnis ausmacht.

Wie Cassirer unter Bezug auf Head mitteilt, rückte Jackson auch bereits die aphasischen Störungen „ganz nahe an bestimmte Störungen des optischen und taktilen *Erkennens* heran" und beschrieb sie „unter dem gemeinsamen Titel ,imperception'" – „Was Jackson als Fähigkeit der ,Aussage', was er als „satzgemäßen" Gebrauch von Worten bezeichnet hatte, das bezeichnet Head als die Fähigkeit des *symbolischen* Ausdrucks und der symbolischen Formulierung", beschränkt dies aber nicht auf die Sprache, sondern dehnt es auf das gesamte Gebiet des Handelns aus. Head hebt also den *Symbolbegriff* im Zusammenhang mit dem Aphasieproblem explizit heraus [47 und 47a].

Die geistige Parallele zu diesen bahnbrechenden Gedanken von Jackson und Head sieht Cassirer [111] bei Humboldt. Auch hier wird „die Vorstellungsart, als sei Sprache nur dazu bestimmt, die schon an sich wahrgenommenen Gegenstände im Laute zu bezeichnen, nirgends bestätigt. ... Der Mensch *denkt* und *begreift* die Welt nicht nur durch das Medium der Sprache; sondern schon die Art, wie er sie anschaulich *sieht* und wie er in dieser Anschauung *lebt*, ist durch eben dies Medium bedingt." Conrad sprach darüber, wie wir gesehen haben, in Unkenntnis der Ausführungen Cassirers aus dem Jahre 1929, indem er an den Gestaltkreis v. Weizsäckers anknüpfte.

Wird an die denkwürdige Diskussion von 1948 gedacht, dann scheint es, daß Cassirer [111] offenbar zu optimistisch geurteilt hat, als er meinte: „Die Frage nach dem Zusammenhang zwischen der Gestaltung der Sprache und der Struktur der Wahrnehmungswelt ist in der eigentlichen Sprach*psychologie* erst relativ spät gestellt worden; aber sie mußte sich von Anfang an der *Sprachpathologie* aufdrängen." Die aufdrängende Wirkung, die er verkündet hat, war auch lange nach ihm noch durchaus selektiv, auf wenige beschränkt; generell und weithin stieß der Gedanke auf so großes Unverständnis, daß sogar verlangt wurde, er habe seine Gültigkeit an seiner hirnlokalisatorischen Kraft zu beweisen.

Es wurde weithin in der Psychopathologie nicht zur Kenntnis genommen, „daß der eigentliche innere Konnex zwischen der Sprachwelt einerseits, der Wahrnehmungs- und Anschauungswelt andererseits, sich erst dann in voller Deutlichkeit

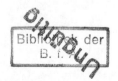
Bibliothek der
B. i.

erfassen läßt, wenn," wie Cassirer ausgeführt hat, „das Band, das beide miteinander verknüpft, sich auf Grund besonderer Bedingungen zu lockern beginnt".

Erst in dieser Lockerung tritt der Bestand, der von ihr betroffen wird, in seinem eigentlichen Sinn und in seiner positiven Bedeutung hervor. Es zeigt sich in ihr, wieviel die Welt der ‚Perzeption', die man zunächst als ein Datum der Sinne hinzunehmen pflegt, dem geistigen Medium der Sprache verdankt, wie jede Hemmung oder Erschwerung des geistigen Vermittlungsprozesses, der sich in der Sprache vollzieht, auch die ‚unmittelbare' Beschaffenheit und den unmittelbaren ‚Charakter' der Wahrnehmung selber trifft und verändert. In dieser Hinsicht konnte die Beobachtung und die genaue Beschreibung der pathologischen Fälle direkt in den Dienst der phänomenologischen Analyse treten. Der Scheidekunst des Gedankens begegnet hier gewissermaßen eine Scheidekunst der Natur: die Momente, die im normalen Bewußtsein nur in nächster Vereinigung ... gegeben sind, beginnen in der Krankheit sozusagen auseinanderzutreten und sich in ihrer unterschiedlichen Bedeutung gegeneinander abzusetzen. Und damit erweist sich erst ganz, wie sehr nicht nur unser Denken der Welt, sondern wie schon die anschauliche Gestalt, in welcher für uns die Wirklichkeit ‚vorhanden' ist, unter dem Gesetz und unter der Herrschaft der *symbolischen Formung* steht [11m].

Cassirer erkennt den eigentlichen Grund der Schwierigkeit, mit der viel später Conrad zu kämpfen hatte, in der „typisch symbolblinden Grundeinstellung" der vorherrschenden sensualistischen Elementenpsychologie, die keinen anderen Weg kennt, als die Bedeutung der Sprachfunktion „in ein Aggregat sinnlicher *Bilder*' aufzulösen und Sprache aus deren „kombinatorischer Zusammenfassung" zu erklären.

„Wernicke hat in seiner Schrift über den aphasischen Symptomenkomplex (1874) und in seinem ‚Lehrbuch der Gehirnkrankheiten' ein eigenes Zentrum für ‚Klangbilder' angenommen, das er in der ersten Schläfenwindung lokalisierte, ein anderes für die ‚Bewegungsbilder', die für die richtige Artikulation der Sprachlaute maßgebend sein sollten, dessen Sitz er in die dritte Stirnwindung verlegte; neben beiden sollte dann noch ein eigenes ‚Begriffszentrum' bestehen, dem die Vermittlung und Verbindung zwischen ihnen zufiel. Später sind diese Schemata noch wesentlich erweitert und differenziert worden: jeder neue Fortschritt der klinischen Erfahrung brachte ein neues, mehr und mehr kompliziertes ‚Diagramm'. Mit dem Begriff der ‚Impression', wie er etwa bei Berkeley und Hume definiert ist, wurde hier sozusagen voller anatomisch-physiologischer Ernst gemacht. Jede Zelle im Gehirn oder jede Gesamtheit von Zellen dachte man mit einer besonderen, durch Erfahrung erworbenen Fähigkeit begabt, bestimmte Eindrücke zu empfangen und zu bewahren, um sodann die so aufgespeicherten Bilder des Gesichtssinnes, des Gehör- oder Tastsinnes mit den neu zufließenden sinnlichen Inhalten zu vergleichen. ... Betrachtet man diese ganze Entwicklung nur nach ihrer *methodischen* Seite," fährt Cassirer fort, „so tritt in ihr eine merkwürdige und sogleich höchst lehrreiche Anomalie hervor. Denn alle die Forscher, die diesen Weg gegangen sind, waren ohne Zweifel überzeugte ‚Empiristen': sie glaubten ... ausschließlich den Tatsachen selbst zu folgen und sich all ihre Folgerungen lediglich durch die unmittelbare Beobachtung vorschreiben zu lassen. Aber wieder einmal zeigt sich hier in aller Deutlichkeit die Kluft, die zwischen ‚Empirismus' und ‚Empirie' besteht. Denn weit entfernt, daß man auf diesem Wege zu einer reinen ‚Deskription' der Phänomene gelangte, wurden diese jetzt von vornherein unter bestimmte theoretische Vor-Annahmen und Vorurteile gerückt und ihnen gemäß gedeutet. Head erhebt gegen die Schule der *Diagram Makers*, wie er sie nennt, geradezu den Vorwurf, daß sie auf rein spekulativem Grunde gebaut habe, daß sie, statt die Fakta unbefangen zu beschreiben, sich durch gewisse allgemeine und ‚apriorische' Betrachtungen habe leiten lassen. Eben dieser Tendenz gegenüber weist er auf Jackson zurück, der zuerst mit dieser Methode gebrochen und eine streng phänomenologische Betrachtungsweise des Krankheitsbildes der Aphasie, gefordert und durchgeführt habe."

In Frankreich war es Marie [48], der die Sprache als „einheitliches Ganzes" erfaßte und mit dem einheitlichen Ganzen der Intelligenz als Ursprung in Zusammenhang brachte, wobei er nicht versäumte zu bemerken, daß die Aphasie keine Demenz ist. Die Aphasischen sind, „trotz der intellektuellen Mängel, die sie darbieten, keine Geisteskranken. Denn nicht die Intelligenz als *Ganzes* sondern nur eine gewisse *Seite* ist gestört", womit, wie Cassirer [11n] bemerkte, die Erklärung „freilich in eine bloße Tautologie" ausläuft, da die nähere Spezifizierung dieses Gedankens fehlt.

Unter Einbezug detailliert diskutierter Störungen (z. B. der Farbennamenamnesie von Goldstein/Gelb) auch apraktisch-agnostischer Art kommt Cassirer – wie nach und völlig unabhängig von ihm Conrad – zur Deutung des vom dementiellen Leistungsausfall unterschiedenen Charakters des Krankheitsbildes als einer Störung des abstrakt-konkreten Einstellungswechsels auf einer epikritisch-protopathischen Achse.

„Viele Kranke, die nicht imstande sind, selbsttätig einen Plan ihres Zimmers zu entwerfen, vermögen sich doch noch auf einem solchen relativ gut zu orientieren, wenn man ihnen das Grundschema fertig darbietet. ... Die eigentlich schwierige Leistung besteht also im Anfang und Ansatz des Verfahrens, in der spontanen Wahl der Koordinatenebene und des Koordinatenmittelpunkts. Denn eben diese Wahl schließt unverkennbar einen konstruktiven Akt und sozusagen eine konstruktive Tat in sich. ... Demgemäß geraten auch solche Kranke, die bestimmte Bewegungen völlig richtig *auszuführen* vermögen, nicht selten in Verwirrung, wenn man von ihnen eine *Beschreibung* dieser Bewegungen, also die Angabe ihrer Unterschiede in allgemeinen sprachlich fixierten Begriffen, verlangt. Der richtige sprachliche Gebrauch des ‚Oben' und ‚Unten', des ‚Rechts' und ‚Links' ist bei vielen Aphasischen schwer gestört. ... Allgemein zeigen die pathologischen Störungen des Raumsinnes bei Aphasischen sehr deutlich, wo die Grenze zwischen dem ‚konkreten' Raum, der für den richtigen Vollzug bestimmter, auf einen konkreten Zweck bezogener Handlungen ausreicht, und dem ‚abstrakten', dem rein-schematischen Raum liegt. In schweren Fällen von Aphasie – insbesondere in derjenigen klinischen Form, die Head als ‚semantische Aphasie' bezeichnet hat – scheint es freilich auch zu einer Störung der konkreten Orientierung zu kommen. ... Einer dieser Kranken ... hatte jedes Verständnis für Richtungs- und Winkelgrößen verloren. Legte man auf den Tisch, vor dem er saß, irgendeinen Gegenstand vor ihn hin, so war es ihm nicht möglich, einen anderen in einigem Abstand derart daneben zu legen, daß er parallel zu dem ersten gerichtet war. Nur wenn beide Objekte sich unmittelbar *berühren* durften, gelang ihm die Lösung der Aufgabe: er vermochte die Gegenstände gewissermaßen aneinander zu kleben, nicht aber Richtungen im Raume als solche zu erkennen und festzuhalten. ... Hier drängt sich, wie man sieht, der Pathologie eine Unterscheidung auf, die die empirische Psychologie lange verkannt und bestritten hat ...: sie sieht sich genötigt – um es in den Kantischen Begriffen auszudrücken – zwischen dem Bild als einem ‚Produkt des empirischen Vermögens der produktiven Einbildungskraft' und dem *Schema* sinnlicher Begriffe als einem ‚Monogramm der reinen Einbildungskraft a priori' zu scheiden" (vgl. S. 42).

Cassirer [11o] fährt fort: „Aber schon Kant hat dieses ‚Vermögen' des Schematismus nicht auf die räumliche Anschauung beschränkt, sondern es vor allem auf den Begriff der *Zahl* und den der *Zeit* bezogen. Der Kranke van Woerkoms [49] zeigte die gleiche charakteristische Störung wie in der Auffassung räumlicher Verhältnisse auch in der Form seiner Zeitanschauung und in dem Verhalten, das er gegenüber bestimmten numerischen Aufgaben an den Tag legte. So konnte er z. B. im sogenannten ‚Reihensprechen' zwar die Tage der Woche und die Monate des Jahres aufsagen; aber er war nicht imstande, wenn man ihm einen Wochentag oder einen Monatsnamen nannte, den Namen des *vorhergehenden* oder *folgenden* Tages oder Monats richtig zu bezeichnen. – Und ebenso mißlang ihm der Versuch, eine konkrete Menge von Dingen zu zählen, wenngleich er die Reihenfolge der Zahlworte richtig beherrschte. Statt von einem Glied der Menge zum anderen fortzugehen, griff er häufig auf ein früheres, bereits gezähltes, zurück; auch hatte er, wenn er beim Abzählen einer Menge bei einem bestimmten Zahlwort, etwa bei dem Worte ‚Drei' angelangt war, keine Vorstellung davon, daß er in diesem Worte eine Bezeichnung für die ‚Größe' der Menge ... besitze. ... Um sich den gemeinsamen Grundzug, der alle diese klinischen Einzelbeobachtungen miteinander verbindet, näher zu bringen, muß man theoretisch auf die allgemeinen *Bedingungen* des Prozesses des Zählens (s. oben) und Rechnens zurückgehen ... Beim ‚Zählen' einer konkreten Menge wird auf der einen Seite ein Akt der ‚Diskretion', auf der anderen Seite ein Akt der ‚Zuordnung' erfordert – die einzelnen Elemente der Menge müssen scharf auseinandergehalten und in dieser Auseinanderhaltung den Gliedern der ‚natürlichen Zahlenreihe' eindeutig zugeordnet werden".

Auch hier ist wieder die völlige Unabhängigkeit zu betonen, mit der Conrad 20 Jahre später ganz ähnlich das Problem der Antinomie herausgestellt hat, als er bemerkte, daß durch die Hirnläsion „Bindung" gleichzeitig vermehrt und vermindert werde. Cassirer fährt fort, indem er unter Bezug auf Frege die grundlegende Rolle der Sprache bei dieser Leistung hervorhebt. „Sobald die Kraft der Sprache erlahmt ... verwischen sich auch die scharfen Unterschiede in der Auffassung der Menge selbst: ihre einzelnen Glieder setzen sich nicht mehr klar gegeneinander ab, sondern beginnen, ineinander zu verschwimmen. Und mit diesem Mangel der Unterscheidung ist ein analoger Mangel in dem scheinbar entgegengesetzten, in Wahrheit aber korrelativen Akt der Einheitsbildung verknüpft" [11p]. Zusammenfassend heißt es: „Dasselbe Abgleiten, dasselbe Unvermögen, eine bestimmte Weise der ‚Sicht' für sich festzuhalten und sich andererseits zwischen verschiedenen Arten der Sicht nach freier Wahl zu entscheiden, erscheint auch als der *prinzipielle* Grundmangel, auf dem die einzelnen pathologischen Abweichungen in der Raum- und Zeitanschauung der Aphasischen, sowie in ihrer Zahlvorstellung beruhen, und von dem aus sie sich einheitlich begreifen lassen" ([11g]; vgl. unten S. 134).

So summarisch der Überblick ist, den wir uns vorstehend dank der gründlichen Vorarbeit durch Cassirer verschafft haben, sind wir erst jetzt in der Lage, richtig die Schwierigkeit zu verstehen, auf die Conrad – wie vor ihm geistesverwandte andere Forscher – gestoßen ist, als er daran ging bei der Deutung und Mitteilung seiner Untersuchungsergebnisse alte Denkgewohnheiten in Frage zu stellen. Es besteht kein Zweifel, daß er recht hatte, das Ungenügen der bisherigen Vorstellungen aufzuzeigen und nachzuweisen, wo sich die Psychiatrie als Wissenschaft isolierte, indem sie sich, wie er pointiert sagte, „schmollend auf die Plüschsessel" eines vergangenen Jahrhunderts zurückzog und nicht sah, daß die aus Anhänglichkeit an eine empiristische Illusion verteidigte Trennung von Subjekt und Objekt auf kürzestem Weg in einer Aporie endet: bei der alten dualistischen Substanzenlehre und ihrem „Männchen im Mann".

Conrad befand sich auf dem richtigen Weg, ihn zu Ende zu gehen, wäre ohne seine Vorarbeit sicher nicht möglich. Rückblickend erkennen wir in der Unüberwindlichkeit jener geistigen Sperre, gegen die er mit seiner Forderung einer subjektiv-objektiven *Einheit* stieß, eine nahezu zwangsläufige Folge des Umstandes, daß sich deren Notwendigkeit erstmals – und auf breiter Front – aus der Analyse *hirnpathologischer* Fälle ergeben hatte. Diese stellen psychopathologisch einen *Spezialfall* dar, von dem aus der für das Denken Conrads fundamentale Begriff der „Protopathie" nicht ohne weiteres auf die eigentlichen Geisteskrankheiten übertragen werden kann, um ihn für die gesuchte Systematik fruchtbar zu machen. Letzten Endes scheiterte Conrad daran, daß es bei der Suche nach wissenschaftlicher Wahrheit keinen gefährlicheren Gegner als die von Prinzhorn angeprangerte Scheinklarheit des Dualismus, die von Wittgenstein enttarnte „Grundfiktion" der Sprache, gibt: Sie triumphiert gerade dann, wenn man sie endgültig überwunden zu haben glaubt. Was es heißt zu behaupten, daß Conrad den letzten Schritt zum „transzendentalen Charakter" des Erkenntnisprinzips von Kant verpaßt habe, wird daran deutlich, daß er einerseits unter Berufung auf den Gestaltkreis v. Weizsäckers mit vollem Recht die Gleichberechtigung von Subjekt und Objekt bei der Erklärung der aphasischen und verwandten Störungen forderte, und den Hinweis auf Gehirn und Reflexbögen als Scheinerklärung entlarvte. Andererseits blieb er aber selbst der Vorstellung verhaftet, das Gehirn *mache* sozusagen das Subjekt des Gestaltkreises. Wie in diesem Fall Sprache als intersubjektive Gemeinsamkeit zu verstehen wäre, und damit das eigentliche Rätsel insgesamt, bleibt offen.

Anstatt Sprechen ist nun bei Conrad der Gestaltkreis an das Gehirn im Kopf gebunden und bei der Hirnläsion – protopathisch – gestört. Conrad ging offenbar davon aus, daß das Subjekt, dessen Repatriierung in die Psychiatrie er so nachdrücklich wie kein anderer neben ihm gefordert hat, mitsamt seinem Bewußtsein im Gehirn „lokalisiert" sei; es gibt zwar keine „Sprachzentren" mehr, aber das Gehirn insgesamt behält seine im wahrsten Sinn des Wortes zentrale Rolle nicht nur als technische Schaltstelle, sondern auch als Sitz der Seele.

Damit war das erkenntniskritische Problem, das es zu erklären galt und das Conrad mit dem Hinweis auf jene grundlegende „Antinomie" präzise lokalisiert hat, bloß zurückverlagert und damit – nahezu undurchdringlich – verschleiert. Transzendental gesehen besteht dieses „eigentliche" Problem gerade darin, mit dem *wesentlich* intersubjektiven Charakter der Sprache das Verhältnis von Subjekt und Gehirn, Subjekt und Objekt, abzuklären. Solange wir darauf warten müssen, bleiben – in der Ebbe und Flut der Meinungen – die alten dualistischen Positionen unerschüttert, so einleuchtend die Notwendigkeit eines Paradigmawechsels auch immer begründet wird und so einprägsam die dazu geschaffenen Bilder – wie das des Gestaltkreises z. B. – auch immer sein mögen.

Wie die Lösung aussehen muß, hat Cassirer gezeigt, indem er wieder und wieder den *spontanen* Charakter des Subjekts, das zwischen Einstellungen wählen kann, betonte. Auf diesem Gedanken der spontanen Aktivität des Subjekts, bei dem

„Aktivität" sowenig eine Kraft oder Energie, wie „Subjekt" eine Substanz ist, gründet die erkenntniskritische Tat von Kant, auf sie zielt sein Begriff der Transzendenz. Indem Conrad diesen Begriff nicht näher in Betracht zog, verpaßte er, wie gesagt, die endgültige Eliminierung der Substanz aus dem Bewußtsein, bleibt es bei der „psychischen Kausalität" von Jaspers und Schneider.

Der Begriff „Protopathie", von dem Conrad ausgeht, ist direkt mit der Vorstellung der Hirnläsion verbunden. So ist er auch – angefangen bei Jackson – überhaupt erst zustandegekommen: Er stammt ausschließlich aus der Untersuchung hirnpathologischer Fälle. Hier hat er sich großartig bewährt und in der Psychiatrie zu neuen, wirklich weiterführenden Erkenntnissen geführt. Der Werdegang des Begriffes wirft gleichzeitig auch ein Licht darauf, wie es zu verstehen ist, daß die richtige Vorstellung einer Deformierung des Subjekt-Objekt-Verhältnisses, das im Begriff des Gestaltkreises seinen geläufigsten Ausdruck gefunden hat, dennoch – dualistisch – zu falschen Schlußfolgerungen führen konnte. Dies war der Fall, als es darum ging, die gewonnenen Erkenntnisse für die Psychopathologie insgesamt fruchtbar zu machen. Es blieb auf diese Weise bei der Vorstellung der eigentlichen Geisteskrankheiten als Gehirnkrankheiten, wie sie Wernicke bereits seinem System zugrunde gelegt hat.

So – phänomenologisch treffend, mit bewundernswerter Kennerschaft gesehen und seltener Geduld zusammengetragen – Conrad durch seine Beschreibungen und Charakterisierungen des schizophrenen Erlebens als Trema, Apophänie, Anastrophe (die „Gefangenschaft im Ich") und Apokalypse den „Strukturwandel" erfaßt hat, hinderte ihn das doch nicht abschließend zu schreiben: „Nach meiner Überzeugung ist nur auf dem Weg der *Hirnpathologie* ein fruchtbarer Zugang zum *Wahnproblem* möglich".

Ich habe bei meinen Bemühungen um die Gestaltanalyse hirnpathologischer Störungen versucht, das Prinzip schärfer herauszuarbeiten, das dieser Art von Veränderungen höherer psychischer Leistungen zu Grunde liegt. Ich glaube, es in einer Störung der differentialen und integralen Gestaltfunktion gefunden zu haben. Der Leistungsabbau läuft über charakteristische Stufen. Am Beginn steht immer ein Phänomen, das wir als den *Verlust der Freiheitsgrade* beschrieben, bestehend in der Unmöglichkeit, jeweils das Bezugssystem beliebig zu wechseln. Der Aphasische hat etwa die Freiheit verloren, Wortbedeutungen in verschiedener Art zu erfassen, der Alektische kann sich vom Wortbild nur anmuten lassen und Worte so lesen, wie der Gesunde in Physiognomien liest, der Agnostische hat keine Freiheit beliebiger Auffassungen von Gestalten. ... Der Wahn als eine solche Unfähigkeit zu beliebigem Wechsel des Bezugssystems gehört also in diese Reihe hirnpathologischer Störungsformen, freilich auf einem wesentlich höheren ‚Niveau' (im Sinne von Jackson). Bestand dort immer noch das Problem von Werkzeug- oder Ganzheitsstörung, so ist hier die Frage im letzteren Sinne entschieden. Unsere Bemühungen um eine Phänomenologie der aphasischen Sprachstörungen hatten von Anfang an auf eine Erweiterung der Ergebnisse bis auf das Niveau der Wahnphänomene abgezielt, wie ich dies in meiner ersten programmatischen Veröffentlichung [44aa] bereits zum Ausdruck brachte [15a].

Und eine 2. Passage [15b] macht diese ebenso umständliche wie bedauerliche Rückkehr zum Reflexbogen, der allerdings auf ein ‚höheres Niveau' gehoben wird, noch deutlicher:

„Freilich ist nicht zu leugnen, daß bei gewissen (seltenen) hirnorganischen Prozessen mitunter ähnliche Mechanismen (!) beobachtet werden können (z. B. bei epileptischen oder toxischen Psychosen). Aber gerade das bestärkt uns in der Überzeugung, daß auch dem schizophrenen Erleben ein hirnbedingter Funktionswandel zu Grunde liegen muß .... Wir konnten in unserer Analyse mehrfach darauf verweisen, daß der Veränderung eine *Entdifferenzierung der Funktion* zu Grunde liegen müsse. Schon das Vordrängen der Wesenseigenschaften fanden wir allenthalben bei der Analyse des Leistungswandels Hirngeschädigter, also bei Aphasie und Alexie, der Agraphie und Agnosie, Störungen der differentialen und integralen Gestaltfunktion charakterisierten auch den amnestischen Kranken des Korsakow-Syndroms. Das Wahnerleben selbst scheint uns alle Züge des Gestaltwandels zu tragen, d. h. einen Verlust der epikritischen bei Übrigbleiben der protopathischen Leistungsformen. Auch die Verwandtschaft des apokalyptischen Erlebnis-modus mit dem Traum spricht in diesem Sinn; niemand wird zögern das Träumen als Folge einer veränderten Hirnleistung zu bezeichnen. Endlich trägt auch die Reduktion des energetischen Potentials den Charakter einer hirnorganisch bedingten Störung und ist dem stirnhirnbedingten Antriebsverlust auffällig ähnlich. – Bedenken wir schließlich, daß die Erkrankung offenbar den zentralsten Kern des Erlebens selbst angreift, der den Menschen vom Tier unterscheidet: das Ich und die reflektierende Fähigkeit des ‚Überstiegs', dann gewinnen wir daraus einen gewissen Hinweis, wo die Veränderung am Substrat zu suchen sein wird: Es muß sich um einen Funktionswandel jener Anteile der zerebralen Organisation handeln, durch die das menschliche von den höchsten Primatengehirnen sich unterscheidet, die also speziell dem Menschen eigentümlich sind. Dies ist nicht unbedingt topisch oder gar lokalisatorisch, sondern unter Umständen rein quantitativ zu verstehen. – Es scheint uns deshalb keineswegs aussichtslos, das Problem der *Krankheit Schizophrenie* auf dem Wege physiopathologischer Forschung einer Lösung näher bringen zu wollen, wenn auch die bisherigen Versuche vorläufig zu keinem greifbaren Resultat geführt haben. Das Ergebnis unserer Analyse ermutigt aber, weiter nach dem physiopathologischen Substrat des *Prozesses* zu suchen." – Damit schließt das Buch, an dessen Anfang es geheißen hat, es gelte, das Subjekt wieder in die Psychopathologie einzuführen.

Der Engel von Griesinger war herniedergestiegen, war aber in einem wesentlichen Punkt, vom erkenntnistheoretischen Standpunkt aus beurteilt gerade im wesentlichen, unverstanden geblieben: Es blieb beim Essentialismus. Zutt, Conrads alter Gegner, hat darin recht behalten. Nach wie vor geht es um das Leib-Seele-Problem. Die Zweideutigkeit in Conrads Gedanke ist bis in den vorletzten Abschnitt des Buches zu verfolgen. Noch im vorletzten Abschnitt ist die Rede von „Funktions-wandel", was alles offen läßt. Danach wird die Rückkehr zu Meynert und Wernicke dann allerdings endgültig besiegelt und eindeutig. Genau an dieser Stelle liegt auch der Unterschied zwischen Conrad und Ey. Sie unterscheiden sich darin auf bezeichnende Weise, daß in Eys „organodynamischem" Konzept konsequenter als in der „Formalanalyse" von Conrad bis zum Schluß mit dem kartesianischen Dualismus und sensualistischen Positivismus gleicherweise gebrochen wird.

Von Lamarck stammt der Satz, wonach die Funktion das Organ schaffe; Jackson hat diesen Gedanken übernommen. Ey bezieht „Funktion" nicht auf ein

„Substrat", das sie bewirkt und er macht „Dynamik" nicht von einem zugrundeliegenden „Organ" abhängig. Wenn Conrad schreibt: „Niemand wird zögern, das Träumen als Folge einer veränderten Hirnleistung zu bezeichnen", und Ey von einem Formverlust spricht, der sowohl Grundschema der Geisteskrankheiten – Neurosen und Psychosen – als auch des Schlafs (als dem Negativ des Traums) ist, dann gerät unvermittelt die letzte Strecke des gemeinsamen Weges von Conrad und Ey in unser Blickfeld. Hier gabelt sich der Weg. Bei Conrad schaltet einer das Gehirn auf „Traum" um; bei Ey kommt die *Strukturveränderung* des Schlafs – oder wenn man – dynamisch – will, der Funktionswandel, *auch* in der Organisationsform, am Organ, zum Ausdruck (der Traum ist phänomenologisch das „Positiv", der Schlaf das „Negativ"). Allem übergeordnet und aus „dem zentralen Gedanken der organisierenden Wirkung evolutiver Kräfte" abgeleitet steht der Begriff des „corps psychique", mit dem Ey so viele irritiert. Dieser Gedanke macht mit der vielbeschworenen „leib-seelischen Ganzheit" ernst und ist für Ey mit Bewußtsein und Gehirn gleichbedeutend ([29b]; s. oben, S. 37f.).

Für eine psychopathologische Systematik, um die es uns hier geht, bleibt auf diese Weise auch v. Weizsäckers Gestaltkreisgedanke, das Subjekt-Objekt-Verhältnis, das die Diskutanten von 1948 so scharf konfrontiert hat, über das Aphasieproblem hinaus unanwendbar. Die Vorstellung muß erst „evolutionistisch" im Sinne von Jackson/Lamarck und Ey befruchtet und aus der engen Bindung an den – nur als Teilaspekt in Betracht kommenden – Begriff der Protopathie gelöst werden. – Am Beispiel von Conrad wird deutlich, wie durch das Unterlassen dieses Schrittes, der erkenntnistheoretisch gesehen freilich in den Grenzbereich des Transzendentalen führt, der Blick auf andersartige – nicht protopathische – Formveränderungen verstellt und die eigentlich systematische, übergreifende Bedeutung des Funktions- und Strukturbegriffs, wie sie im Begriff der „Dissolution" von Janet und Ey (s. oben) Geisteskrankheit als reinen Mangel an Bindung definiert, verfehlt wird.

Conrad sah in der psychopathologischen Strukturveränderung durchgehend jene Antinomie verwirklicht, die er bei der Untersuchung der Hirnverletzten angetroffen hatte. Daher lag für ihn auch die Deutung der Schizophrenie als Gehirnkrankheit – und wie hinzugefügt werden muß, nur als Gehirnkrankheit – so unwiderstehlich nahe. Er erkannte nicht die Möglichkeit, die Ey ergriffen hat, darin eine Krankheit zu sehen, die *auch* am Gehirn zum Ausdruck kommt, zuvörderst aber die Organisationsform und nicht das fertiggestellte Organ betrifft.

Indem Conrad den schizophrenen Gestaltverlust – dem Beispiel der Aphasie folgend – ausdrücklich [15b] als „Entdifferenzierung" bezeichnet hat, entfällt der systematisch klassifikatorische Wert seiner Unterscheidung, weil Schizophrenie damit in dieselbe Gruppe gehört, zu der neben den psychopathologischen Folgen umschriebener Hirnläsionen auch etwa Abbauvorgänge wie bei der Demenz gehören. Offensichtlich hatte Conrad irgendwann einmal den Gedanken, formalanalytisch zu einer der Psychopathologie *immanenten* Gliederung der sie interessierenden Erscheinungen gelangen zu können, aufgegeben und war zur alten

Methode in verschiedenen Bereichen des Gehirns nach pathophysiologischen Merkmalen zu suchen, zurückgekehrt, auch wenn, wie er schrieb, „die bisherigen Versuche vorläufig zu keinem greifbaren Resultat geführt haben." Er hat hinzugefügt: „Das Ergebnis unserer Analyse ermutigt aber, weiter nach dem physiopathologischen Substrat des *Prozesses* zu suchen."

Soll der Gestaltkreisgedanke und der entsprechende des „corps psychique" für die Psychopathologie systematisch aufgeschlüsselt und fruchtbar gemacht werden, muß er evolutionistisch erklärt werden. Erst wenn die Form der Subjekt-Objekt-Einheit, die ihren entwickeltsten Stand in der Sprache erreicht hat, in ihrem *Zustandekommen* formal verstanden ist, werden auch „Deformierungen", die – angefangen beim Strukturwandel infolge Hirnläsionen, wie sie von Jackson, Head, Goldstein, Conrad u. a. untersucht worden sind, bis hin zur Schizophrenie – Geisteskrankheit kennzeichnen, in vollem Umfang verständlich. Conrad und Cassirer haben hierfür aus ganz unterschiedlicher Sicht und völlig unabhängig voneinander den Hinweis gegeben, daß es beim normalen Erleben immer um eine eigentümliche – antinomische – Gleichzeitigkeit von Bindung und Abhebung gehe, in welcher der Normale „im Zusammenfügen der Teile zu einem Gebilde, zugleich auch wieder die Trennung des Zusammengefügten zu vollziehen vermag" (s. oben S. 58); die protopathische Deformierung des Erlebens besteht in der gleichzeitigen Zunahme und Abnahme von Bindung und Abhebung.

Wir wiederholen, was Conrad gesagt hat: indem Integrierung das Subjekt an die Umwelt bindet, Differenzierung es davon abhebt, muß jede Hirnläsion „einerseits zu einer Steigerung dieser Bindung (Entdifferenzierung) und zugleich zu einer Minderung dieser Bindung (Desintegrierung) führen"; oder, was dasselbe ist: zu einer Steigerung der Abhebung (Desintegration) und – deren gleichzeitiger Verminderung (Entdifferenzierung).

Dies könnte so ausgelegt werden, als würde behauptet, alles bliebe beim alten. Das Gemeinte wird sprachlich klarer, wenn man es anders ausdrückt: die mit der Hirnläsion verbundene *Entdifferenzierung* homogenisiert das Erleben, macht es eintönig, nimmt ihm das feine Unterscheidungsvermögen; zugleich ist es (in dieser Nivellierung) aber unverbunden, d. h. durch *Desintegration* labilisiert und in seiner Einheit und Gemeinsamkeit stiftenden Bedeutung – „semantisch" nach dem Ausdruck von Head – zerfallen. Das gleichzeitig Trennen und Zusammenfügen, das im normalen Erleben ständig auf einem sehr hohen – epikritischen – Niveau vor sich geht, findet nun auf einem vorgeschalteten, in das entwickelte normalerweise implizierten, wie Jackson sagt: tieferen Leistungsniveau statt; das Erleben ist „protopathisch" geworden. Der Abstand zum früheren Zustand, der Niveauunterschied, wird Conrad zufolge am prägnantesten durch den Verlust jener „Freiheitsgrade" charakterisiert, der nach dem ständigen Motto von Ey, Psychiatrie zur „Pathologie der Freiheit" macht (s. oben). Ähnlich hat dies Cassirer bezeichnet.

Die Antinomie, von der Conrad in der Sache ähnlich wie Cassirer spricht, verliert völlig den Charakter des scheinbar Paradoxen, wenn sie, wie dies vorstehend geschehen ist, konkret als Leistungsausfall – phänomenologisch – beschrieben und erklärt wird: als Uneinheitlichkeit (Desintegration) und Eintönigkeit des deformierten Erlebens. Der „globale" Charakter der Störung, der *beide* Leistungsaspekte – Differenzierung und Integrierung – umfaßt, kennzeichnet speziell die Hirnläsion in ihrem zufällig den Weg des Kranken kreuzenden Charakter. Die komplex-umfassende Natur des Leistungsausfalls ergibt sich bei der Hirnläsion daraus, daß hier die Schädigung die Organisationsform in ihrer Tätigkeit – ohne Rücksicht auf deren individuelle Vorgeschichte und deren differenzierend-integrierende Spezifität – mit einem Schlag sozusagen und am selben Ort durchkreuzt.

Für medizinisches Denken unverständlich ist dies im Hinblick auf den umschriebenen Charakter der Läsion nur, wenn für Differenzierung und Integrierung jeweils unterschiedliche Lokalisationen im Gehirn angenommen werden, wie dies altem mechanistischem Denken in Substanzen und Substraten naheliegen mag [50]. Würde in diesem Sinne etwa Differenzierung dem Großhirn, Integrierung hingegen dem Hirnstamm zugeschrieben, dann wäre der doppelte Ausfall in der Tat unverständlich, da die Schädigung ja nur an einer einzigen Stelle des Gehirns wirkt. Im struktural-funktionalen Sinn muß dagegen gefordert werden, daß im Fall der Hirnläsion beide Leistungsaspekte stets zusammen ausfallen, weil sie an *jeder* Stelle des Gehirns repräsentiert und für Störungen anfällig sind. Dies ist der Fall, weil das Gehirn sich nicht anders als jedes andere Phänomen entwickelt: im Gleichgewicht integrierender und differenzierender Tendenzen. Eine Tendenz allein ohne die andere hätte keinen Sinn [32 aa].

Damit ist auch schon ausgesprochen, wie die evolutionistische Erläuterung des Strukturgedankens auszusehen hat: Die Entwicklung kann nicht anders, sie muß denknotwendig den Erlebenskreis, indem sie ihn in die Vielfalt der Welt hinein öffnet, gleichzeitig in immer neuen subjektiven Einheiten abschließen. Hierdurch besteht ein Gleichgewicht derart, daß – nach Conrad und Cassirer – „im Zusammenfügen zugleich auch wieder die Trennung des Zusammengefügten" vollzogen werden kann. Hierbei ist *Einheit* im Subjektbereich so gegeben, wie *Vielfalt* den Gegenstandsbereich kennzeichnet.

Eine dieser „Einheiten" des Bewußtseins, die umfassendste, die wir kennen, ist die Sprache, deren Bedeutungsgehalt denjenigen, welche die Sprache sprechen, *gemeinsam* ist. Der Bedeutungsgehalt der Sprache macht aus ihnen eine Einheit. Der Begriff des „Subjekts" der Sprache kann sich folglich nicht im „Ich im Kopf des Sprechenden" erschöpfen. Dieses Ich im Kopf des Sprechenden kann nur Teil des umfassend tätigen, einheitlichen Systems sein; soweit es selbst als abschließendes Subjekt tätig ist, garantiert es seinerseits nur die systematische Einheit des Fühlens, etwa meines Schmerzes oder meiner Angst. Zu dieser, im Sinne Jacksons niederen Form der Einheit, kehrt, wie wir gesehen haben, der Aphasische zurück, indem er sich nur noch der „emotionellen" Sprache bedienen kann, die Einheit des Satzes dagegen nicht mehr erreicht.

Zur Klarstellung sei wiederholt: das Gehirn, dessen stoffliche und formale Existenz so viel Verwirrung stiftet, ist in der umfassenden Kontinuität subjektiver Aktivität seinerseits das ausgewogene Ergebnis von Differenzierung und Integrierung, einmal in der phylogenetischen und einmal in der ontogenetischen Perspektive; es ist nicht deren erste Ursache. Wird es wie bei einem Schlaganfall oder einer Schädel-Hirn-Verletzung plötzlich geschädigt, dann wird nicht sein Prinzip entdifferenziert oder desintegriert, sondern nur – an einer bestimmten Stelle – jene differenzierend-integrierende Kontinuität unterbrochen, in der das betroffene Individuum als Teil des Systems steht.

Es war, wie gesagt, möglicherweise für die Verbreitung des Systemgedankens in der Psychopathologie ungünstig, daß dieser Gedanke sich von Hause zunächst empirisch eingestellten Forschern anfangs nur aus Beobachtungen aufgedrängt hat, denen ein besonderer Spezialfall zugrundelag; der Spezialfall, bei dem der Grund der Deformierung des Erlebens, die Noxe, nicht in der Organisationsform selbst liegt, sondern zufällig an diese herangetragen wird. Dadurch bedingt besteht das psychopathologische Ergebnis der Schädigung nicht eigentlich in einem Struktur- oder Funktionswandel, sondern vielmehr in einer globalen Niveauverschiebung – Nivellierung. Geht man hingegen auf die Störung der tätigen Organisationsform als solche zurück, dann ändert sich das Bild in mehrfacher Hinsicht und es öffnen sich nunmehr charakteristische Wege für eine systematische Verallgemeinerung der psychopathologischen Beobachtung.

Zunächst ist unter Zugrundelegung des evolutionistisch begriffenen, reinen Strukturgedankens das oben auseinandergesetzte lokalisatorische Problem auszuklammern: Die Organisationsform schlägt sich im Verlauf der Entwicklung zwar im Organ nieder, sie ist aber nicht das Organ selbst. Kommt es *vor* oder im Verlauf der Organisation zu einer Störung, handelt es sich um den Mißbildungsfall. In diesem Fall kann die Schädigung theoretisch außer zu einem globalen Niveauverlust bei mehr oder weniger erhaltenem integrierend-differenzierenden Gleichgewicht auch dazu führen, daß das Gleichgewicht nach einer Seite verschoben ist, wodurch eine Disproportion in Erscheinung tritt.

Handelt es sich dabei um eine Mißbildung der *differenzierenden* Form, die normalerweise für Trennung des Zusammengefügten, für gegenständliche „Abhebung" vom Hintergrund, zuständig ist, dann herrscht infolgedessen im Subjekt-Objekt-Verhältnis das *subjektive* Gestaltungsprinzip bedeutungsbezogener Einheitsbildung vor: Das Erleben ist in starker Bindung sozusagen agglutiniert. Ihm fehlt mit der Hierarchie begrifflicher Ordnung sozusagen die Beweglichkeit der Gliederung; es ist unökonomisch, weil entlastende Symbole – im Fall des Analphabetismus die Zeichen-/Schriftsprache – fehlen. Alles wird als solches, konkret, erlebt, sozusagen Stück für Stück; 2 „Gegenstände" mögen für andere noch so viel Gesichtspunkte gemeinsam haben, daraus wird im Erleben dieser Kranken keine „Klasse" gebildet. Diesem Erleben fehlt Abwechslung, es ist monoton und repetitiv. Im Hinblick auf die überschießende Tendenz zur Assimilation fehlt die „Abhebung" des Diskreten, die Unterscheidung der Nuance. Der Schwachsinnige taucht sozusagen nicht oder nur wenig aus dem Strom seines vorwiegend unausdrücklichen Erlebens auf. Er hebt sich nicht ab, gestaltet wenig und das Wenige auf immer gleiche Weise (vgl. S. 139ff.).

Ist hingegen die *integrierende* Form einseitig von der Mangelentwicklung betroffen, so wird – nach Conrad – zu wenig zusammengefügt. Das Erleben wird dann eine charakteristische Unverbundenheit und Unverbindlichkeit aufweisen. Es neigt zum Zerfall, Widersprüchlichen, zur Uneinheitlichkeit und Wechselhaftigkeit. Das Fehlen der Tendenz zur Einheitsbildung durch Bedeutung wird im Erlebensfeld dieser Menschen nur inkohärente, labil-schwankende Bedeutungscharaktere zulassen. Daß sich trotz der beständigen „Defokussierung", als welche sich die psychopathische „Standpunktlosigkeit" darstellt, der Eindruck des egozentrisch Subjektivistischen aufdrängt, ist im Hinblick darauf zu verstehen, daß hier das Gemeinsamkeitserleben im Gefühl gesellschaftlicher Solidarität, das im Verlauf der Entwicklung in der Sprache, in sozialen Werten usw. die normale egozentrische Einstellung des Kindes in die soziale des reifen Menschen überführt und dadurch einheitsbildend wirkt, zurückgetreten ist. Deswegen werden Psychopathen gelegentlich auch als „unreife" Menschen, unreife Menschen als „Psychopath" bezeichnet. Stutte [51] hielt den unreifen Menschen für „das gefährlichste Lebewesen der Welt"; im anglo-amerikanischen Psychopathiebegriff, der aus dem der „moral insanity" abgeleitet ist, wird dieser Sachverhalt angesprochen, wenn die Definition des Psychopathen auf die fehlende Hemmung durch Angst Bezug nimmt.

Bei systematischer Betrachtung kann ferner der Fall eintreten, daß die Tätigkeit der Organisationsform nach erfolgter Entwicklung „einseitig" wird und daß das bereits entwickelte Organ dann für die Störung sozusagen die Funktion eines Verstärkers übernimmt. Beispielsweise gibt es in der Sprachpathologie außer den globalen Störungen der Aphasischen im Rahmen von Geisteskrankheiten auch reine Zerfalls- und reine Abbauformen [14].

Hierbei ist zu beachten, daß es im Hinblick auf das stets in Betracht zu ziehende Zusammenspiel *gegenläufiger* Leistungsformen (Bindung einerseits, Abhebung andererseits) das gleiche psychopathologische Ergebnis grundsätzlich stets auf 2 Wegen erreicht werden kann: Uneinheitlichkeit kann Folge von ungenügender Integrierung sein; sie kann aber auch aufgrund eines Übermaßes an Differenzierung erfolgen. Umgekehrt kann Eintönigkeit bei einem Übermaß an Integrierung auftreten; sie kann aber auch die Folge zu geringer Differenzierung sein.

Sucht man dies nun phänomenologisch zu verdeutlichen, dann ist eine interessante Feststellung bezüglich der beiden psychopathologischen Klassen, die entstanden sind, zu treffen: Bei den „Überschußformen" (kein absoluter, nur relativer Mangel des jeweils gegenläufigen Prinzips) handelt es sich um akute und reversible, bei den defizitären Formen um längerfristige bis chronische und hinsichtlich des „negativen" Anteils am Strukturverlust (s. unten) irreversible Verläufe.

Tritt im Subjekt-Objekt-Verhältnis die gegenständliche „Abhebung" so sehr in den Vordergrund, daß die „bindende" Kraft der Bedeutung ihr nicht mehr die Waage hält, kein „Zusammenfügen" mehr stattfindet, dann sprechen wir von einem „amentiellen" Syndrom. Conrad [44ba] schreibt: „Der *amentielle* etwa sieht die Gegenstände seiner Umgebung, ohne sich gleichwohl in ihnen zurechtzufinden. Er steht ratlos inmitten der ihm (objektiv) bekannten, vertrauten Umgebung, als wäre ihm alles fremd. Was zu ihm gesprochen wird, hört er zwar und versteht es dem Wortlaut nach, aber es bleibt ihm fremd und nichtssagend, er kann es nicht ‚einordnen'. Er fragt immer wieder dasselbe und kann die erhaltene Antwort nicht ‚assimilieren', nicht dem Ganzen eingliedern, nicht ‚merken'. Er kann sich normal bewegen, aber seine Handlungen bleiben sinnlos, stückhaft, wie angefangen, aber nicht zu Ende geführt. Und über allem liegt der Ausdruck der Ratlosigkeit, der das Zustandsbild so überaus charakterisiert, mitunter getönt noch im Sinne der Ängstlichkeit wegen der häufig bestehenden Komplexität des Unheimlichen oder Bedrohlichen, die häufig das Erleben tönt. – Schon Jaspers [8da] sagt vom Amentiellen, das Seelenleben sei „gleichsam in lauter Stücke zerfallen, indem nur zufällige und für das Individuum gewohnte und leichte einzelne Akte des Gegenstandsbewußtseins ohne jede Beziehung zu früheren oder späteren Akten auftreten'. Conrad fährt fort: „Hierin scheint uns in der Tat das Wesentliche des ganzen Zustandes zu liegen. Alle Inhalte erscheinen stückhaft isoliert. Im optischen Wahrnehmungsfeld gliedern sich normal gestaltete, gegenständliche Ganze ohne weiteres heraus, aber der Gesamtzusammenhang, oder noch genauer, der Sinnzusammenhang fehlt oder ist beeinträchtigt: Hier ist ein Tisch, ein Stuhl, noch ein Stuhl, ein Fenster – aber was soll das alles? Hier ist ein Mann, noch ein Mann, ein Mädchen in den Kleidern einer Krankenschwester – aber was tun die Leute hier? Ebenso im akustischen Feld: Ich höre sprechen, dort klingelt es, hier klopft einer, dort Schritte – was soll das alles? Es fragt mich einer nach dem Namen, dem Geburtsort, wie es mir geht – alles wird richtig beantwortet – aber der Sinnzusammenhang fehlt. Genau so ist es auch bei den von Innen kommenden Inhalten, den Einfällen, Gedanken. Durch Wahrnehmungen angeregt kommen Einfälle, ziehen andere nach sich, aber auch hier bleibt alles isoliert, unverbunden, der große, natürliche Zusammenhang fehlt, die *Einbettung in das Ganze* der Situation."

Die Auflockerung und schließlich der Zerfall des Erlebens in Querschnitte, die nicht mehr zusammengefügt werden können, ist klinisch etwa im Rahmen der „Bewußtseinserweiterung" bei sog. Modellpsychosen zu untersuchen. Hierüber gibt es ausgezeichnete Beschreibungen von hohem phänomenologischem Rang angefangen von der bekannten Mitteilung der Erlebensverformung beim Haschischrausch durch Moreau de Tours, über Beringers Beschreibung der Meskalinpsychose, bis hin zu den „psycholytisch-psychodelischen" Erfahrungsberichten der modernen Literatur, über deren historische Entwicklung Burchard in seiner Monographie [52] einen kurzen, instruktiven Überblick vorgelegt hat. Dieser Autor, der sich als ein ausgezeichneter psychopathologischer Beobachter und methodologisch ebenso besonnener wie methodisch erfindungsreicher Forscher erweist, stellt seine Studie über medikamentös (hier durch Ditran, synthetisches Anticholinergikum) erzeugte Psychosen unter die Prämisse: „reine" Psychopathologie zu betreiben. Er versteht darunter, daß psychopathologische Zustände nur aus sich heraus erfaßt werden können, wobei es ihm darum geht, „systematische Zusammenhänge herauszuarbeiten und auf das Vorliegen gesetzmäßiger Abwandlungen des Gesamtsystems hinzuweisen". Dieses hat eine „horizontale" und eine „vertikale" Achse, wobei auf der vertikalen Achse die alten exogenen Reaktionstypen von Bonhoeffer in den Syndrombegriff überführt werden und auf der Stufe der strukturalen Betrachtung schließlich allgemeine Vergleichbarkeit gewinnen. Hierbei ist – formalgenetisch im Sinne der vorstehend mitgeteilten Überlegungen – von besonderem Interesse, daß Burchard seine experimentellen Untersuchungen an Kranken, die bereits an einer endogenen Psychose litten, vorgenommen hat.

„Der vor der Injektion innerhalb seines endogenen Syndroms Bewußtseinsklare, völlig orientierte und mit den ihm eigenen Beschränkungen aktionsfähige Kranke verliert meist zunächst die innere Kohärenz der psychischen Abläufe, d. h. er zerfällt in untereinander nicht mehr zusammenhängende momentane Querschnitte" [52a]. Burchard bezieht sich [52b] ausdrücklich auf Conrad, dessen Begriff der „Vorgestalt" in seiner auf den Untersucher zentrierten Verallgemeinerung kritisiert wird. Der Verfasser schreibt: „In unserem Zusammenhang zeigt sich schon bei dem am tiefsten ‚zerfallenen' deliranten Syndrom eine (von der Vorgestalttheorie her gesehen) erstaunliche Konstanz *erlebter* Objekte. Streng korreliert ist eine Projektionsneigung, die das verlorene Objekt gewissermaßen ersetzt (wobei Ersatz in lediglich strukturellem, jedoch nicht in kausalem oder verständlichem Sinne gemeint wird)." Der Autor verweist auf die „damit zusammenhängenden autochthonen Handlungen" und ihren „projektiven, raumschaffenden Charakter". – „Diese Strukturzusammenhänge lassen sich auf dem Gebiet der Identifikationsstörungen weiter verfolgen. Dabei ist der Verlust an Situation mit einer projektiven Erstellung der Situation korreliert, so bei der ‚kategorialen Verwechslung'. So ist die Merkmalsverarmung der Objekte korreliert mit einer projektiven Erstellung oder Umgestaltung ganzer Objekte, wie bei der inhaltlichen Verwechslung. Vom geistesgesunden Beobachter her freilich sind die Projektionen der Kranken mit gewissem Recht als ‚Vorgestalten' zu bezeichnen." Schließlich heißt es, „als vorläufiges Ergebnis der rein empirischen Beobachtung kann in diesem Zusammenhang zunächst das Prinzip des obligaten Objekts herausgehoben werden. Gleichgültig gegenüber der Abstimmung auf die Wirklichkeit werden volle Gestalten projiziert, die ihren allfälligen Niederschlag in Halluzinationen, Illusionen, Fehlidentifikationen und kategorialen und inhaltlichen Verwechslungen finden." ... Etwas später heißt es unter Bezug auf sensible und algetische Reize: „Jede Psychologisierung dürfte sich auf dem bestehenden Bewußtseinsniveau verbieten. Die Erlebnisseite ist nicht erkundbar. ... In dieser Situation setzen sich wieder autochthone Handlungsschablonen durch, die obligat ein äußeres Objekt haben. Die völlige Abschneidung von der Situation wird hierbei besonders deutlich illustriert."

Burchard weist hinsichtlich „der neueren Bearbeitungen" des Themas ausdrücklich auf Ey hin, der das „délire confuso-onirique" als niedrigstes Niveau und Resultat einer Destruktion des Bewußtseins einordne. „Ey spricht von der positiven Struktur als von einer „imagerie caleidoscopique", während die „extraréalité" ... die negative Struktur darstelle" – Schließlich unterscheidet der Autor zwischen 9 „kategorialen Grundmerkmalen" des Strukturwandels:

1) *„Richtungswert* des Objekts. Durch die auf der letzten Abbaustufe der realen Subjekt-Objekt-Beziehung noch mögliche Übernahme von Richtungswerten aus der Wirklichkeit charakterisiert sich diese Kategorie als primitivstes Merkmal.

2) Der *Ortswert* des Objekts schließt bereits eine Lokalisation in der Entfernung ein. Auch dieses Merkmal kann für sich variiert werden, wie bei den kategorialen Verwechslungen angedeutet wurde.

3) Die *Informationsmenge*, die vom Objekt hereingenommen und vom Subjekt aufgenommen wird, ergibt die Grundlage für die sensorische Leistung und möglicherweise für den Ausfall der Gestalt in bezug zum realen Objekt. Ihr steht gleichwertig zur Seite die

4) *Projektion*, welche nach der Richtung der normalen Wahrnehmungtätigkeit hin eine völlige Abstimmung auf das reale Objekt bedeutet" und, könnte vielleicht hinzugefügt werden, im Kreisschluß reales und paranoides Bewußtsein schafft.

5) Die *Identität* des Objekts (als Identitätserlebnis oder als Endphase sensomotorischer Strukturen) wird zum Maßstab der Handlung oder des Erlebnisses, die auf dieses abgestimmt werden.

6) Die *Motorik*, die Art und Weise der tatsächlichen *Inbeziehungsetzung* zum Objekt, ist auf tieferer Schicht nur durch direkte, nicht entlastete Handlungen möglich, auf höherem Niveau in distanzierter Form als verbale Beziehung, die wiederum für sich von allen anderen getrennt variieren kann (inhaltliche Verwechslungen). Die umschriebene Erlebniseinheit vom deliranten Typ wird weiter bestimmt durch die

7) *Dauer* des jeweiligen Querschnittes, welche im Begriff des Antriebes nicht völlig aufgehen dürfte. Sie zeigt sich eng an die ‚Verlaufsgestalt' in Raum und Zeit gebunden.

3) Die *Beziehung* zu vorhergehenden Querschnitten, die in den Formen der Inkohärenz, der Perseveration, der verbleibenden Einstellung (Grünthal), des Übersprungs auftritt. Hierher gehören auch die Beziehungen zum darauffolgenden Querschnitt. Die Reihe wird abgeschlossen durch

9) die *Subjektseite* im engeren Sinne, die mit zunehmender Entwicklung über das Stadium des Korsakow-Syndroms hinaus u. a. Stimmungsgehalte beinhaltet. Dieser Teil der Struktur dürfte erst auf höherer Stufe wesentlicher für die Gesamtgestaltung werden, z. B. bei pathologischer Daueraffektivität, die in eng begrenzter Wahl affektiv getragene Wahninhalte hypochondrischer oder paranoider Form mit sich führt."

Später heißt es dann: „Die weiteren Stufen des Aufbaues bzw. die geringeren des Abbaues erfordern die Konzeption einer Reihe von weiteren Merkmalen. Dies sind die Situationen gegenüber dem Primat des Einzelobjekts beim schweren, nicht mehr traumhaft-szenischen Delir, weiter sind dies interpersonale Beziehungen und Erlebnisfelder, Ich-Kategorien, zeitliche Dimensionen. Erst hier gewinnt die zeitliche und örtliche Orientierung Bedeutung. Der Einzelakt gewinnt einen durchaus elementaren Zeitwert (Ehrenwald, van der Horst) im Sinne von ‚eben noch', ‚früher schon', ‚jetzt' usw., dessen Verfehlen mit den Erscheinungen des Déjà-vécu und des Déjà-vu, und andererseits des Jamais-vécu und des Jamais-vu in den Blick treten. Bei weiteren Aufbaustufen erweitert sich das Panorama immer mehr und geht über auf Vergangenheitswertung, Zukunftsplanung, historisches Bewußtsein schlechthin." – Die konzeptionelle Nähe dieser Ausführungen zu Cassirer [11q] ist höchst bemerkenswert, da auch hier wieder von völliger gedanklicher Unabhängigkeit ausgegangen werden dürfte.

Abschließend seien noch folgende Beobachtungen Burchards zitiert [52c]: „Für das delirante Syndrom kann eine zeitliche Nichtorientierung als obligat gerechnet werden. … Demgegenüber ist die örtliche Desorientierung im Rahmen des deliranten Ditran-Syndroms nicht erwähnt. Sobald die ditranbehandelten Kranken über die Orientierung rapportfähig sind, besteht auch wieder eine örtliche Orientierung. … Dem häufigeren Vorkommen der zeitlichen Nichtorientiertheit entspricht die klinische Erfahrung, daß das Zeitgitter und die zeitliche Einordnung der Gegenwart eher zerfallen, als die örtliche Orientierung. Im deliranten Syndrom ist die Frage nach der zeitlichen Orientierung wohl aufwerfbar, scheint aber im spontanen, völlig situationshingegebenen Erleben der Kranken keine Rolle zu spielen. Der Ortswert und der Richtungswert dominieren eindeutig über alle Zeitwerte. Im Abbau geht zeitliche offenbar zunehmend in örtliche über." Und die Zusammenfassung: „Richtungs- und Ortswert von Einzelobjekten haben im deliranten Syndrom gegenüber dem traumhaft-szenischen Delir Vorrang. Das schwere Delir ist in seiner hohen Inkohärenz, seiner Auflösung in Greifhandlungen von der Situation als noch gegliederter Umwelt mit mehreren Objekten abgerückt. Das Primat des Einzelobjektes hat seine Herrschaft angetreten und geht strukturell mit einer Veränderung der Motorik und Wahrnehmung in Richtung isolierbarer, primitiver Einzelhandlungen einher."

Phänomenologisch stehen beim Überwiegen des Gegenstandsprinzips mit dem von Burchard herausgestellten „Primat des Objekts" (Der Begriff „Objekt" ist hier, anders als bei Conrad, selbstverständlich in einem rein phänomenologischen Sinn zu verstehen) Inkohärenz und Bedeutungsungewißheit und damit die Reduktion der Orientierung auf das Nächstliegende im Vordergrund. Ob im einzelnen Angst oder Euphorie das Stimmungsverhalten kennzeichnet, ergibt sich aus keinem Sinnzusammenhang mehr: „Der große, natürliche Zusammenhang fehlt, die *Einbettung in das Ganze* der Situation." Es handelt sich jeweils um inadäquate Affekte, in denen das Subjekt nicht mehr mit seiner Situation bedeutungshaft verbunden ist, um aus der Bedeutung die entsprechenden Handlungsantriebe zu gewinnen, denn wie Hassler bei der Diskussion von 1948 bemerkte: „Für den Organismus hat ein Gegenstand oder ein Ereignis hauptsächlich insofern Interesse, als er handelnd darauf reagieren muß." Dies ist eine treffliche Definition der Begriffe „Bedeutung" und Integration.

Die 2. psychopathologische „Überschußkonstellation" formaler Art, von der im Rahmen unserer evolutionistischen Erklärung des Subjekt-Objekt-Verhältnisses auszugehen ist, stellt sich spiegelbildlich zu dem zerfallsartigen Querschnittserleben mit künstlichen Objekten als ein Überwiegen der subjektiven Einbindung in das Erleben mit der Unfähigkeit zu „trennen" und sich vom Hintergrund „abzuheben" dar. Hierbei ist der Erlebende sozusagen situativ agglutiniert und hinsichtlich der normalerweise gegenständlich gegebenen Vielfalt von Handlungsmöglichkeiten von einem Augenblick auf den anderen auf einen Restbestand zweier Globaleinstellungen oder „Grundbedeutungen": Flucht oder Angriff – geschrumpft; eine dritte Möglichkeit, die eigentlich für den Kranken schon keine mehr ist, weil sie die Selbstaufgabe „bedeutet", besteht in regungslosem Verharren der Schrecklähmung.

Conrad hat ganz am Anfang seiner expliziten Beschäftigung mit formalanalytischen Vorstellungen [44ab] den „hochgespannten Affekt" mit Phänomenen der Bewußtseinstrübung und mit dem Traum unter dem Gesichtspunkt des Gestaltwandels in eine Reihe gestellt. Er verglich die jeweiligen psychopathologischen Veränderungen miteinander und führte aus, daß alle diese Zustände „gewisse typische protopathische Züge" zeigten. Diese, so schrieb er, beträfen im Unterschied zum „Rückbildungsprozeß der aphasischen Sprachstörung einen höheren Leistungsbereich, „nämlich das Bewußtseinsfeld als Ganzes".

Auch hier finden wir die charakteristischen Züge der Vorgestalten, die *Physiognomisierung* (die „Fratzen" in der Tapete) die *Kollektivation* (mangelnde Schärfe der Abhebung von Figur und Hintergrund, hierzu auch die Halluzination), die *Fluktuation* (das beständige Gleiten der Inhalte), die *Nichtendgültigkeitstönung* (das Erlebnis des Drängenden und auf Ausgestaltung Tendierenden), der *Gliederungsverlust* (die Einengung des Gesichtskreises), die *Spannungshaltigkeit* (Angst und Erregung) und endlich der *Verlust der Freiheitsgrade* (passives Hingegebensein an die Inhalte, das im Träumen den höchsten Grad erreicht).

Es ist leicht zu erkennen, daß die Gesamtheit der von Conrad aufgeführten Merkmale allenfalls beim Traum erfüllt ist, während für „Bewußtseinstrübungen"

(Delir, umdämmertes Bewußtsein) und für den hochgespannten Affekt jeweils nur ein – geradezu gegensätzliches – Teil zutrifft, so daß sich beide Formen der Erlebensstörung darin recht prägnant unterscheiden lassen. So entfällt beim Delir die Einengung des Gesichtskreises, beim hochgespannten Affekt hingegen die Fluktuation. Diese Unterschiedlichkeit kann gar nicht anders sein, sondern ist in dieser Form geradezu zu erwarten, da der Funktionswandel, welcher der Störung jeweils zugrundeliegt, das Subjekt-Objekt-Verhältnis jeweils im entgegengesetzten „Polbereich" angreift. Er betrifft, – und zwar im Sinne des Zuviel –, isoliert die Bindung (beim Affekt) oder die Abhebung (beim Delir).

Dies zeigt noch einmal, daß Conrad den Begriff des „Protopathischen" von Head über Gebühr erweitert hat. Er hat ihn so sehr erweitert, daß der Begriff seine begriffliche Trennschärfe einbüßen mußte. Darauf kommt es hier indessen nicht an. Wichtig erscheint an dieser Stelle im Hinblick auf den uns interessierenden Systemgedanken nur, daß Conrad mit der Berücksichtigung des „hochgespannten Affekts" im Zusammenhang des Gestaltwandels frühzeitig erkannt hat, daß sich dessen psycho*pathologische* Grundqualität in nichts von derjenigen der Geisteskrankheit unterscheidet. Das heißt klipp und klar, daß es einen *psychopathologischen* Krankheitsbegriff nur gibt, wenn dieser auch die Erlebensveränderungen erfaßt, die mit den Zuständen hochgespannten Affekts verbunden sind. Conrad hat deswegen die Zustände hochgespannten Affekts (bei anderer Gelegenheit sprach er vom „negativen Affekt"; s. unten) in dieselbe phänomenologische Reihe wie die Geisteskrankheiten und den Traum gestellt, indem er als wesentliches Merkmal – zutreffend – den damit verbundenen Verlust an Freiheitsgraden (Störung der „Verfügbarkeit" im Sinne von Busemann) genannt hat. Mit dieser Auffassung, die in der Konsequenz der nosologischen Auffassung der deskriptiv-phänomenologischen Forschungsrichtung konträr ist, dürfte er im psychiatrischen Umkreis seiner Zeit (Ey ausgenommen) ziemlich allein gestanden haben und, wie es aussieht, hat sich daran bis heute nicht viel verändert.

Unter der Überschrift: „Die besondere Rolle des negativen Affektes" hat Conrad rund 10 Jahre später [53] die zugrundeliegende Idee (im thematischen Zusammenhang mit dem Beziehungswahn) noch einmal, für einen größeren Leserkreis, aufgegriffen.

„Jede Emotion," sagte er, „führt zu einer Erschwerung des ‚Wechsels des Bezugssystems' ... Der Mensch im heftigen Ärgeraffekt vermag die Situation nur in stark egozentrischer Einstellung zu erleben und ist im Augenblick des Affektes nicht in der Lage, diese Einstellung willkürlich zu wechseln. Er vermag sich nicht ‚in die Lage des anderen zu versetzen', nicht ‚die Dinge mit den Augen des anderen anzusehen', nicht ‚über der Situation zu stehen', nicht ‚von sich selbst Abstand zu bekommen', oder, wie man dasjenige, was ich die kopernikanische Wendung nannte, auch umschreiben will. Immer ist er im Ärger subjektiv, das heißt unfähig, die Dinge objektiv ... zu betrachten ... Dasselbe gilt ... vom Angstaffekt ... Völlig unmöglich erscheint es auf einmal, sich selbst in einer allen gemeinsamen Welt zu erleben. Vielmehr ist man zum Mittelpunkt ... geworden ... Die Fähigkeit, die kopernikanische Wendung zu vollziehen, ist seltsam eingeschrumpft und damit übrigens auch das Interesse an der ‚Welt außerhalb'."

Conrad rückt die pathologische Affektsituation, die er meint, als eine Disposition für das Auftreten wahnähnlicher Erlebnisse – im Sinne der „Apophänie" – ins Blickfeld und schreibt: „Man könnte deshalb – freilich etwas überspitzt – formulieren, daß jeder negative Affekt … eine kurze, meist freilich nur Minuten dauernde ‚Wahnpsychose' ist. Bei völliger Unfähigkeit, sich selbst mit anderen in einer allen gemeinsamen Welt zu erleben, scheint die Welt vielmehr feindselig und bedrohlich gegen das Zentrum dieser Welt, gegen das eigene Ich gerichtet zu sein. Da aber nun der Affekt gewöhnlich rasch an Intensität verliert, unsere Psyche so angelegt ist, daß sie zu einem natürlichen Ausgleich der Affekte strebt, blassen diese Erlebniszüge rasch wieder ab, ohne daß es überhaupt zu Störungen kommt."

Daß *jede* Emotion zu einer Erschwerung des ‚Wechsels des Bezugssystems' führt, ist nicht schlechthin falsch; dies liegt aber daran, daß Emotionen, oder das Fühlen allgemein, nun einmal auf diese Weise formal zu definieren sind. „Bindungen" herzustellen, im Erleben die Welt zu vereinheitlichen, das ist nun einmal der Charakter oder, wenn man will, die normale Mission des Fühlens; dies stellt auf keinen Fall etwas Pathologisches – auch nicht in einem minderen Grade – dar. Es handelt sich vielmehr um den Normalfall, da es dieses „Bindende" ja gerade ist, was den Gestaltkreis schließt, was das Subjekt-Objekt-Verhältnis, die Welt und das Ich, *zusammenhält*. Es tut dies, wie Conrad selbst an anderer Stelle ganz treffend betont hat, allerdings im eigentümlichen Gleichgewicht mit der anderen – dazu gegenläufigen – Strukturform, die er als „Abhebung", als Öffnung des Kreises, bezeichnet hat. Das Vermögen, *in einem* zusammenzufügen *und* zu trennen, kennzeichnet, wie er betont hat, die eigentümlich „menschlichen Freiheitsgrade" im jederzeit möglichen Wechsel des Bezugssystems. Wird nur die eine Seite dieser eigenartigen „Synthesis" in Betracht gezogen, dann kann der Eindruck entstehen, daß die bindende Qualität der Emotion etwas Auffälliges sei. Dabei wird aber, worauf Cassirer im Anschluß an Kant immer wieder verweist, übersehen, daß Synthese stets Analyse voraussetzt und umgekehrt.

Auffällig, und im Sinne des Verlusts der Freiheitsgrade von Ey „pathologisch", wird eine Situation nur dann, wenn das eigentümliche Gleichgewicht, das in der Fähigkeit, *zugleich* zusammenzufügen und zu trennen, liegt, verloren geht. Sie schlägt in die weiter oben erwähnte Einseitigkeit um, in welcher die Unfreiheit der nicht mehr ausgewogenen Bindung, in der man sich sonst gerade sicher gefühlt hat, zu einer ganz unmittelbaren, äußerst unangenehmen Erlebensqualität und damit als solche *explizit* wird. Sie tritt ausdrücklich in Erscheinung, anstatt im impliziten Gleichgewicht mit der gegenläufigen Erlebenstendenz die Aufmerksamkeit beim Gegenstand zu belassen, dessen normale Distanz auf diese Weise jene außerbewußte Homöostase des Gleichgewichts von Trennen und Zusammenfügen voraussetzt. Bei ihrer Störung schlägt gegenständlich distanziertes Erleben in der Form der Bedeutungsenge als Angst, Schreck oder Wut, allgemein Aufregung, in distanzlose Subjektivität um: Das Subjekt konsumiert seine Aufmerksamkeit selbst; Quantität in ihrer Begrenzung wird zu grenzenloser – sozusagen reiner – Qualität. In dieser intensitativ unkontrollierten Qualität ist dem Erlebenden der *einzige* und letzte Zugang zum Bewußtsein verblieben.

Normalerweise hat Bewußtsein gegenständliche Abgrenzung zur Voraussetzung. Beim pathologischen Affekt füllt Bedeutung das Bewußtsein nicht mehr in dieser objektiven Organisationsform auf differenzierte Weise aus, um den einzelnen über die semantische Funktion des Erlebens in die soziokulturelle Gemeinsamkeit aller sinnvoll einzugliedern. Im wahrhaft durchgreifenden und tiefreichenden Verlust dieser Organisationsform des Erlebens liegt die intellektuelle Sprachlosigkeit des Kranken begründet, deretwegen er für den Augenblick der Affektspannung dem Aphasiker zu vergleichen ist, indem er nur noch der emotionellen Sprache im Sinne von Jackson mächtig ist. Insofern kann er in der Tat dem dementiell Wortfindungsgestörten verglichen werden, wenn man sich der Grenzen des Vergleichs bewußt ist.

Die Vergleichsmöglichkeit ist weiterhin insofern gegeben, als Demenz – und in gewissem Sinne auch Schwachsinn – struktural dadurch gekennzeichnet sind, daß es dabei – freilich mehr oder weniger dauerhaft, was beim affektiven Ausnahmezustand natürlich nicht zutrifft – um Kranke geht, die in ihrem Erleben keine Beziehungen herstellen können. Der Schwachsinnige kann keine Verhältnisse erkennen. Ebenso steht der Demente hilflos da, wenn er infolge der Unterschiedslosigkeit seines geistigen Gesichtsfeldes Zusammenhänge nicht *erkennt*, weshalb er sich mit demjenigen Erlebenszusammenhang begnügen muß, der jeder Differenzierungsleistung unausdrücklich vorgegeben ist: im subjektiven Bedeutungsbereich jedes Erlebens.

Ohne zu wissen, wie eines mit dem anderen zusammenhängt, ohne die Relationserkenntnis des Nacheinander, der Mengen, Inklusionen usw. bleibt nur die vordergründige Juxtaposition allgemeiner Gegebenheiten. Diese werden auf unausdrückliche Weise zur Ganzheit zusammengefügt und erschließen die zum Handeln benötigte Bedeutung rein privat. Dieses Erschließen von Bedeutung ereignet sich beim Schwachsinnigen also nicht im öffentlichen Zusammenhang des Objektiven. Objektivität nimmt hier jeden einzelnen Aspekt für sich, macht den Teil zum Ganzen, sieht immer das Glied, nicht die Reihe. Deshalb können keine logischen Klassen gebildet werden. Nur was sich in Greifnähe der Hände befindet, wird begriffen: hic et nunc. Das Vermögen, *zugleich* zusammenzufügen und zu trennen, worauf der Gewinn neuer Dimensionen des Erlebens beim Normalsinnigen beruht, ist beim Schwachsinnigen defekt. Ihm fehlt die Fähigkeit, den eigenen Standpunkt zu relativieren, sich mit den Augen des anderen zu sehen.

Alles das trifft auch dann zu, wenn der besagte Zustand eines Ungleichgewichts subjektiv-objektiver Art von einem Augenblick auf den anderen, *plötzlich* eintritt, und Einheit des Erlebens nur noch in der eigenen Person, in der Enge des eigenen Kopfes, im unmittelbaren Hier und Jetzt der auf einen Punkt kondensierten Situation, gefunden wird, so daß die Persönlichkeit nicht mehr eine Bedeutung *hat*, sondern *eine* Bedeutung und sonst nichts *ist;* beziehungsweise *wäre*, wenn dann überhaupt noch von Persönlichkeit gesprochen werden könnte. Die Persönlichkeit in ihrem Angewiesensein auf Gemeinsamkeit wurde ja von einem Moment auf den anderen für kurze Zeit ausgelöscht, in ihrer den Begriff zur Vernunft erhebenden Weltoffenheit zum Verschwinden gebracht.

Man könnte folglich – struktural gesehen – diesen affektiven Ausnahmezustand in der darin zum Ausdruck kommenden Unvernunft, von der schon Kant [14e] gesprochen hat, zutreffend einen „Zustand akuten Schwachsinns" nennen, wenn Schwachsinn nicht darüberhinaus struktural auch noch durch die Chronizität der Verlaufsform gekennzeichnet wäre, die der psychopathologischen Betrachtung zusätzliche Dimensionen öffnet. Ähnlich verhält es sich beim Vergleich mit der Demenz. Diese zusätzlichen Gesichtspunkte lassen sich leicht verdeutlichen, wenn man sich die typischen Situationen des Schwachsinnigen oder Dementen in ihrem Bedeutungsgehalt, der keineswegs notwendig der eines hochgespannten Affektes ist, vergegenwärtigt.

Es ist nicht nur von großem sachlich-erkenntnismäßigen Interesse, sondern darüber hinaus auch eine indirekte Bestätigung der Richtigkeit solcher strukturaler Überlegungen, daß Cassirer aus einer völlig andersartigen Sicht und in ganz anderem geistigen Zusammenhang Feststellungen treffen konnte, die geradezu zum Vergleich des dort mit dem hier Ausgeführten nötigen.

Er verglich in „Sprache und Mythos" im Jahre 1925 [33a] „mythisches" und „theoretisches" (diskursives, rationales) Denken miteinander und schrieb: „Alles Einzelne wird so im theoretischen Denken mehr und mehr wie mit unsichtbaren geistigen Fäden umsponnen, die es mit dem Ganzen zusammenhalten. Die theoretische Bedeutung, die es erhält, besteht darin, daß ihm das Gepräge des Ganzen aufgedrückt wird. Von einer derartigen Prägung ist das mythische Denken, wenn wir es in den frühesten Grundformen betrachten ... weit entfernt; ja sie widerspricht seinem eigenen Wesen. Denn hier steht der Gedanke dem Inhalt der Anschauung nicht frei gegenüber, um ihn in bewußter Reflexion auf andere zu beziehen und mit anderen zu vergleichen, sondern hier ist er von diesem Inhalt, so wie er unmittelbar vor ihm steht, gleichsam gebannt und gefangen genommen. Er ruht in ihm; er fühlt und weiß nur seine unmittelbare sinnliche Gegenwart, die so übermächtig ist, daß vor ihr alles andere verschwindet. Es ist, als ob dort, wo der Mensch im Banne dieser mythisch-religiösen Anschauung steht, die ganze Welt für ihn versunken wäre. Der augenblickliche jeweilige Inhalt, auf den sich das religiöse Interesse spannt, füllt das Bewußtsein vollständig aus, so daß nichts mehr neben ihm oder außer ihm besteht. In höchster Energie ist das Ich diesem *Einen* zugewandt, lebt in ihm und vergißt sich in ihm. Hier herrscht somit statt der Erweiterung der Anschauung vielmehr deren äußerste Verengung; statt der Ausdehnung, die sich allmählich durch immer neue Kreise des Seins hindurchführt, der *Trieb* zur Konzentration; statt ihrer extensiven Verbreitung ihre intensive Zusammendrängung. In dieser Sammlung aller Kräfte auf *einen* Punkt liegt die Vorbedingung für alles mythische Denken und alles mythische Gestalten. Wenn das Ich auf der einen Seite ganz einem momentanen Eindruck hingegeben und von ihm „besessen" ist, und wenn auf der anderen Seite die höchste Spannung zwischen ihm selbst und der Außenwelt besteht, wenn das äußere Sein nicht einfach betrachtet und angeschaut wird, sondern wenn es den Menschen jählings und unvermittelt, im Affekt der Furcht oder Hoffnung, im Affekt des Schreckens oder des befriedigten und gelösten Wunsches, überfällt, dann springt gewissermaßen der Funke über: die Spannung löst sich, indem die subjektive Erregung sich objektiviert, indem sie als Gott oder Dämon vor den Menschen hintritt."

Was hier beschrieben wird, ist – in der perspektivischen Erweiterung auf die Menschheitsgeschichte – die Entstehung des abstrakten Phänomens aus dem konkret geschlossenen Kreis der Bedeutung und des dazugehörigen Handelns. Die Spannung eines plötzlichen Schreck- oder Angstaffekts hat außer der unmittelbaren Handlung, der Flucht, im Innehalten einen Dämon oder Gott hervorgebracht, den ersten „echten" Gedanken erzeugt, ein Wort und einen Begriff. „Präsentation" ist in „Repräsentation" übergegangen; Implizites wurde ausdrücklich. Besser oder anschaulicher kann der wahre phänomenologische Gedanke, von dem Cassirer im Anschluß an Kant spricht, nicht einem Verständnis, das ihn zehntausende von Jahren bereits hinter sich gelassen hat, nahegebracht werden. Die frappierende Ähnlichkeit der Sicht belegt die Authentizität der zugrundeliegenden Erlebensweise.

Cassirer [33b] unterscheidet zwischen 2 „Arten" und „Richtungen" der geistigen Auffassung: die des theoretisch-diskursiven und die des mythischen Denkens. Während das eine auf „Erweiterung, auf Verknüpfung, auf systematischen Zusammenhang hinstrebt, so strebt das andere nach Verdichtung, nach Konzentration, nach isolierender Heraushebung".

Man könnte also sagen, bei der einen äußert sich Einheit im sinnvoll gegliederten Satz, dem das Ich neutral gegenübersteht: die andere ist der Rückfall auf das „schlagende Wort" oder den „Schrei", in die das Ich als Totalität einbezogen ist.

„Dort wird die einzelne Anschauung auf die Gesamtheit des Seins und Geschehens bezogen, wird sie mit immer feineren und immer festeren Fäden mit dieser Gesamtheit verknüpft; hier wird sie nicht nach dem, was sie mittelbar bedeutet, sondern nach dem, als was sie unmittelbar erscheint, genommen, wird sie in ihrer reinen Gegenwart erfaßt und verkörpert. … Das Bewußtsein steht dem Inhalt nicht in freier Reflexion gegenüber, um ihn sich in seiner Struktur und in seinen gesetzlichen Zusammenhängen zu verdeutlichen, um ihn in seine einzelnen Teile und Bedingungen zu zerlegen, sondern es ist von ihm in seiner unmittelbaren Ganzheit gefangengenommen." Und schließlich [33c]: „Wenn in dem einen Falle eine konzentrische Ausdehnung über immer weitere Anschauungs- und Begriffskreise stattfindet, so entstehen die Sprachbegriffe und die mythischen Begriffe ursprünglich in der entgegengesetzten Bewegung des Geistes. Die Anschauung wird nicht erweitert; sie wird zusammengedrängt; sie wird gewissermaßen auf einen einzigen Punkt zusammengezogen. In dieser Zusammendrängung wird erst dasjenige Moment gefunden und herausgehoben, auf das der Accent der ‚Bedeutung' gelegt wird. Alles Licht ist daher hier wie in *einem* Punkt, dem Brennpunkt der „Bedeutung" versammelt, während all dasjenige, was außerhalb dieser Brennpunkte der sprachlichen und mythischen Auffassung liegt, so gut wie unsichtbar bleibt. Es bleibt ‚unbemerkt', weil und sofern es mit keinem sprachlichen oder mythischen ‚Merkzeichen' versehen ist. Im Begriffsraum der Logik herrscht ein gleichmäßiges, gewissermaßen diffuses Licht und je weiter die Analyse fortschreitet, um so weiter breitet sich diese gleichmäßige Klarheit und Helle aus. Im Anschauungsraum des Mythos und der Sprache aber finden sich immer neben Stellen, von denen die intensivste Leuchtkraft ausgeht, andere, die weit in Dunkel gehüllt erscheinen." Und unmittelbar wichtig für die psychopathologische Würdigung ist folgender Befund (S. 151): „Die logische Betrachtung muß bei jeder Beziehung von Begriffen sorgfältig auf die *Umfangsverhältnisse* der Begriffe achten … Für den mythischen und sprachlichen Begriff aber kommt es nicht sowohl auf die Extension als vielmehr auf die Intension, kommt es somit nicht auf die Quantität, sondern auf die Qualität an. Die Quantität wird zu einem bloß zufälligen Moment, zu einem relativ gleichgültigen und bedeutungslosen Unterschied herabgesetzt." Einzelne Anschauungsinhalte werden zu sprachlich-mythischen Kraftzenten, zu Mittelpunkten der Bedeutsamkeit, in denen „das pars – pro toto" genommen wird.

All dies kann – in die individuelle Perspektive zurückübertragen – durch die klinische Beobachtung bestätigt werden. Das Ausmaß des Affektes wird erst von dem Punkt an psychopathologisch bedeutsam, der den Verlust jenes Gleichgewichts markiert, das solange herrscht, wie *nicht nur* zusammengefügt, sondern *zugleich auch noch* getrennt wird, wie der erzeugten Kohärenz die entsprechende Auflösung, der Bindung die Abhebung oder dem Subjekt das Objekt gegenübersteht. Nicht die absolute Höhe des Affekts, sondern die Höhe im Verhältnis zur Distanz interessiert. Jeder forensische Psychiater kennt Fälle, bei denen ein an sich kraftloser Affekt dennoch geeignet war, eine Primitivreaktion auszulösen. Das Beispiel des jungen Assessors, der den Namen seiner Braut vergessen hat, als er von einer Razzia überrascht wurde, ist banal. Daß die Braut ihm dies nicht übelgenommen hat, zeigt, wie weit über die psychiatrische Einsicht hinaus das entschuldigende Wissen um den Verlust der Freiheitsgrade in der unbefangen empfindenden Bevölkerung verbreitet ist.

Damit kommen wir im Rahmen dieser systematischen Betrachtung im Anschluß an den globalen Strukturverlust der aphasieverwandten Störungen, die Störungen des Strukturierungsvorganges (Schwachsinn, Psychopathie) und die Überschußformen (Amentia, pathologischer Affekt) nunmehr auch zu dem, was Psychiatrie schon immer als ihren eigentlichen Kernbereich versteht: die Geisteskrankheiten derjenigen, die „verrückt" oder verworren sind. Auch hierbei handelt es sich um Deformierungen der fertig entwickelten tätigen Organisationsform (die *vor* dem Organ kommt). – Rekapitulieren wir zunächst:

Wir sind von der Vorstellung einer genetischen Homöostase zweier in einem dynamischen Gleichgewicht befindlichen Entwicklungsformen ausgegangen. In diesem homöostatischen Sinne symbolisiert für uns das Bild vom Gestaltkreis jenes Zusammenspiel von Zusammenfügen und Trennen, Integrierung und Differenzierung bzw. Assimilation und Akkomodation, das sich von der Phylogenese über die Ontogenese bis zur Organisation des Erlebens (Bewußtsein) wiederholt. Dieses Bild gilt für den Normalfall. Der Störungsfall der Gleichgewichtsverschiebung wird durch die Auslenkung des Waagebalkens versinnbildlicht: Es gibt grundsätzlich 2 Möglichkeiten, 2 Seiten, nach denen er sich neigen kann, mehr nicht. Tritt der Fall ein, daß durch die Zerstörung der Waage, als Instrument des Gleichgewichts, gleichzeitig beide Funktionsbereiche in Mitleidenschaft gezogen werden, dann ist damit eine neue Dimension der Störung erreicht: Als klinisches Beispiel hierfür haben wir die Aphasie kennengelernt, die somit hinsichtlich der beteiligten Organisationsprinzipien einen Spezialfall darstellt. Bleiben wir in der Dimension des Organisierens, dann charakterisiert es das Erscheinungsbild v. a., ob sich der Waagebalken nach rechts oder links neigt. Dies wird die symptomatologischen Ähnlichkeiten v. a. bestimmen: rechts oder links. Eine andere Frage ist es, aus welchem formalen Grund die Störung erfolgt. Die Waage senkt sich nach links, wenn gleichseitig ein Übergewicht oder wenn auf der Gegenseite ein Untergewicht besteht. In Sinne gegenständlicher Überfunktion haben wir die Amentia als Beispiel des akuten exogenen Reaktionstypus erwähnt und werden noch ausführlich auf experimentell erzeugte Psychosen zurückkommen. Die semantische Form der Überfunktion mit einem Übergewicht des Bedeutungserlebens ist die pathologische Affektspannung, von der die Rede war. Beiden Formen der Überfunktion ist gemeinsam, daß sie akut und reversibel sind. Der psychopathologische Bereich der Unterfunktion in ihren beiden Formen ist nach dieser Modellvorstellung derjenige der Geisteskrankheiten im engeren Sinne und der Mangelentwicklung: Schwachsinn und Psychopathie, die formal bereits kurz erörtert worden sind, später aber im Zusammenhang noch ausführlicher besprochen werden sollen. So soll auch hinsichtlich der „endogenen" Psychosen und der Demenz verfahren werden: Im Anschluß an die Besprechung ihrer spezifischen Formen der Desorganisation in diesem Kapitel sollen „Verrücktheit" und „Verworrenheit" im Zusammenhang des psychischen Befundes näher untersucht werden, wobei einmal Wahn und Halluzination und zum anderen der Orientierungsverlust durch die Gedächtnisstörung in den Vordergrund treten.

Handelt es sich bei den „endogenen" Psychosen um die Insuffizienz der Bedeutungsfunktion (Unterfunktion der semantischen Bindung), so erwarten wir nach den vorstehenden Hinweisen erscheinungsbildlich Ähnlichkeit mit den psychopathologischen Manifestationen gegenständlicher Überfunktion. Die Bestätigung dieser Erwartung kommt darin zum Ausdruck, daß ihre klinischen Formen in der Tat (Intoxikations)psychosen genannt werden. Die entsprechende Ähnlichkeit zwischen der Mangelform der Demenz (bzw. des Schwachsinns) und dem pathologischen Affekt ist schon erörtert worden. – Formal sind diese Ähnlichkeiten einmal durch das Merkmal der Uneinheitlichkeit des Erlebens und das andere Mal durch Eintönigkeit zu charakterisieren: Wir unterscheiden in diesem Sinne *Zerfall* der Einheit/Gemeinsamkeit des Erlebens und Verlust der Vielfalt, der immer schon „*Abbau*" genannt wurde. Phänomenologisch können also 2 psychopathologische Gruppen gebildet werden: Zur 1. Gruppe gehören: Psychopathen, amentiell-delirant Bewußtseinsgestörte und Kranke mit einer endogenen Psychose (Zyklothymie, Schizophrenie). Das gruppenspezifische phänomenologische Störprinzip ist in der Uneinheitlichkeit, Labilität des Erlebenshintergrunds gegeben. Die Kranken befinden sich in ihrer Isolierung an verschiedenen Punkten der Peripherie des in Auflösung befindlichen Gestaltkreises: das „Gravitationszentrum" ist defekt. Zur 2. Gruppe gehören: Schwachsinnige, affektiv Bewußtseinsgestörte und Kranke, die an dementiellen Abbauvorgängen leiden. Das gruppenspezifische Störprinzip ist die Einschränkung auf das Unterschiedslose, Ungegliederte, auf das in seiner Vereinzelung gleichzeitig Allgemeine: die Kranken sind durch den Verlust des Zugangs zur „öffentlichen" Bedeutung ins private Zentrum des Gestaltkreises verbannt; ihre Isolierung ist innerlich.

Im Rahmen der phänomenologischen Verdeutlichung von Zerfall und Abbau, „Verrücktheit" und „Verworrenheit", wird es darum gehen, zwischen 2 Gruppen von Phänomenen zu unterscheiden. Die 1. Gruppe enthält Phänomene, welche in anarchistischer Funktionsweise die „Befreiung" untergeordneter Funktionseinheiten vom übergeordneten Steuerungszentrum anzeigen; in der 2. Gruppe werden alle Phänomene untergebracht, die direkt den Ausfall des Steuerungsprinzips manifestieren. Es handelt sich um die alte Unterscheidung zwischen *negativen* und *positiven* Krankheitsmerkmalen, die Jackson eingeführt hat. Daß die Rolle dieser Begriffe regional stark unterschiedlich ist und sie selbst z. T. nur ungenügend bekannt sind, mag damit zusammenhängen, daß je nach Betrachtungsweise der Unterscheidung insofern etwas Künstliches anzuhaften scheint, als dasselbe einmal von unten und einmal von oben betrachtet wird. Nehme ich als Beispiel für die Störung eines hierarchisch zusammengesetzten Systems den Autounfall, dann ergibt sich folgendes: Das Negative des betrunkenen Chauffeurs kommt darin zum Ausdruck, daß er seine Aufgabe, das Fahrzeug unbeschädigt ans Ziel zu bringen, nicht erfüllt; das Positive (das ungesteuerte Auto stößt gegen den Baum) spezifiziert, auf welche Weise, die Leistung verfehlt wird, z. B. in Form von Schlangenlinien. Indem positive und negative Symptome nebeneinandergestellt werden, besteht die Gefahr, daß Dinge miteinander verglichen werden, die sich nicht vergleichen lassen: ein Resultat und die Art und Weise seines Zustandekommens. Von „positiven" und „negativen" Phänomenen zu sprechen, ist also nur dann logisch unbedenklich, wenn Betrachtungsweisen und nicht das, worauf sie gerichtet sind, miteinander verglichen werden.

Daß in ihnen gleichwohl eine für die Psychopathologie zentrale Vorstellung zum Ausdruck kommt, geht beispielsweise daraus hervor, daß Ey in seinem Handbuchbeitrag: „Esquisse d'une conception organo-dynamique de la structure, de la nosographie et de l'étiopathogenie des maladies mentales" [54] als „phänomenologische These" die Behauptung aufgestellt hat, daß „die Struktur der Geisteskrankheit im wesentlichen negativ oder regressiv ist". Diese These steht im Mittelpunkt seiner organodynamischen Theorie, und sie wird von ihm an vielen Stellen erläutert oder angesprochen, zuletzt in dem posthum erschienenen Sammelband: „La notion de Schizophrénie" [55]; am übersichtlichsten wohl in: „Des idées de Jackson à un modèle organo-psychiatrique en psychiatrie" [29], wo Ey rückblickend die Spanne seiner Entwicklung durchmißt, und ergänzend in den „Etudes" [30].

Als Modellvorstellung wird zunächst auf Beispiele aus der Neurologie zurückgegriffen, was das bereits bekannte Leib-Seele-Problem im Zusammenhang mit dem Verhältnis Neurologie/Psychiatrie aufwirft. Ey schreibt [29 c]: „Worin sich Neurologie und Psychiatrie unterscheiden, besteht nicht darin, daß Neurologie die Wissenschaft von den Gehirnkrankheiten wäre und Psychiatrie die von gar nichts. Vielmehr handelt es sich darum, daß in der neuro-somatischen Pathologie der Bezugsaufnahme die *lokalen* Auflösungen der Funktion (dissolutions fonctionnelles locales) die spezifische Aufmerksamkeit beanspruchen, während die spezifisch psychiatrische Aufmerksamkeit den *formal einheitlichen* Auflösungen (dissolutions uniformes) gilt." Die gewollte Anspruchslosigkeit des Ausdrucks „uniforme", die bei Ey immer in Rechnung zu stellen ist, könnte geeignet sein, die grundlegende Bedeutung der hier gemachten Unterscheidung unbemerkt zu lassen. Deshalb sei hier eine Einschiebung gestattet, die ein charakteristisches Licht auf den Problemumfang wirft, der das Formproblem allgemein und dasjenige seiner Spezifität im Hinblick auf die Gemeinsamkeit von Leib und Seele betrifft.

Im Zusammenhang mit der Verursachung der Geisteskrankheit, deren „Endogenität", schreibt Ey [29d]: „Die beiden Begriffe ‚Geisteskrankheit' und ‚Psychose' müßten diesem zweifachen Gegenstand der psychiatrischen Wissenschaft entsprechen, wären sie vollständig klar oder abgeklärt. ‚Geisteskrankheit' gibt es legitimerweise nur als Geisteskrankheiten, die auf einen bekannten Krankheitsprozeß zurückzuführen sind. ‚Psychosen' gibt es nur insofern, als mit diesem Ausdruck psychopathologische Formen, die noch nicht auf einen gegebenen ursächlichen Prozeß zuruckgeführt werden können und als solche wahrscheinlich auch überhaupt nicht rückführbar sind. Es wäre nämlich," fügt Ey hinzu, „sehr verwunderlich, daß ein gegebener (körperlicher Krankheits-) Prozeß nur eine einzige typische Auflösungsmodalität bewirken würde."

Es handelt sich eben um 2 kategorial verschiedene Betrachtungsebenen: eine kausal-stoffliche und eine formale. Da das Gehirn aufgrund seiner eigenen integrierend-differenzierenden Evolution nicht in Bezirke zerfällt, von denen die einen (der Hirnstamm etwa) für Integration und die anderen (die Stirnhirnwindungen z. B.) für Differenzierung zuständig sind, sondern – und zwar durchgehend – von den primitivsten bis zu den höchsten Anteilen an jeder beliebigen Stelle des Gehirns *beide* Modalitäten vertreten sind, schließt die phänomenologische Rückführung der pathologischen Strukturveränderung des Erlebens als Desintegrierung, einer anderen als Entdifferenzierung, denknotwendig die Annahme eines ursächlichen Krankheitsprozesses aus, da dieser an das Gehirn gebunden bleibt, dessen stoffliche Veränderungen stets *beide* Modalitäten umfassen, wie Conrad dies am Beispiel der Aphasie 1948 erläutert hat (s. S. 100).

Kehren wir zur Unterscheidung positiver und negativer Krankheitsmerkmale in der organodynamischen Theorie zurück, so ist nun die Problematik des Vergleichs psychiatrischer und neurologischer Betrachtungsweisen hinreichend klar: Die psychiatrische Betrachtungsweise unterscheidet sich darin von der neurologischen, daß sie in dem Sinne „formal-einheitlich" ist, daß ihr Rückbezug auf das Organische, den herauszustellen Ey nicht müde wird, das Gehirn als Ganzes sieht. Ey sieht darin die Zugehörigkeit der Psychiatrie zur Medizin besiegelt. Die „Grenzscheide" zwischen beiden Formen des Strukturverlusts läuft, so könnte man vielleicht sagen, durch jede noch so kleine Funktionseinheit, also jede einzelne Nervenzelle beispielsweise; wohingegen bei neurologischer Betrachtungsweise immer bestimmte Gehirnareale ins Auge gefaßt werden, z. B. das extrapyramidale System.

Für die Neurologie ist das Nervensystem somit eine funktionale Pyramide, die solide auf ihrer Basis steht: für die Psychiatrie steht diese Pyramide gleichzeitig sozusagen auf der Spitze; in ihrer entwickeltsten Form öffnet sie sich in den soziokulturellen Raum. Darin erscheint wieder die eigentümliche Gegenläufigkeit, in welcher der Gestaltkreis von Weizsäckers, das Subjekt-Objekt-Verhältnis, eine Form die ihn öffnet, und eine, die ihn zusammenschließt, umfaßt. Ey geht allerdings auf diese funktionale Antinomie und ihre direkten Auswirkungen auf die Evolution nicht näher ein. Er erfaßt die unterschiedlichen Auswirkungen des Strukturverlusts in den Unterschieden der psychopathologischen Erscheinungsbilder.

Daran ist zu denken, wenn beispielsweise die pathologischen Anzeichen extrapyramidaler Krankheiten wie Tremor, choreatische oder athetotische Bewegungsabläufe oder, wie Ey dies auch tut, die aphasischen Sprachstörungen gewählt werden, um den Unterschied zwischen negativer und positiver Symptomatologie zu veranschaulichen.

Conrad [56] schreibt über diese bei Ey durchgehend zu verfolgende Linie der psychopathologischen Betrachtung: „Das Leitmotiv seiner Ideen ist der evolutionistische Gedanke H. Jacksons, daß in der Psychose (ähnlich wie Jackson dies bei den neurologischen Erkrankungen zeigte) der Abbau entsprechend den gegebenen Funktionsschichten erfolge. Es sei dabei zu unterscheiden einmal das Negativum des Abbaues (,dissolution') eines höheren Funktionsniveaus, also eine Art Regression auf tiefere Niveaus, zum anderen aber das Positivum einer Freisetzung (,libération') der jeweiligen tieferen Schichten, die normalerweise unter der hemmenden Wirkung der höheren Schichten stehen und durch den Abbau eben freigesetzt würden. Beispiel aus der Neurologie: Die extrapyramidalen Bewegungsstörungen der Chorea oder des Tremors, die einmal charakterisiert seien durch das *negative* Symptom eines gewissen Abbaues der präzisen und normalen Willkürmotorik, zum andern aber durch das *positive* Symptom der Hyperkinese durch Freisetzung tieferer und zugleich phylogenetisch älterer Funktionsniveaus. Dieser Grundgedanke gilt nun nach Ey auch bezüglich der Psychosen. Das geradezu ideale Modell hierfür sei das Phänomen von Schlaf und Traum, das in den theoretischen Vorstellungen von Ey einen zentralen Platz einnimmt. Im *Schlaf* zeige sich auf eine ebenso physiologische wie radikale Weise der Abbau höherer Funktionsschichten, der Ausfall der gesamten sensorischen wie motorischen Aktivität, das Verlöschen des Bewußtseins. Es ist ein sehr radikaler Absturz auf tiefste Niveauschichten der psychischen Struktur. Dies alles charakterisiere die *negative* Seite des Phänomens. Zugleich aber finde sich im Phänomen des *Traumes* der Ausdruck einer Freisetzung tieferer, phylogenetisch älterer Funktionsniveaus als *positives* Symptom dieses ganzen Geschehenskomplexes. Die Traumerlebnisse seien also nicht einfach Störungssymptome, Verfallszeichen der psychischen Struktur, Reizerscheinungen, sondern sie seien gewissermaßen die Erlebnisweise der ,Restpsyche' ... Nach genau diesem Modell sei nun die Dynamik der Psychose schlechthin vorzustellen. Schon diese Formulierung wäre im Sinne von Ey wieder nicht richtig. Man dürfte nicht sagen ,nach diesem Modell', sondern es wäre zu sagen: die Psychose *ist* nichts anderes als eine besondere Form des Träumens, bzw. des Schlafes. Der Unterschied zu den normalen Phänomenen von Schlaf und Traum liege lediglich in dem Tempo des Abbaues, in der Unvollständigkeit, die nicht alle Bestände des Gesamtbewußtseinsfeldes gleichzeitig und gleich radikal betreffe ... ferner in der nicht gleichen, sondern vielfach geringeren Tiefe, in der die verschiedenen Funktionsniveaus vom Abbau erfaßt werden usw. Immer aber handele es sich um einen Abbau ... oder auch um einen mangelhaften Aufbau ('arrêt d'évolution'), der die *negative* Seite des psychotischen Geschehens bilde, zugleich aber gebe es immer eine *positive* Symptomatik, die gerade bei den Psychosen oft die negative bei weitem überstrahle: es sind die eigentlichen psychotischen Inhalte, die Wahnerlebnisse, die Halluzinationen, die ganze große Fülle des psychotischen Erlebens ...; es sind Aktionen oder Dynamismen der ,Restpsyche'. ... Ey gelangt hierdurch zu einer neuen, außerordentlich vereinfachten Gruppierung der Pychosen ... Das wichtigste Unterscheidungskriterium ist dabei die Frage, ob die psychotische Veränderung akut oder vorübergehend gewissermaßen nur den Querschnitt des psychischen Ganzen, ,le champs de la conscience', das aktuelle Bewußtseinsfeld betrifft oder ob sie das in der Dimension der Zeit sich erstreckende Ganze, das die Bewußtseinsquerschnitte Überdauernde die ,trajétoire de la personnalité' ... umwandelt. Im ersten Fall, den akuten Psychosen, unterscheidet er nach der Tiefe der abgebauten Schichten 1. die depressiven und manischen Verstimmungen als oberste Stufe, 2. die akuten Wahnerkrankungen, die deliranten, halluzinatorischen Psychosen als mittlere, und 3. die amentiellen Verwirrtheits- und Verworrenheitszustände, eventuell auch Dämmerzustände, Stuporen als unterste Stufe ... Im Falle der chronischen Psychosen, den Veränderungen der ‚trajétoire de la personnalité' gehören 1. in die oberste Abbaustufe die Psychopathien und Neurosen, 2. in die mittlere Stufe die chronischen, irreversiblen Wahnpsychosen, hierher natürlich auch alle schizophrenen Psychosen und 3. in die unterste Stufe alle Demenzprozesse. ..."

Folgen wir nunmehr Ey mit seiner Auffassung der Verrücktheit („folie") als „Implikation des menschlichen Lebens" [29e] selbst, so geht es immer wieder darum, daß jede psychische Struktur daraus entsteht, daß Teilstrukturen in einer höheren Ordnung vereinigt werden: der Organismus erreicht durch Integration zunehmend Komplexität. Bei deren Verlust gewinnen untergeordnete Teilstrukturen ihre Selbständigkeit zurück und ihre eigene Aktivität manifestiert sich nun in mehr oder weniger unkoordinierten Aktionen. Diese sind um so primitiver, je größer der Abstand ist zwischen dem höchsten Niveau und dem, auf welchem der Verlust zum Stillstand kommt. Ey bezeichnet diesen Abstand als „écart organoclinique" [29f]. Es ist von Interesse, die Gliederung aus dem Jahre 1954, auf die Conrad unter Bezug auf den 3. Band der *Etudes psychiatriques* [57] mit dem Untertitel: „Struktur der akuten Psychosen und Destrukturierung des Bewußtseins", besonders die Klassifikationsproblemen gewidmete 20. Etude, mit der früheren aus dem Jahre 1938 zu vergleichen. Damals wurde die Reihenfolge der Abbausyndrome folgendermaßen bestimmt [29g]:

1) neurotische Strukturen,
2) paranoische Strukturen,
3) oneiroide Strukturen,
4) Mißempfindungsstrukturen,
5) manisch-melancholische Strukturen,
6) konfusionell-stuporöse Strukturen,
7) schizophrene Strukturen,
8) dementielle Strukturen.

Zwischen akuten und chronischen Verläufen ist in der frühen Arbeit nicht unterschieden worden. Der Begriff „Struktur" zielt in seiner Verwendung an dieser Stelle darauf, daß es Ey ein wesentliches Anliegen ist, den verfälschenden Charakter einer rein isolierenden Symptomerfassung (wie er sie bei Schneider u. a. kritisch konstatiert) bewußt zu machen. So heißt es [29h]: „Die Betrachtung eines künstlich aus der zugehörigen psychischen Ganzheit herausgelösten Symptoms kann nur zum Widersprüchlichen und zur Ungenauigkeit führen. Daher sind alle Diskussionen ... über den Unterschied zwischen Illusion und Halluzination, Irrtum und Wahnvorstellung, Zwang und Wahn, Konfabulation und Erinnerungsverfälschung usw. ... umsonst ... Immer kommt es auf die Gesamtheit der Zeichen eines klinischen Erscheinungsbildes an." Von hier gelangt Ey –

immer auf dem Boden des organischen Rückbezugs seiner Konzeption – zu einer bemerkenswerten Kritik der nosologischen Auffassung der Psychiatrie, die nicht zwischen „Psychosen" (als Strukturverlust) und „Geisteskrankheit" unterscheidet [29d].

Zur ersten der oben aufgeführten Gruppen gehören die Psychopathen, die in der französischen Sprache bemerkenswert treffsicher als „déséquilibrés" bezeichnet und von Ey [29i] als in der Entwicklung und im Verhalten zurückgeblieben, eingeengt beschrieben werden. Er zählt hierzu auch die Neurotiker (Zwangsneurosen, Hysterie).

> Das normale Niveau können sie nicht mehr erreichen oder haben es von Anfang an nicht erreichen können (was aus unserem Blickwinkel gleichviel besagt). Die Persönlichkeitsreife ist abhanden gekommen oder hat es nicht gegeben; die Persönlichkeit ist schlecht polarisiert, labil, anarchistischen Impulsen instinktiv-affektiver Art ausgeliefert. Die praktisch-soziale Folge davon ist die Mißachtung moralischer und sozialer Gesetze. So gesehen zeigt sich die fehlende Ausgewogenheit in einem Verhaltensmuster, das dem Niveau der Prämaturität, der Kindheit oder dem Heranwachsendenstatus entspricht. Die Unausgewogenheit des Psychopathen besteht in unterschiedlichen Reaktionen, in denen auf fatale Weise die Reaktionen (verlogener, perverser, launischer und sonst stimmungsmäßiger Art) erkannt werden können, die im Aufbau und Zerfall der Funktionen impliziert sind. Wir finden es frappierend, daß selbst im Fall des Vorherrschens einer dieser Reaktionen, viele andere damit verbunden sind, weshalb konstitutionalistische Doktrinen durch die Tatsachen gezwungen werden, ihr System aufzugeben und den Begriff einer Assoziation von Konstitutionen anwenden mußten.

Die Unterscheidung zwischen positiven und negativen Symptomen bei „lokalen" Abbauverläufen wird, wie schon angedeutet, mit besonderem Nachdruck und im scharfen Kontrast zu mechanistisch-hirnlokalisatorischen Erklärungsversuchen am Beispiel der Aphasie vorgenommen, wobei (im Jahre 1938!) außer auf Jackson, auf Marie, Mourgue und Monakow, Goldstein, Head Bezug genommen wurde [29j].

> Auch dabei werden die Prinzipien von Jackson auf die authentischste Weise zugrundegelegt, denn die Unterscheidung zwischen dominanten und den Hintergrund betreffenden Störungen entspricht jener zwischen einem Defizit der Sprachfunktion (negative Zeichen) und reaktiven Störungen (positive Zeichen), die zusammengenommen die Struktur des Ausfalls charakterisieren. ... Wie bei der Chorea ist die Aphasie eine Werkzeugstörung, worauf die Persönlichkeit ohne dadurch verändert zu sein, reagiert ...

Von hier geht Ey zu den Wahrnehmungsstörungen über und exemplifiziert den Grundgedanken des „écart organo-clinique" hinsichtlich des neurologischen – lokalen – Modells noch einmal am Beispiel der körperlich begründbaren Halluzinosen [29k].

> Derartige Störungen lassen überdeutlich werden, daß die Regel, welche das halluzinatorische Bild mit dem Wahn verbindet, diejenige einer Umkehrung von Sinnenhaftigkeit und Glaube ist. Tatsächlich handelt es sich um visuelle Fantasmen, die sehr ästhetisch, klar, bestimmt, oft sehr ornamental sind, oder um auditive Wahrnehmungen rhythmi-

scher, musikalischer Art, mehr oder weniger ‚geformt' und sehr selten verbal, oder auch um Störungen der allgemeinen Sensibilität im Sinne von Mißempfindungen, Schmerzen, und anderer Art, die mehr oder weniger von den Kranken metaphorisch ausgeschmückt werden. … Durch seine empirische Untersuchung … hat Mourgue auf bewunderswerte Weise gezeigt, daß Halluzinosen ähnlich wie die Chorea oder die Aphasie ein instinktiv-affektive Wurzel haben. Der negative Anteil scheint im allg. darin zu bestehen, daß das sensorielle Gitter wie „durchlöchert" ist … wobei an die bekannten Halluzinosen des blinden Sehfeldanteiles bei Halbseitenblindheit, völliger Blindheit, bei Ophthalmopathen, bei Sprachtaubheit, psychischer Blindheit usw. zu erinnern ist. – Die positiven Zeichen der Halluzinose scheinen mit der noch vorhandenen Wahrnehmung in Verbindung zu stehen (Illusionen) ; und auch mit dem Unbewußten …

Das Thema der lokalen Schädigungen im Hinblick auf den ‚écart organo-clinique' zusammenfassend heißt es dann [291]:

„Tatsächlich gibt es bei diesen Störungen vom Typ der ‚Automatose' komplexe, signifikante Zwangsbewegungen mit Bewußtseinstrübung, Halluzinose usw., es gibt Desintegration, Regression und Isolierung (negative Zeichen) von großen funktionellen Fragmenten, die man nicht loslösen kann vom instinktiven Leben, das ihnen zugrundeliegt und emanzipiert weiterbesteht (positive Zeichen), was fatalerweise Auswirkungen auf das gesamte ‚Leben in Beziehungen' hat." In diesem Zusammenhang verweist Ey auf die Analyse der automatischen Bewegungsabläufe durch van Bogaert und Schilders Untersuchung oculogyrer Krisen und vergleicht sie mit den Ergebnissen anderer Forscher, wobei er die enge Bindung der neurologischen und psychischen Funktion und den motorisch-psychischen Doppelaspekt der pathologischen „Regression" im Anschluß an Schilder noch einmal besonders unterstreicht.

Schilders Vergleich der Sprachstörungen bei Schizophrenen und Aphasikern, der unter diesem Aspekt hinsichtlich ihrer Gemeinsamkeiten und Unterscheidungen vorgenommen wurde, findet Eys Zustimmung. Im Verlust der Kommunikationsfähigkeit, hätten die Aphasiker das Sprachmaterial, das Instrument, die Technik des Sprechens verloren; die schizophrene Sprachregression beziehe sich auf Bedeutungen im Zusammenhang mit affektiven Tendenzen der Persönlichkeit.

Die Übereinstimmung von Ey und Schilder erstreckt sich auch auf die Interpretation des Körperschemas, von dem es bei Schilder heißt, daß es nicht aus der bloßen Summe optischer, kinästhetischer und taktiler Empfindungen bestehe. Das Körperschema sei als Ausdruck einer Integration nicht „statisch" gegeben, sondern das ständig neue Ergebnis der Vereinigung sensorieller Einflüsse im Zusammenhang mit der jeweiligen Gesamtsituation, in diesem Sinne eine „lebendige Schöpfung", kein automatisches Produkt nur mechanisch-energetischer Elemente und Quanten, wie de Clérambault das betont hat (s. unten); die psychische Komponente möge so rudimentär und unbewußt sein wie möglich.

Eine übersichtliche Gegenüberstellung von „negativer" und „positiver" Struktur findet sich im Rahmen der Strukturanalyse des Traums, die Ey in seiner 8. Etude [30e] vorgenommen hat. Dabei unterscheidet er als die 3 wesentlichen Achsen des Strukturverlusts (negative Dimension des Erscheinungsbildes): die

Auflösung des zeitlich-räumlichen Rahmens, die der intellektuellen Fähigkeiten und die des Bewußtseins. Das Ergebnis ist das Fehlen jeglicher Perspektive und die Unvollständigkeit des Traumerlebens. – Demgegenüber steht die positive Struktur des Traumerlebens: die Befreiung des Vergangenen und des Instinktes, in denen das Unbewußte dem Bewußtsein in der Entwicklung vorangegangen, unentwickelt geblieben ist. Der positive Aspekt des Denkens im Schlaf ist – Ey zufolge – die Fiktion, die im „Traum" den Träumer spaltet, so daß er nach einem Beispiel von Lasèque dem Theatergast verglichen werden kann. Dieser findet zwar nichts dabei, daß in China französisch gesprochen wird, protestiert aber dagegen, daß die chinesische Szene in einem Pariser Appartement spielt. Ey betont, daß diese Veränderung nicht von der oneiroiden Struktur des Bewußtseins, wie sie als pathologischer Zustand bekannt ist, unterschieden werden dürfe. In den Details erinnert Eys Beschreibung sehr an diejenige der Vorgestalten von Conrad (vgl. oben, S. 111).

Burchard [52d] sieht mit der Berücksichtigung des écart organo-clinique die Grenzen phänomenologischer Betrachtung überschritten. Er schrieb: „Auf dem Wege der Eigengesetzlichkeit psycho-physiopathologischer Strukturen bewährte sich als Prinzip der Ordnung die Trennung von positiver und negativer Symptomatologie (Ey, Morosow u. a.). Negativ sind z. B. ‚Aufmerksamkeitsstörungen', ‚Konzentrationsstörungen', ‚Bewußtseinsstörungen', – alles was auf -störungen endet. ... – Zusammengefaßt kann man formulieren, daß alle negative Symptomatologie nur heuristischen Wert hat, weil sie als defiziente Erscheinung auf zugrundeliegendes Neues hinweist. Dabei bleibt der Vergleich der pathologischen Symptome mit den Erscheinungen des vollen Bewußtseins unfruchtbar: es muß vielmehr radikal das Bezugssystem gewechselt werden, das nunmehr aus dem krankhaften Neuen, den positiven Syndromen, erst entwickelt werden muß ..." Burchard hält in diesem Zusammenhang einen „Verzicht auf die Phänomenologie" für unumgänglich.

Jackson (Ludmilian Lectures 1890; [29m]) sagte, daß im Geist – nicht mehr Physiologie als Psychologie im Nervensystem sei. Damit besiegelte er aber nicht den empirischen Dualismus, sondern er gab – bewußt oder unbewußt, gewollt oder ungewollt – gerade den Hinweis auf die – nach Ey – psychiatrische Lebensnotwendigkeit, das kartesianische Denken in dualistisch getrennten parallelen Ebenen zu überwinden. Die Möglichkeit dazu besteht in der von Jackson aufgezeigten Hierarchie einer durchgehenden Entwicklung vom untersten bis zum höchsten Niveau. Darauf bezogen findet Psychopathologie ihre Verankerung („la clé de voute") in der Unterscheidung positiver und negativer Störerscheinungen, die sich auf die unterschiedlichen Niveaus des Strukturverlust beziehen. In den positiven Anteilen des psychopathologischen Erscheinungsbildes brechen die „affektiven Quellen" durch. So besteht die Eigenart der schizophrenen Psychose darin: „Das unersättliche Verlangen nach der verlorenen Realität zu stillen." Es wäre aber völlig verfehlt, sie deshalb nur psychogenetisch zu verstehen. Dem, was sie sind, Geisteskrankheiten, wird nur gerecht, wer von dem darin zum Ausdruck kommenden Strukturverlust ausgeht. Darin sieht Ey die Umkehrung der evolutiven Integration, in deren Interpretation er über Jackson hinausgeht ([29m] und

[30f]) und er sucht sie mit dem Prozeßbegriff von Jaspers in Einklang zu bringen [29o], wozu dieser in der Tat einladen könnte. – Indem Jaspers damit allerdings die Abgrenzung der prozeßhaften Verläufe von psychischen Entwicklungen im Auge hat, die von Ey wiederum konsequenterweise in seiner Theorie der Geisteskrankheit – als „Prozeß" – in das System einbezogen werden, wird deutlich, daß diese Vereinheitlichung problematischer ist, als Ey dies möglicherweise sehen will. Wichtig ist die Betonung ihres umfassenden – strukturalen – Charakters, der einerseits die psychogenetischen, soziogenetischen, reaktiven Ableitungen und andererseits die ebenso einseitigen somatischen Erklärungen hinter sich läßt, wozu die Abkehr von allen dualistischen Denkmodellen die unabdingbare Voraussetzung bildet. Nur auf diese Weise konnte Ey das organische Moment betonen, ohne psychische Vorgänge mechanisch erklären zu müssen [30g], sich als wirklichen „Biologen" verstehen. In diesem Sinne erklärt sich auch die Abgrenzung vom Verstehenskriterium von Jaspers. Was es möglich macht, das Verhalten des Eremiten von dem des Schizophrenen zu unterscheiden, zeigt – und zwar unabhängig von eventuellen ätiologischen Erklärungen – allein die auf den „écart organo-clinique" gestützte strukturale Analyse [30h].

„So," heißt es im Rückblick des Jahres 1975, „wird die organo-dynamische – oder ‚neo-Jacksonsche' – Theorie" (einer Naturgeschichte der Verrücktheit), wie Ey sie erstmals 1942 in den Tagungsberichten der ‚Journes de Bonneval' hat anklingen lassen und danach bei vielen Gelegenheiten wiederholt hat" (vgl. Übersicht Fußnote [29p]) „endlich als das erscheinen können, was zu sein sie sich vorgenommen hat: eine rigorose und neue – dynamische – Theorie der Psychiatrie, ein dritter Weg zwischen dem mechanistischen Denken des 19. Jahrhunderts und dem Psychodynamismus des darauffolgenden. Das Feld der Psychopathologie wird in dieser organogenetischen und zugleich dynamistischen Perspektive als das Bild der Umkehrung des ‚corps psychique' erscheinen, was soviel heißt, wie, daß ‚Verrücktheit' dem menschlichen Leben immanent ist."

Das Werk von Ey ist in der Tiefe seiner Einsichten für die Psychiatrie sicher noch nicht ausgeschöpft. Dies kann im Hinblick auf die Fülle auch auf absehbare Zeit wohl noch nicht erwartet werden. An dieser Stelle, an der es nur um den – allerdings zentralen Gedanken des „écart organo-clinique" mit seinen negativen und positiven Aspekten geht, sei lediglich noch auf die abweichende Verwendung des Begiffs „positiver" und „negativer" Symptome bei de Clérambault hingewiesen, worauf Ey in der 5. seiner „Etudes" [30] in einer in jeder Hinsicht bewunderswürdigen Weise und so eingeht, daß mit der Konzeption auch der Psychiater und Mensch de Clérambault, den seine Schüler liebevoll den „Doktrinär vom Depot" [58] genannt haben, vor unser geistiges Auge tritt. Pichot [58a] nennt ihn den „glänzendsten Vertreter der ‚klassischen' französischen Tradition" ... „der sich in seinen Veröffentlichungen auf keinen anderen Autor bezieht außer gelegentlich auf seinen ‚berühmten Meister Magnan'".

De Clérambault vertrat eine konsequent mechanistische Auffassung, die neben Anklängen an Wernicke auch deutliche Divergenzen erkennen läßt. Die große Bedeutung, die er im Rahmen wahnhafter Entwicklungen, beispielsweise der von

ihm untersuchten „Erotomanie", einem „Postulat" genannten Bedingungsmecha-
nismus – „logisches Embryon" („autochthone Vorstellung' von Wernicke) –
zuschrieb, ohne den das ganze Wahngebäude zusammenstürzen würde, läßt ihn
auch in der Nähe mancher Auffassungen von Kretschmer erscheinen, was weniger
verwunderlich ist, als es zunächst den Anschein hat, wenn berücksichtigt wird, daß
seine „psychogenetische" Einstellung Kretschmer in keiner Weise hinderte,
konsequenter Determinist zu sein. Wie Tölle [59] zutreffend hervorhebt, bezeichnet Kretschmers Begriff „Inversion" den Punkt, an dem „die bewußte seelische
Weiterverarbeitung des Erlebens momentan abknickt; dem bewußten Ich kommt
in diesem Augenblick eine rein passive Rolle zu; es nimmt seine Arbeit erst wieder
auf, wenn das Sekundärerlebnis geboren ist". „Kretschmer", schreibt Tölle,
„interpretiert an dieser Stelle mehr biologisch als psychologisch".

Für de Clérambault ist immer ein „basal" oder „nukleär" genanntes „Syndrom
S" grundlegend, das der großen Mehrheit psychopathologischer Zustände übereinstimmend zukommt und zuallererst „positive" Phänomene, die sich aufdrängen
oder die gewaltsam eindringen („phénomènes d'intrusion"), umfaßt. Sie sind
autochthon, hängen keineswegs davon ab, daß ein im Sinne von Jackson/Ey
„negativer" Zustand vorbesteht. Sie drücken eine völlig motivationsfremde,
„unpsychische" rein willkürliche Aktivität aus, sind „athematisch"; Fremdkörper
im Bewußtsein. Dazu zählen u. a.: Halluzinationen, Sensibilitätsstörungen, parasi-
täre Empfindungen, zoenästhetische Störungen, zufällig „ejakulatorische" Sprach-
produkte, Gedankenecho, die Herstellung von Erinnerungen und Bildern, Emotionen ohne Grund, Wortspiele, papageienhaftes Nachplappern (Verbigeration)
und die als „Mentismus" bekannten Einschlaferlebnisse. Zu den „negativen" oder
Inhibitionsphänomenen (Fehlern) rechnet er Gedankensperre, Gedankenleere
oder -flüchtigkeit, Ratlosigkeit, Zweifel, Konzentrationsschwäche, Gedankenlo-
sigkeit usw. Es ergeben sich auf diese Weise mentale Automatismen, aus deren
Juxtaposition oder Aggregation (um den künstlichen „Keim") als absolute
„Neubildung" die Psychose entsteht: das mechanische Produkt einer Zellreizung,
bar jeden Sinnes.

Das Basalsyndrom kann positive Störungen enthalten, diese hängen aber in
keiner Weise vom Vorhandensein negativer Erscheinungen ab. Sie sind in sich selbst
auf ursprüngliche Weise positiv und einem in sich klaren, ruhigen und ungestörten
Bewußtsein aufgepfropft, der Kranke ist sozusagen ihr „gesunder Träger".

„Das Syndrom S. liegt in Formen oder in Momenten vor, die durch Bewußtseinshelligkeit,
Ruhe, manchmal Euphorie, seltener ein wenig Depression ausgezeichnet sind, die mit einem
Wort dem Subjekt die Fähigkeit zu feinen Wahrnehmungen und zur Introspektion lassen."
Ey räumt ein, daß dies ein Argument sei, das zähle; er fügt hinzu: „Die große Schwierigkeit
der strukturalen und dynamischen Theorien bestehe hinsichtlich ihrer Anwendung auf
Fälle, in denen das Bewußtsein klar, luzide und offenkundig ungestört sei" [30i].

Das ist in der Tat eine überaus ernstzunehmende Schwierigkeit theoretischer Art,
die dann auftritt, wenn die Umkehrung des evolutionistischen Gedankens als

Prinzip der Strukturanalyse nur auf den „écart organo-clinique" als einer *globalen* Gegebenheit ohne weitere Differenzierungsmöglichkeiten zentriert wird. Die gesamte psychopathologische Klassifikation hängt in diesem Fall ausschließlich von Unterschieden der Strukturniveaus ab, und der eventuelle Konsens darüber ist grundätzlich nicht zwingend, gleichgültig ob die Reihenfolge von 1938 oder die von 1954 zugrundegelegt wird. Um dies zu vermeiden, müßte damit begonnen werden, die Stufenleiter der unterschiedlichen Niveaus, wie sie ähnlich von Burchard (vgl. unten S. 189ff.) aufgestellt wurde, konkret aufzuzeigen, um hinsichtlich ihrer Umkehrung irgendwelche Voraussagen machen und zu einem vollständigen System gelangen zu können. Dazu wäre indessen eine empirische Methode vonnöten, die mit dem „3. Weg" von Ey nicht in Einklang gebracht werden könnte, weil sie in der Tat, über den phänomenologischen Bereich hinausginge. Es ist deshalb nicht zu erwarten, daß auf diese Weise der erhoffte Durchbruch wirklich erzielt werden kann.

Diese theoretische Schwierigkeit taucht auch noch aus einer anderen Richtung auf: Wir sind davon ausgegangen, daß ein psychopathologisches System, nur dann in sich geschlossen ist, wenn es die Merkmale, die der Einteilung zugrundegelegt werden, aus sich gewinnt. Diese sollten systemimmanent sein. Eine Einteilung nach Schichten, Niveaus u. ä. kann aber diesen Anspruch nur bedingt: quantitativ, nicht qualitativ – erheben. Es handelt sich um einen Gedanken, der nicht ohne weiteres mit der Idee der Kontinuität in Einklang zu bringen ist und der deswegen dem System nur äußerlich anzuhaften scheint. Dadurch werden außerdem Merkmalskategorien, die *wirklich* in ihm enthalten sind, ausgeklammert. In diesem Sinne systemimmanent ist das Merkmal, daß eine Störung der Entwicklung vorgegeben ist, oder daß sie der Entwicklung folgt. Konkret ist damit die Unterscheidung zwischen Mißbildungen und Krankheiten gemeint. Daß zwischen Schwachsinn und Demenz neben psychopathologischen Gemeinsamkeiten auch große Unterschiede bestehen, ist jedem Psychiater geläufig; ähnlich verhält es sich mit Psychopathie und Schizophrenie. Diese Unterschiede allein zu einer Frage der Niveauverschiedenheit, des écart organo-clinique", zu machen, ist nicht nur schwierig mit den tatsächlich zu beobachtenden Auffälligkeiten in Einklang zu bringen, sondern v. a. auch logisch nicht unbedenklich, denn es leuchtet nicht ohne weiteres ein, im vorderen Bereich der Skala etwa Idiotie als leichte Störung, eine leichte oder mittlere Demenz hingegen am unteren Ende der Skala einzustufen. Daß es diese Krankheitsbilder in allen möglichen Schweregraden gibt, verweist auf die Notwendigkeit, zusätzlich zu den Dissolutionsstufen ein weiteres Einteilungs-prinzip einzuführen.

Klassifikatorisch zwingende Unterschiede sollten hingegen daraus abgeleitet werden, daß Unterschiede strukturaler Art geradezu gefordert werden müssen, je nachdem, ob jemand eine Entwicklung durchlaufen hat, die bis zu seiner Erkrankung in dem Sinne normal war, daß der Betreffende im Verlauf dieser Entwicklung seine Struktur im Sinne des Gestaltkreisgedankens „auffüllen" konnte, oder ob der Kreis von vornherein wenig geöffnet oder wenig geschlossen geblieben war. Im ersten (Krankheits)fall kann sich der Betreffende evtl. an den früheren Zustand der Gesundheit erinnern, im zweiten Fall wird er seinen Zustand als den normalen ansehen und seine ihm von jeher ausschließlich bekannten und gewohnten Erlebensnormen in aller natürlichen Unbefangenheit als Koordinatensystem für schlechthin alles zugrundelegen. Tut er dies, dann wird er die abweisenden Reaktionen der Umgebung nicht bzw. falsch verstehen. Daß alles dies auch das psychopathologische Erscheinungsbild beeinflußt, liegt auf der Hand.

Wir haben uns zur Aufgabe gestellt, auf strukturalem Weg zwischen Psychosen/ Geisteskrankheiten nach abgeschlossener Entwicklung und Mißbildungsformen im vorgenannten Sinn zu unterscheiden. Dazu ist der Gedanke des „écart organo-clinique" von nicht zu überschätzender Bedeutung; er genügt aber als alleiniges Kriterium den Ansprüchen der Realität nicht. Dazu ist vielmehr erforderlich, die Entwicklungsidee in doppelter Hinsicht zu spezifizieren: einmal im Hinblick darauf, daß Entwicklung nicht nur in „Integration" – auch nicht in der notwendigen Erweiterung dieses Konzeptes von Jackson durch Ey –, sondern homöostatisch in einer komplementären Differenzierung besteht. Das eine ohne das andere anzunehmen, hätte von vornherein keinen Sinn.

Auf diese Weise erklärt sich z. B. der Unterschied zwischen Oligophrenie und Psychopathie einerseits, Schizophrenie und Demenz andererseits nicht als Auswirkung einer Differenz psychischer Niveauebenen, sondern im Hinblick darauf, daß einmal die Entfaltung des Subjekt-Objekt-Verhältnisses – die „Abhebung" oder Öffnung, bzw. das gegenständliche Erlebensprinzip, das für die Vielfalt in der Einheit zuständig ist – und das andere Mal die Vereinheitlichung des Erlebens, dessen Bedeutungsseite, die Seite subjektiver Spontaneität, in Mitleidenschaft gezogen ist.

Zum anderen ist diese Klarstellung des *komplexen* keineswegs kompakten Charakters des Begriffs „Struktur" auch in die Unterscheidung hineinzubringen, die Ey [31] selbst sehr zutreffend zwischen der „Entwicklungsbahn der Persönlich-keit" („trajétoire de la personnalité) und dem Bewußtseinsfeld („champ de la conscience") gemacht hat, als es darum ging, die akuten von den mehr oder weniger chronisch verlaufenden Störungen zu unterscheiden. Dieser Gedanke besagt, daß es in der Tat so etwas wie ein Schichtungsproblem organodynamischer Art gibt. Hierbei sind aber nicht irgendwelche empirisch zu erfassenden Schichten organi-scher oder funktioneller Art, die einander nachgeordnet wären, in Betracht zu ziehen, sondern eine Art „kategorialer" Dimensionsfolge, die, wie bei einer Schachtel, das organodynamische Prinzip in zunehmender Komplexität als Ganzes in dem Sinne umfaßt, in dem der Punkt in der Linie, die Linie in der Ebene und die Ebene im Quader umfaßt ist.

Auf der untersten Stufe handelt es sich bei dieser integrierend-differenzierenden Evolution in Dimensionen, als welche sich der Strukturierungsvorgang durchgehend darstellt, um den Gestaltkreis des *Organisch-Anorganischen;* seine Gestalt ist die Phylogenese. Ihre Umkeh-rung als Strukturverlust hat keinerlei medizinische Bedeutung. Darauf baut sich nun je nach der erreichten Entwicklungshöhe ein weiterer Zyklus auf, in dem das differenzierend-integrierende Werden zum Individuum – wie es leibt und lebt – führt. Der Verlust *dieser* – ontogenetischen · – Struktur beschäftigt alle Fachgebiete der Medizin sehr eingehend. Schließlich wird beim Erreichen des ontogenetischen Entwicklungszieles eine 3. Kategorie differenzierend-integrierender Aktivitäten und Gleichgewichtszustände möglich, in denen das *Bewußtsein* gegenständliche Vielfalt einheitlich thematisiert. Die Gestalt dieser Strukturierung sind Gesellschaft und Kultur, insbesondere Sprache, deren Subjekt – *nicht* Objekt – die daran beteiligten Individuen in ihrer Verbundenheit, Gemeinschaft, sind, so daß der Satz: „Das alles bist du!" sich als berechtigt erweist, sofern er den Zusatz erhält: „Aber nicht allein!"

Geisteskrankheit gibt es zuerst als Umkehrung dieser letztgenannten Strukturganzheit. Den Verlust der Dimension des Erlebens gibt es grundsätzlich – das ist ein durchgängiges Prinzip – in 2 Formen: als Verlust der *Einheit*, subjektbezogen – wir sprechen von Zerfall – und objektbezogen als Verlust der *Vielfalt*: Abbau. Schlägt Strukturverlust auf die nächst tiefere, sozusagen tragende Kategorie durch, dann heißt Zerfall des Bedeutungszusammenhangs so viel wie die Unterbrechung jener Kontinuität, in der subjektive Spontaneität als *Leben* zum Ausdruck kommt. Sie ist also mit dem Leben nicht vereinbar. Diese Form des Strukturverlusts hat klinisch allenfalls marginale Bedeutung. Es gibt zwar die sog. perakute, tödlich verlaufende, Katatonie. Im großen Maßstab ist aber davon auszugehen, daß die natürliche Auslese insoweit frühzeitig korrigierend eingreift.

In der 2. Form, als Abbau, gilt etwas anderes. Hier ist die *gegenständliche* Entdifferenzierung im Übergang vom Bewußtsein auf das Gehirn sehr wohl bekannt; wir kennen diese – organische – Entdifferenzierung z. B. bei der Hirnatrophie. Demenz ist daher nicht einfach als Strukturverlust des Bewußtseinsfeldes in der zeitlich-räumlichen Entfaltung des Erlebens, sondern darüberhinaus auch als Entdifferenzierung, die auf die Konkretisation der tätigen Organisationsform im Organ durchschlägt, zu begreifen. Hierdurch werden die bei der strukturalen Betrachtung zu berücksichtigenden Verhältnisse um mindestens eine Potenz kompliziert.

Führen wir von hierher nunmehr den Vergleich durch, den durchzuführen wir uns vorgenommen haben, dann interessieren folgende Gesichtspunkte: Wir haben es systemimmanent immer zu tun mit

a) 3 unterschiedlichen Dimensionen der Betrachtung; diese hängen struktural insofern zusammen (bilden eine Kontinuität, laufen nicht etwa einander parallel) als sie im vollen, d. h. differenzierend-integralen Sinne von Jacksons Evolutionismus auseinander hervorgehen;

b) 2 einander gegenläufigen Strukturierungsprinzipien; ob im Organ oder im Bewußtsein, Struktur gibt es nur im *Zugleich* von Vielfalt und Einheit; das eine ermöglicht das andere;

c) einem strukturalen Gleichgewicht (Homöostase), das beide Formprinzipien zugunsten der Leistung implizit läßt: Weder darf Bindung, noch darf Abhebung durch Überwiegen explizit werden. Immer muß das eine das andere decken. So ermöglicht das integrative Bedeutungssubjekt der Sprache eine neue Dimension der Differenzierung. Im *Organ* kommt das Gleichgewicht als anatomische Struktur zum Ausdruck; im Erleben als offene Thematisierung einer Situation: als Satz. Am umfassendsten kann Persönlichkeit in diesem Sinne daher als Thematisierung der lebensgeschichtlichen Situation verstanden werden: als implizites Gleichgewicht von Subjekt und Gesellschaft.

Aus dem Vergleich von Geisteskrankheiten mit Mißbildungs- und Überschußformen (s. oben) ergibt sich vor diesem Hintergrund zwanglos ein logisches und durchgehend kohärentes Klassifikationsschema. Dieses ist in sich unabhängig von dem struktural nicht zu lösenden Problem der Schichtung innerhalb der jeweiligen Kategorie. Die Formen des Strukturverlustes, die wir dem Schema einzuschreiben haben, ergeben sich nur aufgrund der vorstehend mitgeteilten Merkmale, so, daß gesagt werden kann, daß es daneben keine anderen gibt. Würden durch klinische Beobachtung darüberhinaus weitere Formen entdeckt, wäre die Theorie falsifiziert und das daraus gewonnene Schema hinfällig.

Der jeweilige „écart organo-clinique" sensu Ey entscheidet nur *quantitativ* über den Schweregrad der jeweiligen Erkrankung oder Mißbildung, nicht über deren Form. Es ist theoretisch zu erwarten, daß er ganz unterschiedlich ins Gewicht fällt, je nachdem, ob es um Mißbildungsformen (Entwicklungsstörungen), Überfunktion eines von beiden Strukturprinzipien mit dadurch nur relativer Insuffizienz des gegenläufigen Prinzips oder – bei den eigentlichen Geisteskrankheiten – um die absolute Insuffizienz einer oder beider Strukturformen geht.

Ferner besteht die theoretische Erwartung, daß im Falle des Durchschlagens der Störung auf die nächst niedere Dimensionskategorie, welche die darauf aufbauende sozusagen trägt, ein homogener, im Sinne von Ey „uniformer", Strukturverlust nicht mehr zu erwarten ist. Mit jeder Nervenzelle wird – lokal – zugleich Differenzierung *und* Integrierung zerstört. Das klinische Beispiel hierfür ist dasjenige, worüber 1948 die berühmte Diskussion stattgefunden hat: Aphasie. Hierbei ist, nach dem Ausdruck von Conrad, Bindung zugleich vermehrt und vermindert. Ey spricht hierüber als „lokale" Form des Strukturverlusts. – Entsprechend wird beim Abbau, der von einer Rindenatrophie begleitet ist, die Erstarrung (Bindungsplus) zwar im Vordergrund stehen; zugleich ist aber eine Störung der Bedeutungsfunktion (Bindungsminus) zu erwarten. Sie wird psychopathologisch in diesen Fällen auch tatsächlich beobachtet: Affektlabilität, -inkontinenz tritt zur Urteilsschwäche hinzu.

Der penible „Perfektionismus" Hirngeschädigter, über den Gelb [60] berichtet, die „Pedanterie" der Kranken, bezeugt keinen besonders entwickelten „Ordnungssinn", der planmäßiges und systematisches Handeln bedeutet, sondern die krankheitsbedingte Notwendigkeit, „in ihren Schränken und Schubladen" die Gebrauchsgegenstände des täglichen Lebens immer „in der gleichen Weise zur Hand zu haben, und ohne Reflexion mit ihnen umgehen zu können. Jede Veränderung im Ablauf des Alltages erfordert eine, wenn auch noch so primitive Überlegung und Entschlußkraft, und hier beginnen ja gerade die

Schwierigkeiten! Derartige Kranke gehen jeden Tag um dieselbe Zeit an die frische Luft, aber immer durch die gleichen Straßen. Schon die Aufforderung, einen Umweg oder eine Abkürzung zu gehen, kann eine gewisse Fassungslosigkeit auslösen."

Durch die organische Krankheit ist das Tun automatisiert. Es fehlt der persönliche Abstand dazu: der Kranke ist nur noch eine Einheit in sich, ohne außer sich bedeutungsmäßig unabhängige Einheiten hervorrufen zu können. In seinem Subjektivismus ist Bedeutung – positiv – verdichtet, in der fehlenden Wendigkeit, deretwegen er auf die Krücke der Pedanterie angewiesen ist, kommt der Bedeutungsverlust – negativ – als Entdifferenzierung zum Vorschein.

Bei den Entwicklungsstörungen ist der „écart organo-clinique" logischerweise nur unter Extrapolation auf eine Durchschnittsnorm sinnvoll zu unterstellen. Er bringt dann in der Abhebung des einzelnen Schwachsinnigen oder Psychopathen von den Normen der Allgemeinheit das Defizienzsyndrom – Schwachsinn oder Psychopathie – zum Ausdruck. Da in diesen Fällen keine tiefere Schicht – nach dem Ausdruck von Ey – „freigesetzt" wird, folgt die organisatorische Tätigkeit auf der tatsächlich erreichten Strukturstufe zwar einem entsprechend erniedrigten Standard, bringt aber im Fall der Mangel*differenzierung* keinen semantisch-subjektivistischen und im Fall der Mangel*integrierung* keinen gegenständlichen „Anarchismus" etwa halluzinatorischer Art zum Ausdruck. Darin unterscheiden sich die Mangelentwicklungen geradezu dramatisch von den eigentlichen Geistes-krankheiten: Psychopathen sind nicht eigentlich verrückt und Schwachsinnige nicht verworren.

Umgekehrt verhält es sich bei den Überschußformen des Strukturmangels: Bei vollständiger Berücksichtigung aller Einflußgrößen ist de Clérambault zumindest teilweise rehabilitiert: soweit die Insuffizienz des jeweils gegenläufigen Prinzips nur relativ ist, besteht der „écart organo-clinique" nicht. Positiver „Anarchismus" erschöpft dann das Erscheinungsbild: Beim Typ der amentiell deliranten Überfunk-tion gegenständlicher Art, die von Burchard so eindrücklich beschrieben worden ist, gleicht das Erscheinungsbild der Krankheit, der Rausch, der positiven Seite des Struktur*zerfalls* (der endogenen Psychosen), was ja sehr bemerkenswert ist.

Ebenso bemerkenswert ist der umgekehrte Fall bei der (subjektivistisch) semantischen *Überfunktion:* dem affektiv abnormen Bedeutungsbewußtsein. Hier gleicht das psychopathologische Erscheinungsbild, obwohl es sich primär um eine „Bedeutungsstörung" handelt, der positiven Seite des – gegenständlichen – Struktur*abbaues.* Wir haben deshalb unter ausdrücklichem Hinweis auf die Grenzen des Vergleichs von der Psychopathologie des affektiven Ausnahmezu-standes im Hinblick auf die damit verbundene Sprachlosigkeit gesagt, daß sie derjenigen einer Intelligenzstörung verglichen werden könne. Dies ist insofern der Fall, als sich die dort zu beobachtende Affektqualität im Erscheinungsbild der akuten Störung wiederholt und ein extremes Ausmaß erreicht. Von daher läßt sich übrigens weiter im Sinne des *pathologischen* Charakters des affektiv abnormen Bedeutungsbewußtseins argumentieren.

Der Einwand de Clérambaults gegen die Strukturtheorie allgemein (S. 91) ist mit dem Aufzeigen der strukturalen Überschußformen im Prinzip hinfällig: es braucht im Hinblick auf die strukturalen Gesetzmäßigkeiten nicht in allen Fällen zu einer „Dissolution" und Niveausenkung des Bewußtseins zu kommen. Es genügt, daß eine Verschiebung des Gleichgewichts der strukturierenden Einflußgrößen – gleich wie – zur Auswirkung kommt. Die positive Symptomatik, die dann in Erscheinung tritt, beruht nicht auf der Freisetzung vorher unter Kontrolle befindlicher tieferer Schichten, sondern – wie de Clerambault es forderte – auf einer direkte „Reizung" der gegebenen. Leuner, der von einer „dynamischen Überfunktion" spricht [52e], und andere haben dies in der Tat so beschrieben. Die Bezeichnung der Störung als „Funktionspsychose" (Wieck) trägt dem strukturalen Sachverhalt (keine organische Defizienz) Rechnung. Burchard selbst, der in der Herausarbeitung der „positiven Symptomatologie" die Hauptaufgabe der vergleichenden Psychopathologie sieht, spricht allgemein von einer „Niveausenkung", findet aber [52f], daß „Versuchspersonen im Augenblick der Hereinnahme in ein Gespräch mit der Sprache kritische Bewußtseinsstufen wieder" gewinnen, „die zwischenzeitlich stillgelegt waren oder eingeschränkt waren. Leichtere klinische Delirien zeigen ganz ähnliche Verläufe. Auch bei ihnen ist die nichtaufhebbare Nivellierung höherer Bewußtseinsschichten nicht obligate Voraussetzung des Auftretens deliranter Strukturen. Die Fremdanregbarkeit für höhere Bewußtseinsentfaltung bleibt erhalten." Dem möchten wir nur hinzufügen, daß Ähnliches auch für den schizophrenen Defekt gilt.

Diese Argumentation wird nicht dadurch erschüttert, daß es in anderen – wohl den meisten – Fällen auf toxischem Weg tatsächlich zu psychotischen Erlebensveränderungen kommt, die sehr wohl jenen „écart organo-clinique" aufweisen, indem bereits organisiertes Erleben – willkürlich: ohne Rücksicht auf gegenständliche Richtigkeit oder subjektive Bedeutungszusammenhänge – freigesetzt wird; das positive Moment folgt aus dem Verlust der Kontrolle, der seinerseits das negative Moment darstellt. Für diesen Fall zeigt sich Kontrollverlust zugleich auch im Auftreten weiterer Ausfallserscheinungen: die begleitende Bewußtseinstrübung ist obligatorisch. Lange Zeit war eine Bewußtseinstrübung übrigens in diesem Sinne geradezu die Conditio sine qua non und das Leitsymptom körperlich begründbarer Psychosen. Als Paradebeispiel hierfür kann der Alkoholrausch genommen werden.

Eine letzte ergänzende Bemerkung für den Entwurf eines in sich geschlossenen psychopathologischen Systems: „Freiheit" als Bewußtseinsleistung, sensu Ey, oder „Freiheitsgrade", so wie Conrad den Ausdruck verstanden hat, meint *Fähigkeit*, sich zwischen verschiedenen Möglichkeiten entscheiden zu können. Diese Fähigkeit kann es nur geben, wenn grundsätzlich davon *jeder mögliche*, auch der evtl. „falsche" Gebrauch gemacht werden darf. Eine Fähigkeit, die sich stets und ständig nur im richtigen Gebrauch kundtäte, wäre keine. Es würde sich dann um einen – vielleicht instinktiven – Automatismus handeln. Das Vorhandensein dieser Fähigkeit zeigt sich übrigens auch daran, daß anschließend an den Fehler die

Möglichkeit gegeben ist, ihn wiedergutzumachen, sich eines besseren belehren zu lassen.

Daher sind Fälle eines bloß falschen Gebrauchs der an sich erhaltenen Fähigkeit aus der engeren psychopathologischen Betrachtung auszuscheiden. Ein Großteil der Störungen, mit denen Psychiater und viele andere Ärzte und Psychologen zu tun haben, stellen allerdings in diesem Sinne nur Fälle einer Gewöhnung an den abweichenden Gebrauch bei prinzipiell erhaltener Fähigkeit auch zum richtigen Gebrauch dar. Dies trifft für manche Neurosen und psychosomatische Störungen zu. Diese sog. funktionellen Störungen scheiden damit im strengen Sinn aus der psychopathologischen Betrachtung aus und brauchen darüber hinaus nicht systematisch berücksichtigt zu werden. Therapeutisch stellen sie selbstverständlich ein zentrales Problem dar. Der Zugang zu ihnen ist aber nicht formal, sondern inhaltlich-hermeneutisch gegeben. Wir bemerken, daß dieselbe Bezeichnung „Neurose" u. U. für psychopathologisch Verschiedenartiges gebraucht wird, je nachdem, ob von „Rentenneurose", „Hysterie" oder von „Zwangsneurose" die Rede ist.

Wir sind damit an einem Punkt der Betrachtung angelangt, uns Rechenschaft über das Gesagte abzulegen. Eys „3. Weg" hat sich als der gesuchte „Ausweg" aus der Aporie des Leib-Seele-Problems, über dem immer noch, von Schneider und Zutt beschworen, „Griesingers Engel" schwebt, erwiesen. Gangbar machte ihn der evolutionistische Gedanke von Jackson in seiner von den dort noch vorhandenen mechanistischen Einengungen geläuterten Auslegung durch Ey. Darauf kam es Ey immer wieder an, daß er betonte, wegen der „dynamischen" Seite seiner Theorie deren organischen Anspruch in keiner Weise schmälern oder gar aufgeben zu wollen, und umgekehrt: wegen des organischen Anspruchs nicht minder auch die psychische Seite in ihrem vollen Umfang der Theorie zugrundelegen zu wollen.

Der evolutionistische Gedanke besteht darin, daß eine *tätige Organisationsform*, die weder als „Kraft" noch als „Substanz" verstanden werden darf, an aller Anfang steht. Dadurch und dadurch allein wird der Rückfall in den Essentialismus und Dualismus in seinen verschiedenen Spielarten vermieden. Dieser Gedanke ist im Hinblick auf die von Conrad – im Anschluß an v. Weizsäcker – herausgestellte Eigentümlichkeit des *antinomischen* Charakters der Organisationsform zu erläutern: Strukturierung erfolgt in der Gegenläufigkeit und im impliziten Gleichgewicht *zweier* Strukturierungsprinzipien, von denen das eine für Einheit, das andere für Vielfalt zuständig ist. Struktur ist ebensowenig ohne Zusammenhalt wie ohne Entfaltung vorstellbar. In diesem Sinne ist das systematische Zusammenwirken von Adaptation und Assimilation in der Entwicklungstheorie und in der Epistemologie von Piaget zu verstehen.

Die erkenntnistheoretische Fundierung und Begrenzung dieses Konzepts besteht im transzendentalen Charakter der Begriffe „Subjekt" und „Objekt", mit deren Hilfe der Gestaltkreisgedanke gewöhnlich ausgedrückt wird: subjektive Bedeutung vereinheitlicht den Gestaltkreis, gegenständliche Vielfalt öffnet ihn. Conrad meinte mit den Ausdrücken „Bindung" und „Abhebung" das gleiche.

Diese Begriffe gilt es also zu erläutern. Davon hängt alles ab. Indem Kant „Subjekt" durch die Idee der „Spontaneität" nach der Seite des Erkennens hin definiert hat, ist das Wesentliche geschehen. Diese Spontaneität als Tätigkeit der Organisationsform äußert sich in der vereinheitlichenden Wirkung der Bedeutung; in ihr kommt *Kontinuität* auf doppelte Weise zum Ausdruck: zum einen in der Tätigkeit der Organisationsform und zum andern in der Explikation neuer Dimensionen. Bedeutung gibt es als Ergebnis dieser kontinuierlichen Tätigkeit inmer nur in Zusammenhängen; reduktionistisch läßt sie sich prinzipiell nur verjagen, nicht fassen. Der Versuch, es trotzdem zu tun, wurde allerdings schon oft gemacht und wird immer wieder unternommen werden.

„Objekt" ist dann der Begriff des aus sich heraus auf ganz elementare Art und Weise Gleichbleibenden, Regelmäßigen, Diskontinuierlichen, das erst durch subjektive Spontaneität – Bedeutung – die Gestalt des Zusammenhangs, verschiedene Gestalten, diesseitige Wirklichkeit annimmt. Dies geschieht in Zyklen. Am Anfang der Evolution bedingt das Zusammentreffen von Subjekt und Objekt organisches Leben, in welchem die phylogenetische Entfaltung vereinheitlicht ist. Je nach dem erreichten Entwicklungsstand bauen darauf die ontogenetischen Differenzierungs- und Integrierungsvorgänge auf, in denen jeweils das Individuum eine Einheit der Entfaltung ausdrückt, die weit über die erste hinausreicht. Auf der 3. Stufe öffnet sich die Entfaltung in den soziokulturellen Raum; die Einheit ist das Bewußtsein, ihre entwickeltste Ausdrucksform die Bedeutungsgemeinschaft und die Bezeichnungsvielfalt der Sprache.

Bewußtsein heißt das Wissen des Hergestellten, das dadurch möglich ist, daß das Subjekt an seiner Herstellung beteiligt ist. An keiner Stelle dieser Kontinuität divergieren Subjekt und Objekt; subjektive Aktivität, die dies alles erschafft, durchläuft zwar – auch kategorial – unterschiedliche Formen; es gibt aber keine andere „geistige" Tätigkeit als diese eine des zugleich Zusammenfügens und Trennens und Bewahrens des Gleichgewichts: innerhalb der einzelnen Nervenzelle genauso wie in den verschiedenen Zentren und im Gehirn insgesamt.

Krankheit stört die Tätigkeit oder das Gleichgewicht beider Organisationsformen. Dies kommt in mangelnder Einheit und in mangelnder Vielfalt zum Ausdruck. Kennzeichen der Geisteskrankheit ganz allgemein ist daher das Verfehlen der Gemeinsamkeit, indem deren Bedeutungs*zusammenhang* oder deren Vielfalt verfehlt wird. (Ey spricht von dieser Gemeinsamkeit als „Beziehungsleben" – „vie de relation".) Sofern und soweit dieser Vorgang auch das Organ als Wirkung (nicht als Ursache) der Organisationsform in Mitleidenschaft zieht, wird Geisteskrankheit gleichzeitig zur körperlichen Krankheit; eine *Krankheit der Organisationsform*, die ihren Ausdruck auch im Gehirn wie im Leib allgemein findet, ist sie in jedem Fall.

Der Subjekt-Objekt-Charakter jeder Struktur, die Bedeutsamkeit und Richtigkeit einer Leistung, die Antinomie des Gestaltkreises, all das ist der Grund dafür, daß Strukturmangel grundsätzlich – außer auf globale Weise – in 2 unterschiedlichen Formen vorliegen kann: als Uneinheitlichkeit oder als Eintönigkeit. Damit hat es derjenige zu tun, der die Diagnose stellt. Dahinter kann sich – auch strukturell, wie wir gesehen haben – Unterschiedliches verbergen (Unter- oder Überfunktion, Mangelentwicklung oder Strukturverlust). Die strukturale Betrachtungsweise ist wichtig, wenn es um das System der Psychopathologie insgesamt und die psychopathogenetische Betrachtung einer gegebenen Störung geht. Die *anschaulichen* Begriffe, die zur Beschreibung der Störung und zur Erstellung des psychischen Befundes benötigt werden – es handelt sich um die psychischen Grundbegriffe, von deren vielbeklagter Ungenauigkeit wir ausgegangen sind – sind daher strukturell zu definieren. Dies soll nunmehr geschehen.

Nach dem Vorstehenden erscheint es zweckmäßig, sich auf wenige solcher anschaulichen Begriffe zu konzentrieren. Unsere Wahl ist leicht zu begründen: Indem „Antrieb" als die erste Grundfunktion herausgestellt wird, ist – etwa im Sinne von Eys „activité synthétique basale" – diejenige subjektive Spontaneität gemeint, die auf der Stufe des Erlebens die Strukturierung trägt. Diese synthetische Aktivität ist zugleich „psychisch" und somatisch. In dieser Begriffsfassung der Aktivität wird alles das mitberücksichtigt, was sonst als „Wille" oder „Wollen" eigens aufgeführt wird, wobei hier „Wille" allerdings nicht gesondert von der gewollten Tätigkeit, sondern in dieser eingeschlossen zugrundegelegt wird. Der Begriff „Antrieb" unterscheidet sich von diesem umfassenden Begriff der Aktivität darin, daß in letzterem die par excellence „semantische Natur" subjektiver Spontaneität noch eher zum Ausdruck kommt, als in der schon motorisch fortgeschrittenen Form der Begriffsbildung. Wie dem auch sei, Bedeutung ist *intentional* oder nicht.

Schon immer hat es klinische Erfahrung nahegelegt, als 2. anschauliche Grundfunktion das in seinem privaten Charakter als besonders akzentuierte Form der Bedeutung zu berücksichtigende „Fühlen" in Betracht zu ziehen. Es handelt sich um Bedeutung in ihrer ganz „konkreten" Form, die von anderen nur als Ausdrucksphänomen zu würdigen ist. So scheint beim Explizitwerden des Affekts eine gewisse Widerstandslinie gegen weiteren Strukturverlust erreicht zu werden. Im thematischen Zusammenhang der „lokalen" Dissolutionsformen hat Ey wiederholt in diesem Sinn die Bedeutung einer „emotionellen" Schicht betont; wie ja auch Jackson bei der Aphasie ganz ähnlich zwischen intellektueller und emotioneller Sprache unterschieden hat. Wird der Begriff „Fühlen" weiter – phänomenologisch – gefaßt, dann sind darunter auch sehr viel differenziertere Erlebensweisen zu verstehen (Ehrgefühl, Reue, Schuld).

Den dazu komplementären Bereich gegenständlicher Art erfassen wir mit dem Begriff des „Denkens". So wie im Fühlen bedeutungsvolle Einheit/Gemeinsamkeit hergestellt wird, zielt Denken auf die Relationen des Vielen ab, wie sie in Begriffen zum Ausdruck kommen. Es wird also die Erlebensdimension der – ggf. abstrakten – Distanz, der Abhebung, Verminderung konkreter Bindung usw. ins Auge gefaßt. Hierbei ist noch einmal daran zu erinnern, daß das System als Ganzes desto integrierter sein muß, je ausgebreiteter seine Verzweigungen sind, je tiefer seine Begriffe reichen und je feiner dadurch die Dinge und Bedeutungen auseinandertreten.

Mit der psychischen Grundfunktion des „Denkens" berücksichtigen wir den „gegenständlichen" (objektiven) Leistungsaspekt des Erlebens, wobei nicht zu verkennen ist, daß diese Leistung auch dort noch erbracht wird, wo auf *elementare* Weise „Fühlen" im Vordergrund des Erlebens steht; so, wie umgekehrt Fühlen als Bedeutung auch noch die Einheit abstraktester Erlebensformen sicherzustellen hat (vgl. Aylwin [35]). Hier wird also keiner Auffassung das Wort geredet, die Fühlen „unterhalb" des Denkens (im Hirnstamm z. B.) als selbständige Funktion hierfür spezialisierter Zellverbände ansiedelt. Es handelt sich bei diesen sog. Grundfunktionen des Denkens und Fühlens lediglich um 2 komplementäre Leistungen, die gemeinsam zur Ausgewogenheit der durch sie entstehenden Struktur beitragen.

Ihre Unterscheidung im allgemeinen Sprachgebrauch bezieht sich auf *die mehr oder weniger entwickelte* Form dieses gemeinsamen Wirkens: Fühlen wird i. allg. als die weniger, Denken als die weiter entwickelte Form des Erlebens angesehen. Diesem weit verbreiteten Sprachgebrauch wird hier indessen nicht gefolgt. Bei strukturaler Verwendung der genannten Begriffe gilt unser Augenmerk im 1. Fall mehr der Abhebung, das andere Mal mehr der Bindung, was aber für den Normalfall nicht heißt, daß das eine oder andere überwiegen würde. Abhebung und Bindung, Differenzierung und Integration sind hinsichtlich der durch sie bewirkten Phänomene stets zusammen mehr oder weniger entwickelt. Die terminologische Schwierigkeit, die hier aufgetaucht ist, hängt damit zusammen, daß in der Bezeichnungsvielfalt der allgemeinen Sprachentwicklung selbst die natürliche Tendenz besteht, strukturale Gesichtspunkte eher zu verschleiern, als sie hervortreten zu lassen.

4. Der psychische Befund beim „Verrückten":
Wahn und Halluzination

Ey zufolge drückt Wahn „unersättlichen" Durst des Kranken nach der verlorenen Realität aus; irgendwie muß diese Realität also noch in seinem Besitz sein; muß der Kranke noch einen Begriff von ihr, einen Bezug zu ihr, haben. – Burchard hingegen verstand die Halluzinationen des Amentiellen als Ausdruck eines quasi automatischen, inneren „Zwangs", zum Gegenstand zu werden. Angesichts dieser beiden Auffassungen fragt sich: Wird der Kranke „verlockt" oder „treibt *es*" ihn oder geht es „halb und halb" zu – wie im Lied.

Für die Beschreibung im psychischen Befund könnte dies gleichgültig sei, da kommt es nur auf das Phänomen, das beschrieben wird, als solches an. Es fehlt nun aber – beim Wahn mehr als bei den Halluzinationen – in der Psychiatrie an Einigkeit darüber, ob im Einzelfall das Phänomen „echt" sei oder nicht. Wahn als Ausdruck einer Entwicklung (z. B. der „sensitive Beziehungswahn" Kretschmers) soll nach klassischer Meinung scharf vom Wahn als Ausdruck eines „Prozesses" psychopathologisch unterscheidbar sein; davon hängt die psychopathologische Wertung als „krankhaft" ab. Und ähnlich wird zwischen „echten" und „Pseudo-"halluzinationen unterschieden. Jaspers und Schneider stehen in ihrer streng alternativen Unterscheidung zwischen: Prozeß und Entwicklung, qualitativer oder bloß quantitativer Abnormität, unverständlich oder verständlich – anderen bekannten Autoren – etwa Kretschmer und Conrad oder auch Bash [61] – gegenüber.

Letztere betonen eher den Übergang und weisen, wie auch Ey dies tut, auf den thematisch-inhaltlichen bzw. „katathymen" Zusammenhang mit dem unbewußten Erlebnisumfeld des wahnhaften Erlebens hin [vgl. 62]. Eine vergleichbar vermittelnde Einstellung wird von Tölle vertreten, der über wahnhafte *Entwicklungen* bei hirnorganischer Grundkrankheit berichtete [59]. Dieser Autor nennt folgende „wahnfördernde" Faktoren: Das Erleben einer gesundheitlichen Insuffizienz; die herabgesetzte psychische Belastbarkeit und verminderte Verarbeitungsmöglichkeiten für Konflikte. Mit Kretschmer betonte er die Notwendigkeit einer mehrdimensionalen Betrachtungsweise.

Mit dieser Fragestellung sind ferner auch die an gleicher Stelle mitgeteilten interessanten Verlaufsbeobachtungen von Hippius und Heinrich zu diskutieren. Letzterer beschreibt unter Bezug auf Jackson, Ey und Conrad eine wahnhafte Entwicklung bei florider Neurolues, die auf antiluetische Therapie remittierte und *keine* psychopathologische Vergleichsmöglichkeit zum klassischen Größenwahn der Paralytiker bot. – Im Fall einer über 13jährigen Wahnentwicklung mit langjährig erhaltener Berufsfähigkeit als Kriminalbeamter und späterer prompter Remission der wahnhaften Überzeugungen durch Behandlung mit Perazin sowie Anhalten der Korrektur unter Neuroleptikaschutz läßt es der Hinweis auf einen Wechsel des Wahnthemas bei Aussetzen der Therapie oder bei sonstigen interkurrenten Belastungen aus der Distanz fraglich erscheinen, ob es sich dort tatsächlich um eine „Entwicklung im Sinne Gaupps" gehandelt hat. Ohne weitere Informationen über eine eventuelle negative Symptomatik im Sinne des „Prozesses" kann selbstverständlich der differentialdiagnostischen Frage, die in dieser Mitteilung nicht speziell aufgeworfen wird, nicht weiter nachgegangen werden: Die biographische Relevanz des Wahnthemas ist in diesem Fall für die unbehandelte Verlaufsstrecke offensichtlicher als danach; später mutet die Annahme eines thematischen Zusammenhangs zwischen Wahn und tatsächlichen Lebensverhältnissen eher „gesucht" an.

Wir wollen uns im Hinblick auf die große Bedeutung dieser Unterscheidung nun doch etwas näher mit der Eingangsfrage auseinandersetzen. Sie lautet: Wird der Kranke, der die Realität verloren hat, bei seinen psychopathologischen Produktionen blind getrieben oder zieht es ihn zu einem Ufer, das er nicht mehr erreicht aber noch im Blickfeld hat – oder liegt gar keine echte Alternative vor?

Beim Verfolgen des „3. Weges" von Ey – der jenseits des empirischen Dualismus die methodische Perspektive der strukturalen Psychopathologie ist – kann von folgendem ausgegangen werden: Wahn ist zweifellos ein Begriff gestörter *Bedeutungsfunktion;* Wahn hat mit der Frage zu tun, ob die Vereinheitlichung des Erlebens dergestalt möglich ist, daß logische Widersprüche zwischen einzelnen seiner Teile erkannt und beseitigt werden können. Diese Vereinheitlichung ist die Tätigkeit des Subjektes; auf diese Weise stellt das Subjekt kraft seiner Spontaneität über die Bedeutungsfunktion des Erlebens sicher, was in der gegebenen Situation zu geschehen hat. Dies ist der konkrete Gehalt jeder Bedeutung. Dieses Wissen wird um den Preis des eigenen Fortbestands ständig benötigt; das ist es, was in jeder gegebenen Situation das Individuum – nach Hassler [43] – vorrangig interessiert, deshalb, könnte gesagt werden, gibt es überhaupt Bedeutung. So ist einheitliche Bedeutung das Wesen der Entscheidung; Entscheidungen, die auf wahnhafter Bedeutung beruhen, sind stets willkürlich, gemeinschaftszerstörend und für den Kranken selbst verhängnisvoll. Wird berücksichtigt, daß syndromatologisch *vor* dem Auftreten des Wahns in der depressiven Antriebshemmung und Abulie des Melancholikers oder auch in der Ziellosigkeit des Manikers zuvörderst das Wollen gestört ist, dann kann zusammenfassend gesagt werden, daß Zerfall im Grunde die Deformierung der Entscheidungsfähigkeit ist.

So, wie subjektive Bedeutung, Wollen, Einheitsbildung und Wahn begrifflich untereinander in engster Verbindung stehen, so ist „Halluzination" ein sozusagen *gegenständlicher* Begriff, der direkt die Entfaltetheit des Erlebens in der Welt betrifft: er betrifft dessen *Eigenschaftsseite,* steht mit dem Erkennen in engster

Verbindung. Besteht die Gegenstandsfunktion normalerweise darin, die Bedeutungseinheit im phänomenalen Feld der Wirklichkeit – nach Zeit und Raum – einzuteilen und durch Beziehungen und Wiederauflösungen in sich beweglich zu machen, so folgt daraus gleichzeitig Distanz und Verbundenheit des persönlichen Standpunktes im Hinblick auf die „Dinge" der Wahrnehmung. Diese erhalten im Tasten und Sehen eine räumliche, durch Hören eine zeitliche Koordinate. Riechen ist demgegenüber eigentümlich unbestimmt: Es gibt keine scharf zu bestimmende „Geruchsgrenze" von Gegenständen; ähnliches gilt für den Geschmack. Bei keiner anderen Wahrnehmungsform scheinen sich „objektive Eigenschaft" und „subjektive Bedeutung" so wie bei Riechen und Schmecken zu überlappen. Aber auch beim sozusagen „trennscharfen" Tasten, Sehen und Hören ist die *konstituierende* Rolle des Subjekts für das Zustandekommen des Phänomens unbestreitbar. Die alten Wahrnehmungsexperimente von Hering, Henning, Katz u. a. außerdem Schapps Beiträge zur Phänomenologie der Wahrnehmung haben in diesem Sinne in Cassirer [11 r] einen hervorragenden Interpreten gefunden.

Erzeugt Hören die „Stimme" außerhalb des sequentiellen Koordinatenschemas der Gehörswahrnehmung allgemein, nämlich „irgendwo" im Sprachraum, so handelt es sich um eine auditive Halluzination; erzeugt Greifen für den Kranken den Gegenstand dort, wo für uns keiner ist, haben wir möglicherweise einen Deliranten vor uns. Burchard, z. T. an Goldstein anknüpfend, hat in seinen ungemein anregenden Untersuchungen die durch protokollierte Beobachtung empirisch-experimentelle Bestätigung dieser strukturalen Auffassungen vorgelegt und [52g] aus dem Verhalten Deliranter expressis verbis die Schlußfolgerung gezogen: „Der Handlungsablauf läßt für sich genommen nur den Schluß zu, daß das Erlebnis „Objekt", womöglich noch mit bestimmten Merkmalen ausgestattet, am Ende der Greifaktion liegt". Hierbei könne der Delirante mit dem Pantomimen verglichen werden, sehe man davon ab, daß letzterer die Distanz bewahrt hat, im „Herumhandeln um den Gegenstand" diesen selbst auszusparen, was der Kranke gerade nicht kann [52h].

Burchard hebt dessen „unendliche Gebundenheit und Distanzlosigkeit" und „gleichzeitig unendliche Isoliertheit" hervor, wobei nicht zu vergessen ist, daß er nur die delirante Bewußtseinsveränderung und diese im Hinblick auf einen „Niveauverlust" interpretiert. „Distanzlosigkeit *und* Isoliertheit" ist genau der Befund, den Conrad beim Aphasiker erhoben hat: Bindung und Abhebung zugleich; die Antinomie des Phänomens, wobei der plötzliche Verlust der gesamten – differenzierenden und integrierenden – Zelleistung an einer umschriebenen Stelle des Gehirns erklärt, warum weder Wahn noch Halluzinationen zum Erscheinungsbild der Aphasie/Agnosie/Apraxie gehören.

Unter dem Gesichtspunkt des „écart organo-clinique" von Ey, den wir sinngemäß erweitern, indem wir die – evolutionistische – Vorstellung eines subjektiv-objektiven Gleichgewichts in die Betrachtung einbeziehen, erscheinen die Begriffe „Wahn" und „Halluzination" in doppelter Gestalt; nicht einfach als – negativ-positives – Ergebnis der Befreiung evolutionistisch tieferer Schichten, sondern zunächst als funktionelle Disproportioniertheit des Erlebens im Sinne einer relativen oder absoluten Insuffizienz seiner gegenständlichen oder bedeutungsmäßigen Seite. Wir untersuchen demnach Wahn – und ebenso Halluzinationen – einmal als Positivum und einmal als Negativum, je nachdem, ob Bedeutung oder Gegenständlichkeit insuffizient sind. Wahn gibt es also in unterschiedlicher Form – sowohl bei Abbau als auch bei Zerfall.

1) Beim Abbau begegnet uns *Wahn* in seiner direkten, *negativen* Form: als ein – fakultatives – Ergebnis des Verlustes gegenständlicher Ordnung. Von dieser objektiven Ordnung hängt normalerweise die auf transzendentale Weise noch in den phänomenalen Gegenständen garantierte passive Regelmäßigkeit und Richtigkeit des Urteilens ab ($1 + 1 = 2$). Befindet sich – im Normalfall – die erlebte Situation in einem subjektiv-objektiven Gleichgewicht, so ist das Gleichgewicht jetzt – abbaubedingt (Verlust gegenständlicher Ordnung) – nach der subjektiven Seite hin verschoben: Bedeutung beherrscht in subjektivistischer Verzerrung – und in diesem Umfang gegenständlich „leer" – das Erleben. Der gegenständlichen Seite fehlt gewissermaßen die auflösende Kraft, um die – von ihrer Herstellung her – objektiv falsche Meinung im Hinblick auf das Ganze richtigzustellen. Die falsche Bedeutung wird von innen übermäßig zusammengehalten. Sie ist bedeutungsmäßig umso kompakter, je gegenständlich unerfüllter, leerer sie ist. Aus klassisch nosologischer Sicht handelt es sich um eine wahnhafte Entwicklung: „Paranoia". Die falsche Bedeutung drängt zum Handeln: es muß „etwas geschehen". Allerdings gibt es eine solche Bedeutungskondensation „auf nichts" auch beim schizophrenen Verfolgungswahn als Zerfallsprodukt und erreicht gelegentlich ebenfalls einen gefährlichen Grad an intentionaler Polarisierung, zumal das Moment der Unbestimmtheit (wie beim „Trema" [15] liegt etwas in der Luft) es unvorhersehbar macht, ob, wann und wo sich die Gewitterwolke entlädt. Meist ist es beim paranoiden Zerfall jedoch wie im nachfolgend referierten Fallbeispiel so, daß das „Beliebige" der Thematik die Intentionalität des Kranken in unzweckmäßigen Verteidigungsmaßnahmen restlos absorbiert, so daß nicht nur für Angriffe keine Energie mehr zur Verfügung steht, sondern dem Wollen insgesamt der greifbare Ansatzpunkt weitgehend fehlt.

Beim Dermatozoenwahn [14f] ist die Ausgangssituation ähnlich wie bei der wahnhaften Entwicklung (Paranoia). Wird hier aus dem systematisch geschlossenen Drang ein systematisches Drängeln, so verweist auch dieses noch auf die Einheitlichkeit der zugrundeliegenden Intentionalität und damit Bedeutung. Daß diese gegenständlich „falsch" ist, sprengt die Einheit des Subjektes nicht. Das Subjekt verharrt mitsamt seinem Wahn stets *innerhalb* dieser auch in der Nivellierung unverwechselbaren Einheit. Die Überwertigkeit eines bedeutsamen Erlebensbereiches (die klassischen Onanieskrupel oder besonderes „Reinlichkeitsbedürfnis" etwa) mag als Prädispositionsfaktor bei der Entstehung wahnhafter Entwicklungen wirksam sein; dies ist nur unter der Voraussetzung der Fall, daß – nicht erlebensdynamisch, sondern struktural – das Prinzip gegenständlicher

Richtigkeit seinen korrigierenden Einfluß auf dieses Erleben ganz oder teilweise eingebüßt hat. Damit beginnt Abbau. Und wirkt der Wahn, der – wie gesagt – auf das Subjekt zentriert bleibt, nicht dranghaft, dann wirkt er doch selbst in sensitiver Form noch aufdringlich.

Struktural ist das Wesentliche des „negativen Wahns" darin zu sehen, daß Bedeutung und bedeutete Gegenstände in ihrem *gegenständlichen* Charakter, objektiv also, falsch sind: Es schadet gar nichts, daß die Streichholzschachtel in Wirklichkeit leer ist; der Kranke wirft einen Blick hinein und für ihn wimmelt es darin von kleinen grauen Käfern, deren körperliche Beschaffenheit: „sechs Beinchen, Zängelchen, schwarz, sehr flink …" mit großer Präzision beschrieben werden kann. Der Hinweis auf die intakte Haut hat noch keinen Dermatozoenwahnkranken überzeugt. Man kann sagen: Erst fürchtet der Kranke die Tierchen, dann sieht, spürt und *erkennt* er sie.

Burchard prüfte im Rahmen von Untersuchungen zum Zerfall der Wahrnehmungstätigkeit speziell auch die Hautsensibilität und konstatierte: „Hier kommt es bald zu protopathischen Empfindungen im Sinne von Head. Paraesthesien, Lokalisationswechsel, Ausbreitung, Schwankungen der Intensität der proprioceptiven Wahrnehmungen sind Ausdruck projektiver, autochthoner Prozesse." An anderer Stelle [14g] schilderten wir einen Fall von „Ophthalmoautoskopie", der an den Dermatozoenwahn denken läßt, aber auch als paraphrene Spätform einer endogenen Psychose gedeutet worden war. Über eine Beobachtungszeit von mehr als 10 Jahren kam es weder zum Persönlichkeitszerfall noch zur Demenz. Die soziale Gemeinsamkeit löste sich zuerst im Nahbereich auf, weil die eigenen Angehörigen den Kranken nicht mehr verstanden.

Ein Schizophrener, könnte so „verrückt" sein, wie er wollte, er käme nie auf die Idee, so radikal wie der Kranke mit einem Dermatozoenwahn den Augenschein Lügen zu strafen; die „Strahlen" des Schizophrenen sind nicht ohne Grund unsichtbar. Der unmittelbaren Evidenz gegenüber würde der Schizophrene vielleicht allerlei abwegige Erklärungen dafür finden, wie es komme, daß ausgerechnet diese Schachtel leer sei. Unser abgebauter Kranker hingegen läßt sich jedenfalls so vordergründig nicht von dem, was andere sehen oder nicht sehen, beeindrucken. Während der Schizophrene sich das Eigenartige nicht erklären kann, gibt es für den gegenständlich Abgebauten nichts zu erklären; alles ist sonnenklar. Er braucht i. a. noch keineswegs so abgebaut zu sein, daß er etwa desorientiert wäre, um ohne mit der Wimper zu zucken, den Augenschein in seiner klarsten Form zu dementieren, womit sein Verhalten gewisse *konfabulatorische* Züge erkennen läßt.

Burchard [52i] hebt die „fixierte positive Desorientiertheit des Korsakow-Kranken hervor und meint, daß „dem starren Festhalten an einer falschen Orientierung, die in gröbstem Widerspruch zur Wirklichkeit stehen kann," und zur sonstigen Außensteuerbarkeit und Suggestibilität in auffälligem Kontrast steht, „eine besondere Bedeutung zukommen" müsse. – An das „amnestische Syndrom" erinnert ferner, daß anstelle des Realitätsschwunds infolge des Schwundes der

Distanz zur Realität, wie er für den Zerfall charakteristisch ist, hier, beim Abbau, eine Art von „Gedächtnisverlust" die Wurzel der wahnhaften Überzeugung ist. „Gedächtnis" ist über das Erkennen ein eminent gegenständlicher Begriff. Diesen Kranken ist nicht schlechthin die Realität der Welt verloren gegangen: Indem deren Vielgestaltigkeit verlorenging, rückte ihnen diese Realität immer näher auf den Leib, zuletzt mit Beißwerkzeugen. Dieser Wahn ist Teil einer allgemeinen Erstarrung.

Die Wahnerlebnisse des Abgebauten stellen demzufolge keinen *Ersatz* für irgend etwas, etwa den Verlust der Realität (Ey) dar. Diese mag oder mag nicht außerhalb des Wahns noch wie früher erreicht werden. Beim Abbau werden Wahnerlebnisse der altvertrauten Wirklichkeit *hinzugetan*, ohne diese – wie bei der schizophrenen Apophänie – in ihrem Wesen selbst zu verfremden. In diesem Sinne sind sie „etwas ganz und gar *Zusätzliches*, durch Affektkonkretisation zur gewahrten Einheit projektiv Hinzugetanes" [14f]. Während beim Zerfall Bedeutung primär nicht ausreicht, um die gegenständlichen Gegebenheiten der Sinnorm entsprechend semantisch zu erfüllen, steht beim Abbau gegenständlicher Valenzen oder bei der autochthonen semantischen Überfunktion des affektiv abnormen Bedeutungsbewußtseins – allmählich oder plötzlich ein Überschuß an Bedeutung zur Verfügung. Die Intentionalität ist nicht – wie beim paranoiden Zerfall – verwischt; eine überdeutliche Finalität lädt den Untersucher vielmehr geradezu zu inhaltlichen Interpretationen ein. Dies heißt aber keinesfalls, daß damit auch ursächlich etwas ausgesagt werde. Die unrichtige Gestalt der paranoischen Bedeutung ist nicht wie beim Zerfall sekundär falsch, sondern primär. Sie bleibt, im wichtigen Unterschied zum paranoiden Zerfall, Teil eines Systems, das nicht aufgelockert, sondern u.U. besonders kompakt ist. Lebt der Paranoide exzentrisch, zentrifugal, so lebt der Paranoische kondensiert, zentripetal, im Mittelpunkt sämtlichen Geschehens.

2) Als *Positivum* ist *Wahn* die Folge eines den Gegenständen gegenüber zu schwachen Subjekts; ist die Folge von zu wenig Einheit, nämlich Ausdruck eines Ungenügens der Bedeutungsfunktion. Das Negativum besteht jetzt nicht im Verlust gegenständlicher Kontrolle, sondern im Verlust der durch Bedeutung normalerweise hergestellten umfassenden Einheit eines einzigen Erlebens, das auf den soziokulturellen Raum geöffnet und in ihm, in der Bedeutungsgemeinschaft der Sprache, wieder geschlossen ist. Es gibt sozusagen keinen unparteiischen Schiedsrichter mehr, der den Bedeutungsbruchstücken, die nun außerhalb ihrer natürlichen Hierarchie um Aufmerksamkeit kämpfen, den wahren Stellenwert angeben würde. Fehlt die Kontrolle der allen gemeinsamen Bedeutungseinheit, deren Ganzes wir in ihrer objektiven Regelmäßigkeit gewöhnlich „Realität" nennen, bzw. ist die Bedeutungsfunktion zu schwach, um das soziokulturell ausgebreitete Bewußtsein im subjektiv-objektiven Gleichgewicht zu halten, so erfolgt Vergegenständlichung zwar auch in „Objekten"; diesen „Objekten" entspricht aber keine allen gemeinsame Realität mehr; nicht weil diese „Objekte" – wie

die Insekten des Dermatozoenkranken oder die „positive Desorientierung" des Korsakow-Kranken – in sich falsch wären, sondern weil sie im Hinblick auf die fehlende Einheit des Erlebens nichts Vernünftiges mehr zu bedeuten haben und daher Wollen ohne Anweisung lassen. Sie sind geboren aus dem Zwang des Lebens, der zur Welt gewandt ist, traumähnlich: vergegenständlichte Ersatzbedeutungen, die nur deshalb nicht als *zufällig* zu erkennen sind, weil ihr „Stoff" seinen Sinn mitbringt, nicht zufällig ist. Der Liebeswahn des Schizophrenen, macht dessen Liebesbeteuerungen nicht objektiv falsch wie die Gewißheiten des Paranoischen; der Wahn entläßt aber daraus das, was sie ursprünglich in reiner Form sind: Bedeutung; er macht sie – im Kontext – bedeutungslos.

> „H. Liebe wirkte bei seiner Aufnahme jünger als seinen 26 Jahren entsprach. Grund der Einlieferung durch die Funkstreife war, daß er an diesem wie an zwei vorhergehenden Tagen gegen den Willen der Inhaber in eine Pension eingedrungen war, um sich stundenlang vor dem Zimmer einer ihm seit einem halben Jahr bekannten jungen Dame, mit der er sich verlobt glaubte, aufzuhalten. Er mußte unter Anwendung polizeilicher Gewalt entfernt werden [63].

So steht es am Anfang der psychopathologisch hoch interessanten Studie, die sehr geeignet ist, den oben erwähnten strukturalen Unterschied zwischen paranoidem Zerfall und paranoischem Abbau weiter zu verdeutlichen. In den banalen Fällen der täglichen Praxis kommt die mit dem Bedeutungsverlust verbundene Ich-Auflösung meist weniger kraß auf den strukturalen Kern konzentriert zum Ausdruck:

Im staatlichen Gesundheitsamt gab die von früheren stationären Aufenthalten bekannte, mittlerweile 52jährige Schizophrene an, sie werde fortlaufend von ihren Nachbarn belästigt. Diese bewirkten durch Strahlen, daß bei ihr ständig Lampen explodierten, der Staubsauger kaputtgehe und die Sicherungen herausflögen. Es würden giftgrüne Gase in die Wohnung geleitet, die Kopfschmerzen verursachten und durch brennende Kerzen beseitigt werden müßten. – Die Mitbewohner des Hauses fühlten sich gefährdet, zumal Frau Y. auch bereits selbst an elektrischen Leitungen herumhantiert und im Sicherungskasten Klemmen angebracht hatte. – Diese kurze Schilderung hat sozusagen Standardcharakter.

In einem ähnlichen Fall waren beim Hausbesuch an den Türen zusätzlich Schlösser – wie mit dem Vorschlaghammer – angebracht; Ritzen waren verstopft, die Betten im Schlafraum ab- und im Wohnraum aufgeschlagen. Eines der beiden Fenster war verhängt, das andere stand – trotz Kälte – weit offen. Frau Y. (72 Jahre) trug gleichwohl nur Bademantel und Kittelschürze über der Unterwäsche. Sie beteiligte sich zunächst nur sporadisch am Gespräch, das der Untersucher mit ihrem Mann (67 Jahre) führte, um diesem den Zweck des Kommens zu erklären. Sie ging derweil zigarettenrauchend auf und ab. Trat sie herzu, um spontan oder auf Ansprache etwas zu äußern, so war zu bemerken, daß sie den Sinngehalt der Situation in keiner Weise erfaßte. Mit ihren Zwischenbemerkungen bestätigte sie papageienhaft, was ihr Mann sagte. Ihr fehlte die Merkfähigkeit.

Herr Y. sprach von „Schlupflöchern im Keller". Es stellte sich ein weitverzweigter Beeinträchtigungswahn heraus, in dessen Rahmen je nach der gerade aktuellen Umgebung die Rollenbesetzung der Verfolger wechselte. Seit Jahrzehnten verband dieser Wahn beide Ehepartner im Sinne der „folie à deux" auf fast symbiotische Weise, woran auch die hochgradige Merkschwäche der älteren Partnerin nichts änderte. Gleichgültig ob es sich um eine Diebesbande oder um die neuen Mieter handelte, immer fühlten sich beide bespitzelt, verfolgt, bestohlen und wähnten, daß durch Strahlen und auf andere Art versucht werde, sie zu vertreiben. Seit Jahrzehnten ließ es ihnen keine Ruhe mehr, trieb es sie von Ort zu Ort. Nur anfangs, wenn sie irgendwo neu eingezogen waren, herrschte für eine Weile Ruhe, dann ging es jeweils von neuem los: Ätzende Gase wurden versprüht, Anzüge gestohlen, die Böden und Beine mit Farbe bemalt; er wurde narkotisiert, sie mit Hormonen behandelt, wodurch an ihren Beinen lange Haare wuchsen. Damit nicht genug wurde ihr auf die Hände geschlagen und sogar am After manipuliert.

Beim zwischenzeitlichen Aufenthalt in einem Altersheim erfolgte die erste und einzige Einweisung in eine psychiatrische Klinik, nachdem die Kranke aus Vergiftungsfurcht nichts mehr gegessen hatte und lebensgefährlich abgemagert war. Unter neuroleptischer Behandlung (Haldol) waren wahnhafte Überzeugungen zuerst vom Ehemann, dann von der Frau, die behauptet hatte, auf der Station von 2 Männern vergewaltigt worden zu sein, nicht mehr erwähnt worden. Ins Altersheim zurückgekehrt war das Verhalten sofort wieder das gleiche. Über ein weiteres Heim gelangten beide dann in die Wohnung, wo der Hausbesuch erfolgte.

Beim Eintreffen des Untersuchers war der Ehemann gerade in voller Eintracht dabei, dem Mieter bei Bauarbeiten zu helfen. Dies änderte aber nichts daran, daß dieser bei der anschließenden Besprechung im Mittelpunkt der wahnhaften Verdächtigungen stand, die der Anlaß für die improvisierte Verbarrikadierung der Wohnung waren. Die Szene erinnerte in hohem Maße an absurdes Theater. Beide Probanden waren in einer geistigen Verfassung, die sie davon ausschloß, als objektive Informanten in Betracht zu kommen. Systematisches Explorieren war nicht möglich. Es zeigte sich, daß der gegenständlich (kognitiv) besser erhaltene und insgesamt viel rüstiger erscheinende Mann auch hinsichtlich der Wahndynamik als der produktivere Partner anzusprechen war.

Bei ihr bestand das Vollbild einer Demenz, ohne daß dies etwas an der im Grunde paranoiden Struktur der von ihr auch nicht einfach geteilten, sondern produktiv bearbeiteten Wahnerlebnisse geändert hätte. Bei ihm zeigte sich die bestehende Urteilsschwäche hauptsächlich in einer höchst erstaunlichen Kritiklosigkeit gegenüber unmittelbaren Beiträgen zur Situationsgestaltung oder gegenüber offenkundig falschen Überzeugungen der Ehefrau wie z. B. der, ihr würden nachts die (in Wirklichkeit vorhandenen) Haare geschoren. Alles in allem erlaubte seine Orientierung gerade noch das Besorgen des Lebensnotwendigsten.

Erstaunlicherweise wirkten Wahninhalte und halluzinatorische Erlebnisweisen beider trotz der sehr unmittelbaren biographischen Relevanz höchst einschneidender Art keineswegs besonders „dynamisch", affektbesetzt, dranghaft oder drängend. Sie waren auf gleiche Weise aktuell wie etwa sonst die Frage nach der Wahl des Abendprogramms aktuell gewesen wäre. Diese Beiläufigkeit der Hauptsache war paradox und dies trug dazu bei, daß nicht in Erfahrung zu bringen war, was beide eigentlich wollten. Daß sie dies selbst nicht wußten, blieb ohne adäquate affektive Resonanz und war in seiner intentionalen Auswirkung mit dem Eindruck zielloser Rastlosigkeit verbunden. Leerlauf, Inkonsequenz und die keineswegs spielerische, sondern – auf eben paradoxe Weise – durchaus ernsthaft betriebene Beliebigkeit des Erlebten bestimmte in fast quälender Art den Gesamteindruck, der sich ergab: „Verrückt."

Dieses Beispiel zeigt wie übrigens auch die vorstehend erwähnte Fallmitteilung von Hippius, daß neuroleptische Behandlung keineswegs zur Krankheitseinsicht und zur Korrektur eines Wahns führt: der Wahn wird lediglich entaktualisiert, taucht im Bedeutungsgesamt unter. Er hat nichts mehr zu sagen. Das wahnhafte Verfehlen der Realität (Ey), dessen gegenständliche „Bedeutungslosigkeit", hat für den Kranken solange keine Bedeutung mehr, als er medikamentös „zugedeckt" ist. Die strukturalen Voraussetzungen des Wahnerlebens werden hingegen nicht erreicht.

Diese Kranken erinnerten sich zwar an ihre Meinungen, schenkten ihnen aber in der neuen Situation keine besondere Aufmerksamkeit mehr; echte Krankheitseinsicht bestand bei ihnen jedoch ebensowenig wie bei jenem schizophrenen Nervenarzt, der behauptete, seine Kollegen hätten ihm eine paranoid–halluzinatorische Schizophrenie angehext. Wäre es statt dessen zu einer wirklichen Korrektur und nicht bloß zum vorübergehenden Zurücktreten gekommen gewesen, so müßte im Hinblick auf die prompte Remanifestation angenommen werden, daß danach eine erneute Erkrankung in denselben Formen und Inhalten aufgetreten wäre. Dies würde bereits bei ein und demselben Kranken recht künstlich anmuten; vollends gesucht erschiene diese Hypothese, wenn sie – wie hier – auf 2 Beteiligte ausgedehnt werden müßte.

Ist es das Eigentümliche des Zerfalls – insbesondere, wenn er in wahnhafter Form auftritt, daß er die Einheit des Bewußtseins über die soziale Gemeinsamkeit hinaus bis hin zum Auftreten logischer Widersprüche in der Einheit eines Erlebens zerstört, dann bedarf das zerfallsbedingte Auftreten einer neuen – symbiotischen Einheit, wie sie die „folie à deux" darstellt, gewiß einer Interpretation. Die Fragmentierung der Existenz begann im vorliegenden Fall – dem Fall eines kinderlosen, von jeher auf sich zurückbezogenen Paares, von jeher ohne besondere sozialen Interessen – erst jenseits der Enklave für den Partner. Das allgemeine Mißtrauen ließ die Partnerbeziehung ausgespart: sie sollten beide gemeinsam vergiftet werden. Diese Zweierbeziehung war wohl von jeher sehr eng gewesen. Bei ihm hat sie sich in eine rührend-hilflose, absolute Anhänglichkeit gerettet; bei ihr konnte darin eher die irgendwie doch noch souverän lässig ausgespielte, gleichzeitig aber auf tragische Weise höchst lächerliche Attitude der etwas schlampigen gealterten Diva gesehen werden. Vor diesem Hintergrund erinnerte ihr Umgang mit ihm fast an die Selbstverständlichkeit des Hantierens mit einem liebgewonnenen Gebrauchsgegenstand.

Käme es beim positiven so wie beim negativen Wahn dazu, daß den Kranken die Realität immer dichter, direkter auf den Leib rückt, dann wäre die Interpretation des Phänomens, daß im Fall der „Folie-à-deux"-Wahn eine spezielle Bindung, anstatt sie aufzuheben, eher noch enger macht, unmöglich. Trifft es hingegen für den *positiven* Wahn, wie er beim Zerfall als paranoide Beziehungssetzung in Erscheinung tritt, zu, daß es sich um ein exzentrisches, zentrifugales Phänomen handelt, dann steht nichts der Annahme im Wege, daß beide Partner sich bei diesem Abenteuer sozusagen auf dem Mond getroffen haben. Dies braucht nicht einmal ein Zufall zu sein: die bedeutungsmäßige „Gravitationseigenkraft" eines wichtigen Stückes der gemeinsamen Erlebensperipherie kann, wenn auch, auf den allgemeinen Maßstab bezogen, von der Realität abgehoben, bei beiden die Suche nach dem Verlorengegangenen noch ein Stück organisiert und dadurch den Partnerbezug vor dem Zerfall geschützt haben.

Am Verlust der intentionalen Zielrichtung gibt es in einem solchen Endstadium des Zerfalls nichts zu deuten: die Demontage des Willens liegt klar auf der Hand. Am Anfang des Weges in den wahnhaften Zerfall ist die semantische Unausgewogenheit für den Kranken selbst und, was ihr Erkennen durch Dritte betrifft, charakteristischerweise noch wie in ein unbestimmtes Licht getaucht.

Eine „innere Barriere" vor der sich das Erleben im Trema unmerklich erst, dann immer deutlicher angestaut hat, macht sich durch ihr Wirken bemerkbar: die Kranken, wie derjenige der „beginnenden Schizophrenie" [15], berichten von einem „Druck", den sie bei der Suche nach dem verlorengegangenen Sinn ihrer Empfindungen spüren. Aus diesem Druck heraus wissen sie, daß sie eine neue Rolle bekommen sollen. Er spornt sie an. Oder sie erleben aus ihm heraus die Situation als „Vorwurf", „Erwartung", „Spannung": „als liege etwas in der Luft" oder „als stehe etwas bevor".

Es handelt sich um ein „Als-ob-Gefühl", um die „Tua-res-agitur-Stimmung", die – mit dem Zustand des Lampenfiebers verglichen – von Conrad als „Trema" sehr plastisch beschrieben und prägnant bezeichnet worden ist. „Das Trema kennzeichnet die Veränderung des semantischen Feldes, bevor der Wahn ausbricht. Wahn ist in ‚geballter Spannung' im Trema enthalten. ... Wie aus einer gesättigten Lösung fallen aus der geballten Spannung des Tremas, der Suche nach dem unbestimmten Sinn oder der apperzeptiven Form des Phänomens, wahnhafte Überzeugungen aus. Nun werden ‚Gerüchte' laut" [14h] und der Kranke erkennt den „gestellten" Charakter der Situation. Er glaubt, das „Gemachte", eigens für ihn „Arrangierte", „Gespielte" dessen, was immer sich um ihn herum zuträgt, zu begreifen. Gedanken werden übertragen, Gefühle ferngesteuert, der Wille lahmgelegt, hypnotisiert.

Die Bahnreisende, die an einem schizophrenen Eifersuchtswahn litt [64], registrierte erschrocken, daß sie durch den Sitz hindurch im Unterleib operiert werde; dies war mit dem Gefühl verbunden, unter Strom zu stehen. In der folgenden Nacht wurde sie durch lautes Rauschen wie von Wasser geweckt. Vor der Zimmertür klapperten Gewehre. Sie hörte Laufschritte und wußte plötzlich: das ist der Weltuntergang. Daß ein Schiff durch die Luft geflogen komme, sei durch die Deckenlampe bekanntgegeben worden. Sie hielt die Situation für einen Traum, glaubte, daß sie sich das nur einbilde, erkannte dann aber die Stimme ihrer Mutter, als sie nun – wie bei der Arche Noah – das Einladen der Tiere in das Schiff, das tatsächlich vor dem Hotel gelandet war, voller Angst wie in einem Film beobachtete: endlose Reihen, alle Arten, paarweise: wie beim „katathymen Bilderleben" (Leuner).

Wahn offenbart sich mit der Sicherheit des Gewußten. Das Offenbarwerden der Bedeutung im Wahn hat Conrad „Apophänie" genannt. Ähnlich hat Jaspers vom „abnormen Bedeutungsbewußtsein" und Gruhle von der „Beziehungssetzung ohne Anlaß" gesprochen. Aus dieser Veränderung des Erlebens heraus wird die Aufforderung „selber tanken" eine persönlich genommene Mitteilung an den Kranken. Der Kranke steht jetzt so im Zentrum der allgemeinen, sprachlichsozialen Bedeutungsvielfalt, wie er sonst die Bedeutung von Zahnweh etwa, den Zahnschmerz ganz selbstverständlich und ausschließlich auf sich bezieht, ungeachtet, daß es sich bei sprachlich-gedachter Bedeutung nicht um Privates, sondern um ein „öffentliches" Ereignis handelt.

Die Kranken, die durch Decken und Wände hindurch beobachtet und mit Laserstrahlen abgetastet werden, berichten auch über Angst oder andere gefühlsmäßige Einstellungen, die mit diesen Erlebnisweisen sozusagen natürlich verbunden sind. Die Kranke, von der vorstehend die Rede war, klagte darüber, daß sie sich schäme, „das Gefühl" verloren zu haben; alles sei fremdartig, leer, wie tot, sie selbst schludrig geworden. Früher sei sie wenigstens von ihren Stimmen „auf dem Laufenden" gehalten worden. Zwar sei auch das nicht gerade vergnüglich gewesen, aber viel erträglicher als die darauffolgende Unentschlossenheit. Die Stimmen hatten stets für Abwechslung gesorgt, hatten Ratschläge gegeben. Sie sagte sich zwar, daß es das nicht gebe, aber der natürliche Klang der Stimmen setzte sie in Erstaunen. Erst hat sie sich nicht daran gehalten, was ihr die Stimmen rieten, dann tat sie es doch und führte die Befehle, die ihr gegeben wurden, prompt aus: „Mantel aus! Mantel an!" Meistens unterhielten sich die Stimmen über ganz Alltägliches. Sie antwortete ihnen nun in Gedanken, bis ihr dies zu dumm geworden sei und sie gemerkt habe, daß sie doch noch einen eigenen Willen besitze.

Durch die Medikamente seien die Stimmen schwächer geworden. Anfangs habe sie sie noch richtig gehört, dann nur in Gedanken und schließlich habe sie bemerkt, daß es eigentlich nur ihre Gedanken seien. Dann sei es ganz weg gewesen. Dafür habe sie nun aber alle Freude am Leben verloren, alles sei ihr leid gewesen und sie habe alles ganz dunkel und schwarz gesehen. Dann sei auch wieder, wie ganz am Anfang, die unbestimmte Angst aufgetreten, und sie habe nicht mehr gewußt, was sie mit sich anfangen solle. Auch das habe sich zurückgebildet und sie habe ihre frühere Tätigkeit wieder aufnehmen können.

Im Rückblick erscheint es für das wahnhafte und halluzinatorische Erleben des Schizophrenen eigentümlich, daß keine scharfe Grenze zu bestimmen ist. Eines scheint ins andere überzugehen und – wie der oben referierte Fall der „Diva" zeigt – es scheint sogar einen offenen Übergang zu den Sinnestäuschungen der Abbaukranken in ihrem den unmittelbaren Augenschein dementierenden Charakter zu geben: Die Beine werden angemalt, die Haare geschoren. Trifft für das schizophrene „Stimmenhören" zu, daß damit nur *eine* Eigenschaft eines Dinges, nicht das Ding in seiner Totalität selbst, objektiviert wird, so bietet die dermatologische Fauna am anderen Ende der Skala Gelegenheit, die Kombination dieser Eigenschaften zu fix und fertigen Phänomenen – die sich in ihrem „Eigenleben" sehr deutlich manifestieren – als krankhaftes Produkt mit der normalen Herstellung des Erlebensgegenstandes als phänomenales Resultat des Zusammenwirkens von Gegenstands- und Bedeutungsfunktion zu vergleichen.

Der schizophrene Strukturverlust besteht im Verlust der bedeutungsmäßigen Einheit des Erlebens. Das schizophrene „Stimmenhören" ist geeignet, diesen Verlust aufzuzeigen: indem nur eine dingliche Eigenschaft objektiviert wird, wird die Einheit des Phänomens nicht erreicht. Es entsteht kein Gegenstand. Es ist sozusagen ein Notbehelf, daß von „Stimmen" wie von einem Ding gesprochen wird. Das Ding selbst fehlt. Diese Isolierung einer einzelnen Dingqualität, die nicht im zugehörigen Kontext weiterer Eigenschaften – dem in seiner Anwesenheit sichtbaren, anfaßbaren usw. Sprechenden – ihren natürlichen Abschluß findet, läßt das schizophrene Erleben wie auseinandergefallen erscheinen. Dies nötigt den Kranken zu einer Erklärung. Wie soll er sich und anderen erklären, daß er eine abgelöste Dingqualität so behandelt, als wäre sie wie ein selbständiges Ding mit einer Existenz begabt, die von seinem Willen unabhängig ist, nicht danach fragt, ob er sich ihr zuwenden will oder nicht.

Er findet eine solche Erklärung auf weniger radikale Weise, als der Dermatozoenkranke die seine gefunden hat: im Übersinnlichen. Es gibt nicht wenige Menschen, die wie er an Stimmen glauben, welche keiner Sprechorgane bedürfen.

Frau A[1] (52 Jahre) war nach dem Tod der Eltern – die Mutter starb 3, der Vater 5 Jahre vor der Untersuchung – verzweifelt. Ein Jahr nach dem Tod der Mutter sei „das" gekommen. Es müsse ein Wiedersehen geben. Durch eine Kollegin habe sie von einem „Verein für Tonbandforschung" erfahren, der von einem Postangestellten geleitet werde und viele Mitglieder habe. Sie sei erstaunt gewesen, was sich da zugetragen habe; sei immer ruhig dabeigesessen. Da stehe ein Tonbandgerät. Sie habe die Mutter gerufen, die darauf mit einer Stimme, wenn's erlaubt wäre, von drüben geantwortet habe. Sie sei aber in Wartestellung geblieben. Da gebe es noch was. Da könne man von drüben schreiben lassen. Das gehe über ein Medium. Man stelle Fragen. Sie habe nur wissen wollen, wie es gehe: „Bestens!" Weitere Fragen habe sie gar nicht stellen wollen. Aus Vorsicht. Danach habe sie sich daheim hingesetzt und Dinge geschrieben, „automatisch" gemalt. Der Stift sei automatisch gelaufen. Sie selbst könne gar nicht malen. Sie habe einen Weg gemalt, ein Grab. Sie habe davor gestanden, dunkel gekleidet. Dann habe sie einen Text dazu geschrieben. Bei der Arbeit tagsüber (Patientin bearbeitet – weiterhin – in einem Ministerium Beihilfeanträge „ohne Schwierigkeiten"; sie sei voll bei Sinnen, nicht verrückt!) habe sie gar nicht mehr bis abends warten können. Sie habe ganz persönliche Sachen geschrieben, von der Kindheit und von jetzt. Auf einmal habe sie gar nicht mehr zu schreiben brauchen. Sie habe nun alles im Kopf gehabt. Es habe sich nur um ihr Leben gehandelt. Alles, was sie mache. Morgens, sobald der Geist wach werde, seien die da. Bis abends. Bis sie die Augen zumache, im Bett endlich, dann sei Ruhe. Sonst redeten die unablässig. (Wie es gerade sei?) Im Moment jetzt sei es ruhig. Zu Anfang bei Herrn Dr. E. auch. Ein Jahr sei sie schon beim Heilpraktiker gewesen; der habe Fälle in der gleichen Richtung gekannt. Dann sei sie zum Nervenarzt. Sie habe die Medikamente (verschiedene Neuroleptika) nicht vertragen. Alles, was sie in der Richtung nehme, führe zu einem Stau im Inneren. Sie gehe dann innen zu, kriege keine Luft mehr. Im Moment nehme sie Orap. Sie habe auch schon selbst dagegen anzukämpfen versucht; habe alles Religiöse vermieden, jedes Bild weggeworfen. Das Jenseits sei doch religiös? Sie wolle so etwas in ihrer Wohnung nicht mehr. Man könne sich normalerweise nicht vorstellen, was da laufe: jeden Moment die Stimmen; wie es sei, jeden Moment von Stimmen verfolgt. Sie habe gar keinen Urlaub mehr genommen; immer von Stimmen verfolgt. Wie es sei, wenn das ununterbrochen anhalte. Das stelle sich keiner vor. Sie habe jetzt von der Kollegin, die stark in der Richtung tendiere, gehört, daß in dem Verein mehrere

---

[1] Für die Kenntnis dieses psychopathologisch hochinteressanten Falles schulde ich Herrn Dr. Johannes Engel, St. Wendel, Dank; diesen möchte ich hier herzlichst erstatten.

das hätten. Sie habe dort gar keine Fragen mehr gestellt. Sie habe ja alles im Kopf gehabt, ihr ganzes Leben. Die Stimmen hätten alles gewußt, was immer sie gemacht habe, wenn's nur Bagatellen gewesen seien, wenn sie sich nur bewegt habe, immer. Der Dr. E. habe gesagt, das seien Halluzinationen. Aber Halluzinationen seien doch etwas, was im Moment geschehe. Bei ihr sei es aber auch, wie sie ein kleines Kind gewesen sei, z. B. was sie sich da für Kleider gewünscht habe oder Schuhe oder in der Schule, irgendwas, lauter so Sachen. Aber das sei weniger. In der Hauptsache sei es das Leben, wo sie jetzt drin stecke. Sie brauche nur irgendwohin zu gucken, dann komme schon der Kommentar. Wenn man dann allein stehe und keine Unterhaltung habe, da *könne* man verrückt werden. Sie sei nur noch ein Nervenbündel. Manchmal möchte sie etwas hinwerfen. Die Stimmen seien ja mehrere Personen: Männer, Frauen, Kinder nicht. Sie kenne alle. Was das Erstaunliche sei: Nie sei die Stimme der Eltern dabei. Es seien Verwandte und Bekannte, oder wenn sie draußen sei, jetzt gleich, sei sie sicher, daß es die Stimme des Untersuchers sei, egal, mit wem sie in Kontakt trete, sie sei sicher, daß es eine Stimme werde. Jetzt gerade sagten sie: „Wir sind deshalb so ruhig, weil wir wissen, was sich gehört." Sie wisse überhaupt nicht mehr, wohin mit den Gedanken. Jetzt sei es undefinierbar, nichts bestimmtes. Da komme auch, daß sie nicht wisse, wer es sei. Das sei sogar in der Hauptsache so, daß sie es nicht wisse. Das andere, das Imitierte – sie sage sich, das gebe es nicht. Und trotzdem gebe es das. Erst sei es ein Gefühl: als komme es vom Herzen. Aber dann sei es wieder superklar: es komme vom Kopf. Und die Tabletten, die bei anderen wirkten, sie denke, zum Kuckuck nochmal, bei jedem gehe es weg nur bei ihr nicht. – (?) Nein, sie träume nicht, kaum. Auch vorher nicht. Sie habe es selbst komisch gefunden. Sie schlafe fest. Auch die EEG seien immer in Ordnung gewesen und die Durchblutung auch. Alkohol trinke sie gar nicht; den vertrage sie nicht, weil sie es mit der Galle habe. Allerdings rauche sie viel, besonders seitdem die Eltern tot seien.

Die Befragung ergab, daß die Eltern einen landwirtschaftlichen Betrieb geführt hatten. Sie lebt jetzt in einer Eigentumswohnung allein für sich, hat Verbindung mit dem einzigen Bruder, der das Elternhaus ebenfalls verlassen hat, nachdem „die Wehrmacht" das Land enteignet hatte. Das Haus solle jetzt auch verkauft werden. Im Winter benützt sie den Zug, um zur Arbeitsstelle zu gelangen, sonst fährt sie mit dem Auto. (Auf Frage:) Dabei höre sie die Stimmen ebenfalls, da achte sie aber nicht darauf. Sie mache, was *sie* wolle. (?) Auf Gefahren lenkten die sie nicht; aber z. B.: Du mußt die Kupplung stärker durchtreten. Das seien so Ratschläge. Am Wochenende unternehme sie nichts; sie gehe nur ein bißchen auf den Friedhof, fertig. Da fehlten ihr noch Stunden, bis man sich selbst in Ordnung habe. Von der Mutter habe sie 2 Vögel geerbt; die versorge sie. Im Urlaub genieße sie ihre schöne Wohnung. Sonst sei ja immer Hektik. Sie trinke dann ausgiebig Kaffee, rauche ein Zigarettchen und mache ihr Leben so wie an jedem Tag. Die Mutter habe das schönste Grab auf dem Friedhof. Vor allem an ihr habe sie sehr gehangen. Der habe sie praktisch an der Schürze gehangen, egal, wie alt sie gewesen sei. Sie habe nicht geheiratet, weil ihr der Mann fürs Leben nie begegnet sei. Sie sei auch nirgends hingekommen. Das habe ihr auch nicht gefehlt. Sie sei vollkommen zufrieden gewesen. Überhaupt sei sie ein Mensch: „mit allem zufrieden". Sie könne sich jeder Lage beugen, aber mit „dem hier" könne sie sich ·nicht zufriedengeben. An der Arbeitsstelle komme sie ebenfalls mit jedem gut aus. Sie beteilige sich auch nicht so an allem. Am liebsten sei ihr, wenn sie zu keinem Geburtstag brauche; das sei doch nicht ehrlich gemeint. Wenn sie fernsehe, sagten die Stimmen, sie guckten auch gerne und äußerten ihre Meinung. Die sagten, ihnen gefalle das auch. So, wie sie sei, so seien die auch (herzliches Lachen). Sie meine selbst, wenn sie's erzähle, es könne nicht wahr sein. Sie habe sich auch schon gefragt, ob das ihre Gedanken seien. Aber manchmal komme man auf Dinge, daß plötzlich was komme, wo sie klein gewesen sei, Erinnerungen oder Gedanken. aber manchmal sage sie: „Zum Kuckuck, hier in der Wohnung wird das gemacht, was ich will!" Andererseits könnten die ihr schon im voraus sagen, was sie in der nächsten Viertelstunde mache, während sie selbst das noch gar nicht wisse. Die plapperten dann das vor. Zum Beispiel, ob sie jetzt, wenn sie hier rausgehe, Kaffee trinken gehen werde. Sie könnte anstellen, was sie wollte, sie (die Stimmen) würden bleiben. Sie möchte nur wissen, was das für ein Vorgang im Kopf sei. (?) Die Stimme der Mutter auf dem Tonband sei imitiert gewesen. Das habe sie gewußt. Die könnten alle Stimmen nachmachen. Trotzdem habe sie auch ein Tonband für 300,– DM gekauft. Sie merke jetzt selbst, daß das andere Stimmen seien. Sie spreche jetzt schon, als würden Stimmen wirklich existieren.

Hinweise auf irgendeine körperliche Grundkrankheit, Intoxikation oder Anzeichen eines Persönlichkeitszerfalls im Sinne des abnormen Bedeutungsbewußtseins oder logischer Brüchigkeit des Denkens ergaben sich nicht. Daß die Patientin zu wahnhaften Interpretationen geneigt hätte, war auch ansatzweise nicht festzustellen; sie empfand das Abnorme der Situation als solches: die Vergegenständlichung einer Eigenschaft, die nicht zum Gegenstand führt. Im übrigen bestand ein ungestörter affektiver Rapport. Frau A. bot keine Zeichen einer intentionalen Entleerung und war kognitiv völlig unauffällig: Dem Stimmenhören mit seinen zwanghaften, ihr aufgedrängten Zügen stand sie durchaus kritisch und mit Krankheitsbewußtsein gegenüber. Daß sie dadurch stark gequält war, ergab sich schlüssig aus der Gesamtsituation.

Daß starke affektive Bindungen biographisch plötzlich ihres gegenständlichen Inhalts wie eines Gegengewichts beraubt werden, verläuft normalerweise ohne strukturale Folgeerscheinungen: Das System schwingt aus. Eine hinreichende Erklärung für diese halluzinatorische Entwicklung ist darin ebensowenig gegeben wie in naheliegenden Rückschlüssen aus der früheren Kontaktflüchtigkeit auf die Persönlichkeit der Patientin. Dabei handelt es sich um Prädispositionsfaktoren, die häufig verwirklicht sind, ohne die hier eingetretene Folge einer Desintegration der Wahrnehmungstätigkeit mit Verselbständigung eines isolierten Sinnesgebietes. Aus dem Fehlen weiterer psychopathologischer Anzeichen für Zerfall kann wohl nur geschlossen werden, daß auf eben diese Weise auf der höchsten Bedeutungsebene Zerfall beginnt, und daß er über das Anfangsstadium nicht hinauszugehen braucht, indem sein „irregulärer" Status in Betracht gezogen wird. Dadurch haben die Stimmen im vorliegenden Fall keine Erleichterung gebracht, sondern Qual. Vielleicht erklärt das frühe Steckenbleiben des Zerfalls auch die Therapieresistenz, die ja mit zunehmender Nähe zur vollen Bewußtseinsleistung parallel zur Schlechtverträglichkeit anwächst.

Die psychologische Verbindung der Erlebensabänderung zum Affektgrund, dem „Bindungszentrum", der Persönlichkeit ergibt sich aus der primär semantischen Natur der Störung. Sie hat daher keinerlei ursächlichen Hinweiswert. Halluzinationen „psychotisch" zu nennen, um sie damit auf Psychosen zu begrenzen, ist, auf die tägliche klinische Erfahrung bezogen, sicher gerechtfertigt. Nur sollte dies nicht dazu verführen, die Tatsache von Übergängen wegzurationalisieren. Dies geschieht, indem zwischen „echten" und „falschen" Halluzinationen wie zwischen 2 Welten unterschieden wird.

Daß im vorstehend geschilderten Fall die Definition von Kandinski für Pseudohalluzinationen zutrifft, ist naheliegend. Das Merkmal, des „subjektiven Wahrnehmungsraumes", auf das bei deren Definition so großes Gewicht gelegt wird, rechtfertigt aber nicht den grundsätzlichen Charakter der Unterscheidung zwischen echten und Pseudohalluzinationen. Indem diese Patientin laienhafterweise de Clérambaults Bezeichnung „Automatismen" für eigene Erlebnis- und Verhaltensweisen gebrauchte, fragt sich, wohin, in welchen Erlebensraum, diese gehören. Es ist, wie sich hier zeigt, unklar, was unter „subjektivem" im Gegensatz zum „objektiven" Wahrnehmungsraum überhaupt verstanden werden soll.

Im kasuistischen Vergleich bevölkern die Stimmen dieser Patientin keinen anderen Wahrnehmungsraum als diejenigen der Schizophrenen weiter oben. Eigentlich bevölkern sie gar keinen Wahrnehmungsraum, weil das Abnorme an ihnen gerade darin besteht, daß es sich nicht um fertige Gestalten als dem apperzeptiven Resultat jeder Wahrnehmung handelt, sondern um deren Vorform, die infolge ihrer Unfertigkeit gar nicht „wahr"genommen werden kann. Es fehlt allerdings nicht mehr viel daran, wie die Patientin selbst bemerkte. Diese Verdinglichung einer Qualität ist das Auffällige. Sonst gibt es Qualitäten nur im Zusammenhang mit einem Ding, dem sie angehören. Der Begriff der „Vorgestalt", der für Conrad so wichtig war und den Burchard [52j] in diesem Zusammenhang abgelehnt hat – wir sehen jetzt warum – findet also im Stimmenhören eine exemplarische Erfüllung.

Es gibt keinen anderen als den subjektiven Wahrnehmungsraum, denjenigen in welchem auf apperzeptive Weise subjektive Spontaneität aus objektiver Inertie (und dadurch Regelmäßigkeit) das Phänomen erzeugt. Die kritische Erkenntnislehre von Kant hat uns darüber belehrt. Das Stimmenhören bildet eine ins Pathologische gewandte Bestätigung dieser Theorie. Das Erklärungsbedürfnis der Kranken bei diesem ungewohnten Phänomen, bei dem eine Vorgestalt als Gestalt in Erscheinung tritt, rückt die wahnhafte Interpretation, die im abnormen Bedeutungsbewußtsein gefunden wird, in die Nähe von Erklärungen für Übersinnliches, die Gegenstand der Parapsychologie sind und erklärt den Zulauf, den solche „Vereine für Tonbandforschung" finden, durch den Hinweis auf den fundamentalen Charakter des zugrundeliegenden Bedürfnisses.

Auch dort, wo eine massive körperliche Ursache für Halluzinieren feststeht, wie dies bei der Alkoholhalluzinose zutrifft, ist die katathyme Thematik des Halluzinierens häufig offenkundig. Gelegentlich ist dabei anstatt von „Stimmenhören" von Ratschlägen, die das gute Gedächtnis gebe, die Rede. Dabei und bei Aufforderungen, die Flasche Schnaps aus dem Regal zu nehmen und in die Manteltasche zu stecken, oder auch, sich auf den Weg in die Nervenklinik zu machen, bleibt es aber nicht. Der Proband, über den wir a.a.O. [65] berichtet haben, wurde bald auch von Autos verfolgt, denen sich kleine grüne Männchen hinzugesellten. Es entstand eine wüste „Knallerei" hinter ihm; der Kofferraumdeckel der Autos hob und senkte sich wellenförmig und die Männchen lagen am Lenkrad. Beim näheren Hinschauen verschwanden sie ebenso urplötzlich, wie sie gekommen waren. Ansonsten seien es kleine Äffchen gewesen, die an den Gardinen geschaukelt oder wie eine Wolke um ein großes Affenungeheuer getanzt hätten. Diese Tänze seien in wüste Verfolgungsjagden ausgeartet. Die Äffchen hätten auch im Wasser gepaddelt und ihm zugewunken. Er habe es selbst nicht fassen können, daß es so etwas gebe. Anfangs habe es ihm sogar gefallen; als dann die Stimmen bei allem mitgeredet hätten, sei es aber nicht mehr zum Aushalten gewesen. Wenn die Stimmen gut gewesen seien, sei er in die Kirche gegangen, wo sich Christus am Kruzifix bewegt habe: er habe ihm mit dem Kopf ein Zeichen gegeben oder die Hände geschüttelt.

Die kritische Distanz ist im Vergleich zum vorhergehenden Fall deutlich geschwunden, fehlt aber noch nicht völlig. Parallel dazu ist aber auch das Erklärungsbedürfnis geschwunden: Der akustischen Sinnesqualität hat sich die – trennscharfe – optische Sinnesqualität hinzugesellt. Aus der Wolkenstruktur, der wellenförmigen Beschaffenheit der Wasseroberfläche, dem Muster der sich bewegenden Gardinen haben sich Gestalten herausgelöst und haben losgelöst im Wahrnehmungsraum eine eigene Existenz gefristet, die vom wahrnehmenden Willen des Kranken unabhängig geworden war. Die Parasiten des Dermatozoenkranken schließlich bringen jegliches Erklärungsbedürfnis bei ihnen zum Verschwinden. Sie sind von den normalen Phänomenen nicht zu unterscheiden, haben alle Qualitäten, die jene auch haben, und zeigen auf, was der Wahrnehmende wäre, wenn sich seine Rolle auch normalerweise – wie im pathologischen Fall, hier durch die Schwäche des gegenständlichen Prinzips bedingt, auf passives Hinnehmen beschränkte.

Zwischen Halluzinieren im Sinne amentiell-deliranter Bilder, in deren äußerster Labilität durch den Ausfall der semantischen Vereinigung die reine Gegenstandsfunktion des Bewußtseins auf unangemessene Weise maximal in den Vordergrund tritt und es sich um akute oder perakute Verlaufsformen, die – unbehandelt – durchaus lebensgefährlich sein können, handelt, und dem in sich stabilen Halluzinieren beim Dermatozoenwahn erstreckt sich die psychopathologische Spanne des subjektiv-objektiven Gleichgewichtsverlustes. Bei letzterem ist der Zusammenschluß der verschiedenen Eigenschaften zu einem Pseudolebewesen selbständiger, vom Willen des Wirtes unabhängiger Art auf – buchstäblich – spektakuläre Weise verwirklicht.

Vielleicht ist dies die höchstentwickelte Form des Halluzinierens. Sie zeigt eine gewisse Verwandtschaft zum Konfabulieren. Phantomerleben und eine Reihe weiterer psychopathologischer Phänomene. Pareidolien, positive und negative Illusionen (nach Jaspers: nicht vom Affekt getragene optische Sinnestäuschungen), bis hin zum Lautwerden des schlechten Gewissens gehören in diesen Umkreis. Soweit dabei als strukturale Voraussetzung der Erlebensabänderung nicht nur die absolute oder relative Schwäche der Bedeutungsfunktion, sondern auch akuter oder chronischer Erlebensabbau in Betracht kommt, ist wieder der Hinweis auf die Unterscheidung zwischen positiver und negativer Form der Störung angebracht. Immer handelt es sich – wie oben ausgeführt – um eine Störung, welche die gegenständliche, die „Eigenschafts"seite des Erlebens betrifft. Im Falle der semantischen Funktionsschwäche wie bei Schizophrenie oder Intoxikationspsychosen, ist Halluzinieren das Negativum der Störung, anderenfalls – wie beim Dermatozoenwahn – deren positiver Ausdruck.

5. Der psychische Befund des Verworrenen: Gedächtnisstörung, Ratlosigkeit, Demenz

Ist Zerfall psychischer Einheit hinsichtlich der davon in erster Linie betroffenen Leistung die „Krankheit des Wollens", so kann Abbau als eine „Krankheit des Wissens" bezeichnet werden, sofern im Auge behalten wird, daß mit „Wissen" und „Wollen" keine selbständigen Entitäten oder Kräfte oder Tätigkeiten dafür spezialisierter Substanzen gemeint sind, sondern verschiedene Funktionen ein und desselben – in ihnen und nirgends sonst als Struktur bestehenden – Systems: Was erst Erkennen ist, ist dann Wollen: nämlich als Sinn der Bedeutung. Darin modifiziert ein Subjekt die gegebene Situation und überführt sie in eine neue. Die Tendenz ist, der Situationsfolge die Kontinuität der subjektiven Existenz zugrundezulegen; *sie* ist der Maßstab, auf den alles – in der Bedeutung – bezogen; in welcher alles, Subjekt und Objekt, stabilisiert werden soll.

Die einseitig pathologische Verabsolutierung dieses Funktionsprinzips wäre die Kompaktheit des unveränderlichen Punktes, außerhalb dessen nichts sonst existieren würde. In der Abbaurichtung dahin handelt es sich um die Pathologie der egozentrischen Erstarrung. – Das andere pathologische Extrem, das wir bereits hinsichtlich seiner strukturalen Voraussetzungen, dem Zerfall, näher kennengelernt haben, wäre mittelpunktlose Expansion, Labilität oder unbewegliches Anhalten, weil schon die geringste Bewegung das Ganze zum Einstürzen bringen würde. Dies ist die Zerstücklung alles Gemeinsamen: die „Amnesie des Zusammenhangs" mit ihren fremdartigen Ersatzbildungen.

Diese Ersatzbildungen verfehlen die Realität nicht deshalb, weil ihre objektiven Prämissen in sich *falsch* wären oder weil nicht mehr *richtig* gedacht werden könnte, sondern weil die Situation *bedeutungsmäßig* nicht mehr einheitlich organisiert werden kann. Das Richtige ist als solches dann nicht mehr zu erkennen, weil ihm die subjektbezügliche Dimension der Wirklichkeit fehlt. Desintegrierte Kranke tun sich auf ähnliche Weise durch „Selbstlosigkeit" hervor, wie die punktuelle Erstarrung beim Abbau die Kranken subjektivistisch-egoistisch oder egozentrisch erscheinen läßt. Beim Vergleich des einen mit dem anderen erfaßten wir die Pathologie des Bewußtseins in diesem Sinne als eine zentripetale und eine zentrifugale Störmodalität.

Bei der Eintönigkeit der Demenz ist hingegen die Subjektbezüglichkeit des Erlebens gewahrt. Demenz wird struktural – als Negativum im Sinne des „écart organo–clinique" (Ey) – durch Schwäche der *Gegenstands*funktion des Erlebens erklärt: Tritt im Gestaltkreis (v. Weizsäcker) die Abhebungsleistung zurück, bewirkt das daraus resultierende Übermaß an Bindung die das Erscheinungsbild dominierende, quasi punktuelle, Erstarrung in einer einzigen Bedeutung, die sich kaum noch, oder nur noch schwer mobilisieren läßt. Im Ausbleiben neuer Konfigurationen erschöpft sich die Dynamik des Organisierens in routinemäßigen Wiederholungen. Die Antinomie des „Einfangens im Loslassen", das charakteristische Zugleich von Trennen und Zusammenfügen, in der die Evolution als Bewußtsein ihren höchsten Stand erreicht, wird verfehlt, ist unerreichbar geworden.

Nicht-loslassen-Können, Erstarrung, ist das Wesen der dementiellen Gedächtnisstörung, sofern Erinnern struktural verstanden wird. Auf dieses strukturale Verständnis des Gedächtnisses soll nachfolgend kurz eingegangen werden. – Erinnern ist nach Hering wie das Gedächtnis eine allgemeine Funktion und Grundbedingung jeder organisierten Materie [11s]. Es hat mit der Gegenstandsfunktion des Erlebens und deren Anwendung auf bereits struktural Organisiertes zu tun und muß – um unser Erkennen weiterzubringen – die logischen Schwierigkeiten der klassischen materialistischen Engrammtheorie mit der Reihe: „einprägen – aufbewahren – hervorholen" vermeiden. Es handelt sich um die bekannten dualistischen Schwierigkeiten, zu deren Lösung ein „Männchen im Mann" bemüht werden muß: das Männchen, das immer schon weiß, was der Mann erinnern will.

Soll das zu Erklärende nicht bereits in der Erklärung, die wir erwarten, enthalten sein, muß zunächst unser Verhältnis zur Zeit definiert werden. Beispielsweise können wir uns fragen, ob so, wie die Engrammtheorie dies voraussetzt, beim Erleben Zukunft tatsächlich kleiner und Vergangenheit immer größer werde. Das Kapitel IV im 3. Band von Cassirers *Philosophie der symbolischen Formen* ist überschrieben: „Die Zeitanschauung".

„Erst wenn es dem Gedanken gelingt, die Mannigfaltigkeit der Ereignisse in ein System zusammenzufassen, innerhalb dessen die einzelnen Ereignisse in Rücksicht auf ihr ‚Vor' und ‚Nach' bestimmt sind, fügen sich damit die Phänomene zur Gesamtgestalt einer anschaulichen Wirklichkeit zusammen" [11t]. – Cassirer sieht die Schwierigkeiten des Zeitverständnisses z. T. in der Eigenart der Sprache begründet: „Die Sprache sieht sich, wo es sich um die Bezeichnung zeitlicher Bestimmungen und zeitlicher Verhältnisse handelt, zunächst durchweg auf die Vermittlung des *Raumes* angewiesen: und aus dieser Verflochtenheit mit der Raumwelt ergibt sich für sie zugleich die Bindung an die *Ding*welt, die als ‚im' Raume vorhanden gedacht wird. So kommt die ‚Form' der Zeit hier nur insoweit zum Ausdruck, als sie in irgendeiner Weise an räumliche und an gegenständliche Bestimmungen angelehnt werden kann. ... Das Bild der Geraden wird ... zur ‚äußerlich figürlichen Vorstellung der Zeit'." Daran schließt sich die Frage an, ob damit Zeit nicht um ihren eigentlichen Sinn, den des „reinen Werdens" gebracht werde, denn „alle sprachliche Bestimmung ist notwendig zugleich sprachliche Fixierung". Das Problem besteht darin, Zeit nicht zu fixieren und trotzdem davon zu sprechen. Newton wollte es mit dem Postulat einer „absoluten Zeit" lösen, „die an sich und ohne Rücksicht auf einen äußeren Gegenstand verfließt". Aber, wie Cassirer unter Bezug auf Kant schreibt [11u]: „indem das Fließen zum Grundmoment der Zeit gemacht wird, ist damit ihr Sein und ihr Wesen in ihr Vergehen gesetzt. Sie selbst soll freilich an diesem Vergehen nicht teilhaben: denn der Wechsel betrifft nicht sie selber, sondern er geht nur den Inhalt des Geschehens, nur die Erscheinungen an, die in ihr aufeinander folgen. Aber eben damit scheint nun wieder ein Seiendes, ein substantielles *Ganzes* gesetzt, das sich aus nicht-seienden Teilen zusammenfügt. Denn wie die Vergangenheit ‚nicht mehr' ist, so ist die Zukunft ‚noch nicht'. ... So scheint aller Fortschritt der Erkenntnis ... ihren innerlich antinomischen Charakter nur um so deutlicher und unerbittlicher zu enthüllen ... ." – Augustinus hat bereits auf diesen Widerspruch hingewiesen: „Wie können wir ... dasjenige ein Sein nennen, was nur dadurch besteht, daß es sich vernichtet? Oder wie könnten wir der Zeit eine Größe zusprechen und diese Größe *messen*, da doch eine solche Messung nur dadurch zustande kommen kann, daß wir Vergangenes und Gegenwärtiges miteinander verknüpfen und in einem Blick des Geistes zusammennehmen, – während doch andererseits beide Momente ... einander kontradiktorisch entgegengesetzt sind? ... Den Ariadnefaden, der uns aus dem Labyrinth der Zeit herausführen kann, finden wir erst, wenn wir das Problem auf einen prinzipiell anderen Ausdruck bringen – wenn wir es vom Boden einer realistisch-dogmatischen Ontologie auf den Boden der reinen Analyse der Bewußtseinsphänomene versetzen. Die Scheidung der Zeit in Gegenwart, Vergangenheit und Zukunft ist jetzt keine substantielle Scheidung mehr, durch welche drei einander heterogene Seins-modi in ihrem ‚an-Sich' bestimmt und gegeneinander abgesondert werden sollen – sondern sie betrifft lediglich unser *Wissen* von der erscheinenden Wirklichkeit. ... Es gibt Gegenwart vom Vergangenen, Gegenwart vom Gegenwärtigen und Gegenwart vom Zukünftigen. ‚Die Gegenwart von Vergangenem heißt Gedächtnis, die vom Gegenwärtigen heißt Anschauung, die vom Zukünftigen heißt Erwartung.' Nicht die Zeit als absolutes *Ding* also dürfen wir in drei gleichfalls absolute Teile zerlegt denken: wohl aber umspannt das einheitliche Bewußtsein des jetzt drei verschiedene Grundrichtungen und konstituiert sich erst in dieser Dreiheit." – Soweit Augustinus, und Cassirer fügt hinzu: „Die Zeit begreifen, heißt also nicht, sie aus drei gesonderten, aber nichtsdestoweniger seinsmäßig-verbundenen Wesenheiten zusammensetzen – es heißt vielmehr verstehen, wie drei klar geschiedene Intentionen auf das Jetzt, die auf das Früher und die auf das Später sich zur Einheit eines *Sinnes* zusammenfassen." Klar ist, wie Cassirer bemerkt, wir können nicht mit einer „ontisch-realen Seins-Zeit" beginnen, „um von hier aus zur erlebten Zeit, zur ‚Ichzeit' vorzudringen; sondern wir können nur den umgekehrten Weg gehen. ... Was es zu erkennen gilt, ist der Übergang von der ursprünglichen Zeitstruktur des Ich zu jener Zeit-Ordnung, in der für uns die empirischen Dinge und Ereignisse stehen, in der uns der ‚Gegenstand der Erfahrung' gegeben ist. Und hier zeigt sich zunächst, daß eben das, was dieser ‚Gegenstand' besagt und meint, nicht nur mittelbar auf die Zeitordnung *bezogen* ist, sondern daß er geradezu erst durch sie *setzbar* wird." Zeitbewußtsein und Ich-Bewußtsein bedingen einander wechselseitig [11v]. „Denn auf der einen Seite macht, nach dem Kantischen Ausdruck, das ‚stehende und bleibende Ich das Correlatum aller unserer Vorstellungen aus, sofern es bloß möglich ist, sich ihrer bewußt zu werden' – auf der anderen Seite aber kann sich das Ich nur in seinem eigenen stetigen Fließen eben dieser seiner Identität und Beharrlichkeit versichern. Es ist Konstanz und Veränderung, Dauer und Übergang in einem." Und was „Engramme" betrifft: „Es genügt nicht, daß das Vergangene im Gegenwärtigen substantiell noch in irgendeiner Weise vorhanden ist, oder daß beide durch unzerreißbare Fäden miteinander verknüpft sind, um das spezifische ‚Erinnerungsbewußtsein', um das Wissen vom Vergangenen als vergangen zu erklären. Denn eben dann, wenn das Vergangene im Gegenwärtigen ‚ist', wenn es der Gegenwart ‚inexistent' gedacht wird, bleibt dunkel, wie das Bewußtsein es nichtsdestoweniger als nichtgegenwärtig auffassen, wie es das Sein der Vergangenheit in eine zeitliche *Ferne* rücken kann."

Cassirer setzt sich darüber hinaus mit gestalt- und entwicklungspsychologischen Ansichten (Koffka, Stern, James) auseinander; er weist auch nach, daß Bergson und, auf anderer Ebene, Russell die Lösung letzten Endes dadurch verfehlen, daß der prinzipielle Unterschied, den Kant zwischen „Schema" und „Bild" gemacht hat, nicht nachvollzogen wird. Unsere Ausgangsfrage, ob im Erleben Vergangenheit immer größer und Zukunft kleiner werde, ist bereits von Augustinus beantwortet worden. Wir kehren nicht mehr dorthin zurück. Das *Zugleich* von Trennen und Zusammenfügen ist uns, in anderer Gestalt, als Bewußtseinphänomen in der ursprünglichen Antinomie der Zeit begegnet. Die Erstarrung des Abbaus trifft gleichzeitig mit dem Gedächtnis auch die Anschauung der Gegenwart und in gleichem Maße die Erwartung der Zukunft: als Verlust des Zeitbegriffs. Indem Gedächtnis abhanden kommt, geht auch Hoffnung verloren und Anschauung wird „blind". Das ist die punktuelle Kompaktheit des Dementen in ihrem umfassenden Charakter.

Im Pulsieren des vollständigen Erlebens ist Gedächtnis eine systematische Voraussetzung des Erkennens. Erkennen ist auf Vergleichen angewiesen. Dazu muß Vergangenheit vergegenwärtigt werden. Bei der dementiellen Verwandlung des Pulsierens in Stillstand erscheint alles unterschiedslos in ein diffuses Licht getaucht, folgt Bedeutung nicht mehr aus der komplexen Situation, sondern ist dieser – nach Maßgabe subjektiver Bedürfnisse – vorgegeben; und während Zeit, absolut genommen, immer „schneller" zu vergehen scheint, ereignet sich immer weniger und dieses Wenige auf immer eintönigere Weise.

Die Isolation des dementiellen Rückzugs aus der Öffentlichkeit epikritischer Bedeutungen in protopathische Interessenlosigkeit und im Gegenzug in objektivistische Dranghaftigkeit ist das Analogon zum autistischen Standpunktverlust. Auf der protopathischen Ebene nichöffentlichen Bedeutungserlebens, welche diejenige des unfreien privaten Fühlens (*mein* ganz privater Schmerz) ist, kommt der Grund der Affektlabilität des Abbaukranken – als Positivum mit einem Situationsgehalt zur Deckung, der nahezu ausschließlich projiziert ist und dadurch hinsichtlich seines gegenständlichen Gehalts wie automatisiert erscheint, nichts Neues mehr bietet.

Das Mißlingen der Aufgabe, die Situation wie oben beschrieben so zu gestalten, daß Gedächtnis der Bedeutung die Richtigkeit des Wissens, Anschauung ihr die ausgleichende Erfüllung des Inhalts und Erwartung die Dynamik des Hoffens vermitteln, tritt – objektiv – als ständige Überforderung zur Nivellierung und Apathie hinzu. Herrscht das eine vor, gesellt sich ein jammerig-depressives (gelegentlich auch inadäquat euphorisches), reizbar-mißvergnügtes oder ängstliches Affektsyndrom zur dementiellen Verworrenheit hinzu; anderenfalls dominiert Desinteresse auch gefühlsmäßig, geht Erleben in stumpfe Gleichgültigkeit über.

Kennzeichnet Desorientierung diese Abkoppelung von der Situation, so braucht das keinesfalls immer mit einem irreversiblen dementiellen Abbauprozeß verknüpft zu sein. Als reversibler Befund wurde sie von Conrad kasuistisch besonders anschaulich beschrieben und mit großer methodischer Übersicht im Zusammenhang mit dem Phänomen des sog. Minutengedächtnisses untersucht.

Eigentlich galt die Untersuchung dem Begriff der „Merkfähigkeit", worauf es uns hier ebenfalls ankommt.

Conrad [66] teilt zunächst die klinisch wichtigen Daten mit (24jähriger Elektriker usw., der 14 Tage nach einer unklaren enzephalitischen Erkrankung mit deliranter Unruhe zur Kliniksaufnahme gekommen war). Bei der ersten Untersuchung war er kaum ansprechbar und örtlich/zeitlich unklar orientiert. „Ruft ab und zu Namen oder Satzbruchstücke ins Leere ..." Nach 2 Wochen bildete sich das delirante Erscheinungsbild zurück, die Desorientierung blieb im Zusammenhang mit hochgradigen Merkfähigkeitsstörungen mehrere Wochen bestehen. Der Patient gab verkehrte Antworten, stellte immer wieder dieselben Fragen, schien die Antwort mit Interesse aufzunehmen, um nach kürzester Zeit die Frage zu wiederholen. Hatte er das Bett einmal verlassen, fand er es nicht mehr.

„Er kommt etwas ängstlich-zögernd, geführt vom Pfleger, ins Untersuchungszimmer. Stellt sich in strammer Haltung vor. Als er gefragt wird, ob er den Ref. kenne, den er bei der Visite täglich sah, meint er etwas verlegen: ‚Ach Gott ... Donnerwetter ... kenn ich Sie nicht? Wir kennen uns doch .. sind Sie nicht von O. ... sagen Sie mir doch ...?' " – Die weitere Verhaltensbeschreibung ist im Original sehr ausführlich und wird durch gezielte „Merkfähigkeitsversuche" ergänzt.

K. setzt sich und fragt mit einem Blick auf den Schreibtisch: „Ich hab doch hier keine Sachen mehr ...? (greift nach der Stelle seiner Brieftasche, fängt an, in den Taschen zu kramen)." Offensichtlich liegt eine Situationsverkennung vor. K. entschuldigt sich beim Ref., dem er Geld zu schulden vermeint. Die Richtigstellung macht ihn ratlos. Er beantwortet die Frage nach dem Ort falsch, weiß nicht mehr, was er gefragt wurde, erweist sich als hochgradig suggestibel. Namen, eigenes Geburtsdatum und allgemeine Familienverhältnisse werden gewußt. Er hält den Ref. nun für seinen Lehrer, den Stationsarzt für den Meister und kommt wieder auf die alte falsche Identifikation zurück. „Nachdem man ihn hinausführte, dreht man unmittelbar, nachdem die Tür hinter ihm geschlossen wurde, wieder um, führt ihn wieder herein. Er stellt sich nun in ganz ähnlicher Weise vor, wie zu Beginn der Exploration. Als man ihn fragt, ob er hier in dem Raum schon war, sieht er sich befremdet um, ist ratlos und verneint es schließlich. Dasselbe wird mehrmals wiederholt ... immer wiederholt sich ein ähnliches Spiel."

Es ergibt sich „das Bild einer schweren Korsakowschen Psychose mit völliger örtlicher und zeitlicher Desorientierung und Neigung, die Lücken durch Konfabulation zu füllen". Die Grundhaltung ist ratlos verlegen, „mitunter steigert sich diese zu förmlichen Ratlosigkeitsausbrüchen, wobei er sich fragend an die Umgebung wendet, ohne daß jedoch dahinter ein echtes Bestreben stünde, sich zu informieren. Er fragt also, ohne eine Antwort zu erwarten, mehr im Sinne einer Ausdrucksbewegung". Beim einfachen „Zwei-Wort-Versuch" (auf jeder Seite eines Blattes ist ein Name geschrieben) scheint jeweils der eine Name den anderen mit „experimenteller Sicherheit" in Sekundenschnelle auszulöschen, so oft auch das Umdrehen des Blattes wiederholt wird. Mit dem Namen ist zugleich auch das Wissen, den Namen gewußt zu haben, verschwunden. Etwas bessere Leistungen ergeben sich bei einsilbigen Namen und mit zweistelligen Zahlen und rascherem Ablauf des Versuchs, es darf aber kein ablenkender Inhalt, beispielsweise das Suchen nach Zigaretten, eingeschoben werden: Offenbar ist das Bedürfnis zu rauchen geeignet, Erinnerung unterhalb des bewußten Niveaus etwas dauerhafter zu organisieren.

Die weiteren Versuche zeigten mit großer Deutlichkeit, welch große Rolle der Zeitfaktor für das Zustandekommen der Leistung spielt, auch affektbesetzte Inhalte konnten sogleich wieder ausgelöscht werden: die angerauchte Zigarette wird – aus dem Blickfeld genommen – nicht reproduziert (was zu einem hohen Zigarettenverbrauch führte). Erst nach mehrfacher Wiederholung wird er unruhig und bittet um eine Zigarette. „Offensichtlich", heißt es in der

Mitteilung, blieb „eine gewisse Bedürfnisspannung bestehen . . . . Diese löste sich aber sofort von dem Gegenstand ab, der Wunsch nach einer Zigarette bleibt, ohne sich mit der in der Lade eingeschlossenen Zigarette in Beziehung zu setzen." Man könnte darin die Insuffizienz der phänomenalen Tendenz, die aus dem dranghaft-protopathischen Bereich zum abstrakt-epikritischen aufsteigen will, ihr vorzeitiges Erlahmen angesichts der experimentell provozierten Gegenstandslosigkeit, erblicken.

In einem späteren Versuchsstadium soll der Patient seinen Namen auf einen Zettel schreiben. „Der Zettel wird verdeckt. Nach 30 Sekunden wird er gefragt, weiß nichts von dem, was auf dem verdeckten Zettel steht, liest seinen Namen mit einem gewissen Staunen, bestreitet energisch, den Namen selbst geschrieben zu haben. Nachdem während einer kurzen Protokollpause eine kleine Ablenkung erfolgte, greift er plötzlich mit Erstaunen nach dem Zettel, der noch auf dem Tisch liegt: ‚Ach du lieber Himmel, da steht doch mein Name, wie kommt denn der hierher, da haben die Jungens doch einfach meinen Namen hingeschrieben, ist doch eine Schweinerei . . .‘ Er bestreitet energisch, daß es seine Unterschrift sei. Der Name wird verdeckt und er soll seinen Namen darunterschreiben. Auch diese Unterschrift wird verdeckt, nach 30 Sekunden wieder gefragt, er weiß nichts von dem Zettel, als ihm die beiden Namen gezeigt werden, wieder höchstes Verwundern: ‚Das habe ich sicher nicht geschrieben, mit meinem Wissen mal nicht.‘ (Wer hat's geschrieben?) ‚Herr Pastor, das weiß ich doch nicht . . .‘"

„Auch Eindrücke, die mit einer *eigenen* Handlung verbunden sind . . . unterliegen dem gleichen Auslöschungsvorgang, und zwar scheint hier diese tilgende Wirkung noch stärker zu sein, denn schon nach 20–30 Sekunden, ohne dazwischengeschaltete neue Eindrücke, ist nichts mehr da, sind die Spuren völlig getilgt."

Im späteren Verlauf scheint das Ich als Subjekt des Tuns langsam wieder aufzutauchen. Die eigenen Schriftzüge werden als solche erkannt, es fehlt aber die zeitliche Lokalisierung. Fragen nach der soeben abgelesenen Uhrzeit können nicht beantwortet werden, lösen aber insofern eine adäquate Reaktion aus, als er bemerkt, er müsse jetzt wohl gehen. Ein besonderer inhaltlich-wertbesetzter Bezug scheint auch bei Geld zu bestehen, wie verschiedene Verhaltensbeobachtungen ergeben, während das Bewußtsein einer Unstimmigkeit die bemerkte Diskrepanz zum gewohnten Rahmen anzeigt.

Rund 10 Wochen nach der Aufnahme geht es um die zeitliche Orientierung: K. wiederholt ratlos das ihm vorgesagte Datum (1. Februar) und kann nicht das Jahr angeben. Das nachfolgende Frage-Antwort-Spiel zeigt ein starkes Fluktuieren der Leistung, wobei durch Wiederholung kein Übungseffekt eintritt, weiterhin konfabuliert wird. Beim Bilderfassen war charakteristisch, daß das Bild offenbar nicht als Ganzes erschien. Der Patient hielt sich an Einzelnes; Teile des Bildganzen bleiben isoliert, werden nebeneinandergereiht. Folgt er der Aufforderung, Begriffsreihen zu bilden, zählt er verschiedene Baumarten, Säugetierarten auf, wiederholt die Reihe stereotyp und weiß nicht, wozu er das tut. Das Anklingen biblischer Themen bringt sofort die Anrede Herr Pastor mit sich. Ratlosigkeit ist die Reaktion auf die Aufforderung, über den 4 Jahre zurückliegenden Tod der Mutter zu berichten.

„Diese Unfähigkeit, ein solches (markantes) Ereignis des Altgedächtnisses zu reproduzieren, ist ungewöhnlich und zeigt, daß die Reproduktionsstörung über das Reproduzieren unmittelbar zurückliegender Spuren weit hinaus reicht." Die Orientierungsleistungen blieben bis kurz vor der Entlassung schlecht. „Er fand sein Bett kaum jemals ohne Hilfe. Er vermochte jedoch mit der Zeit situative Hilfen geschickt auszunutzen und zu verwenden." Bei der Ausführung einer Planskizze seiner Wohnung fiel auf, daß die einzelnen Zimmer als losgelöste Stücke eingetragen wurden.

Conrad wendet sich dagegen, von einem isolierten Verlust der Merkfähigkeit zu sprechen, „weil dies durchaus unseren Grundvorstellungen der Störbarkeit psychischer Leistungen widersprechen würde, und die Leistung in der Tat nicht ‚isoliert‘ gestört ist. Im

Hinblick auf das Phänomen des Auslöschens von Vorangegangenem durch einen dazwischengeschalteten neuen Eindruck, als dessen Ursache Conrad das Nichtzustandekommen einer Paarbildung ansieht, ist naheliegenderweise an die Störung des Zugleich von Trennen und Zusammenfügen, Loslassen und Einfangen zu denken. Der Kranke kann nur eines: wendet er sich dem Neuen zu, ist das Vorangegangene nicht mehr da und der Eindruck des „jamais vu" ist die Folge; klammert er sich an das Alte, nimmt er Neues nicht wahr, die Eindrücke prallen von ihm ab. Die Ausführung eines Befehls läßt den Befehl vergessen, und ratlos weiß der Kranke nicht mehr den Grund seines Tuns.

Conrad bemerkt dazu: „Unsere Reproduktionsleistung von kurz zurückliegenden Erlebnisinhalten läßt immer erkennen, daß diese Gestaltzusammenhänge des Erlebens sehr viel dichter sind, als wir uns dessen gewöhnlich bewußt sind. Wenn ich jetzt (am Abend) angeben soll, was ich heute zu Mittag gegessen habe, gelingt mir dies nur, wenn ich die gesamte Situation, den situativen Umkreis reproduziere, etwa wie ich heimkam, was mir dabei begegnete, mit wem zusammen ich aß, usw. Die ‚Situation' des Mittagessens als hochgegliedertes, raumzeitliches Feldganzes ist nötig, um hieraus dann die Art der Speise als eine Art ‚Kleindetail' abheben zu können." In diesem Zusammenhang ist mit Wieck und Stäcker [32b] auch an die unterschiedliche subjektive Physiogomierung einer gegebenen Situation zu erinnern: Ein Koch wird möglicherweise besser behalten, was er gegessen hat, als ein Professor für Psychiatrie. Dies bestätigt Conrads Deutung insofern, als das Feldganze des Kochs die Integration eben solcher Inhalte begünstigen wird, wohingegen bei einem Professor für Psychiatrie die Aufmerksamkeit eher psychopathologischen Einzelheiten gilt.

Hinsichtlich der Bedeutung des Begriffspaars „Integration/Differenzierung" bei Conrad ist die Schlußfolgerung von Interesse „daß die ‚Leistung des Merkens', d. h. die Fähigkeit, Gegenwärtiges mit Vergangenem zu verknüpfen, Gegenwärtiges in einen Bezug zu Vergangenem zu setzen, auf der allgemeinen Eigenschaft des Psychischen" beruhe, „den jeweiligen aktuellen Erlebnisbestand unausgesetzt von selbst und ganz ohne unser Zutun in das Spurenfeld" (gestaltpsychologische Begriffsbildung aus der Reproduktionstheorie von Köhler) „einzugliedern. Dieser Assimilations- oder *Integrationsprozeß*", so schreibt Conrad, finde unaufhörlich statt. … er könne willkürlich nicht verhindert werden; „wir können absichtlich weder vergessen noch überhaupt das Merken unterlassen. Umgekehrt beruht die Reproduktion eines bestimmten Inhaltes, d. h. die Fähigkeit, einen bestimmten Teilbestand aus dem Spurenbild auszugliedern, auf einem *Differenzierungsvorgang* insofern, als aus einem größeren Ganzen von der Art eines Feldes oder einer Sphäre ein bestimmtes Einzelnes herausdifferenziert werden muß."

Conrad betont, daß beide Leistungen, die vorstehend wiederholt als Loslassen und Einfangen, Trennen und Zusammenfügen bezeichnet wurden, in untrennbarer Abhängigkeit zueinander stünden. „Wir könnten von ‚Merken' nicht sprechen," schreibt er, „wenn wir das Gemerkte nicht reproduzieren könnten … Aber die differentiale Leistung steht in ebensolcher Abhängigkeit von der integralen Leistung." Es scheint sich also wieder um die bekannte Antinomie des Gestaltkreises (v. Weizsäcker) zu handeln. Conrad sieht darin – von Ey abweichend – die „zwei Seiten der allgemeinsten Grundeigenschaft des Psychischen" und bezeichnet diese als „Gestaltfunktion".

Der Bezug auf ein „Spurenfeld" weckt natürlich die Assoziation, daß an „Engramme" gedacht sei, was tatsächlich wohl nicht der Fall ist: wie sollten Engramme dem komplexen Charakter allen Erinnerns gerecht werden können. Es geht ja nie darum, ein bestimmtes Datum als Selbstzweck zu erinnern, die Vor- oder die Nachspeise z. B., oder etwa ein loderndes Feuer, sondern, wie Conrad betonte, um ein „Feldganzes". Es ist also keineswegs damit getan, ein bestimmtes Datum – beim Feuer: welches? – als Spur anzulegen. Es genügt auch nicht, zusätzlich – sozusagen mehrspurig – beliebig viele Begleitumstände in einem „Feld" festzuhalten, denn wir sehen das Haus, das wir uns merken wollen, ja gar nicht. Wir sehen weder Fenster noch Türen, zu dem wir als Rahmen das Haus merken könnten. Beides ist uns in seiner eigenen Komplexität, wie Grasnick [10] betont hat, nur als Ergebnis einer komplizierten sprachlichen Vermittlung gegeben und läßt entfernt an jenen Wald denken, den man vor lauter Bäumen nicht sieht. Daher führt es auch nicht weiter, die Fixierung eines Sachverhaltes auf schriftlichem Weg, auf einem Tonträger usw. als Paradigma des Gedächtnisses in Betracht zu ziehen. Daß wir lesen können, setzt seinerseits bereits Gedächtnis voraus.

Merken und reproduzieren wir infolgedessen – beispielsweise beim Träumen – keine „naturgetreuen" Abbilder als Stück-für-Stück-Vorgang sozusagen, sondern nur Begriffe oder Symbole? Wieso sind diese dann aber so anschaulich, daß sie hinsichtlich ihrer Anschaulichkeit – bei mir als Kurzsichtigem zumindest – die Wirklichkeit eher übertreffen und bewirken, daß ich mir im Traum vornehme, das Scheibenwischerblatt auszutauschen. Allgemeiner handelt es sich wieder um die ausstehende Antwort auf die Frage, woher beim Träumen wohl die Beleuchtung komme. Wird sie etwa zusätzlich zum beleuchteten Gegenstand, der durch sie erst trennscharfe Konturen erhält, als Engramm mitangelegt? Tulving [67] hat die Rolle der Bedeutungsfunktion beim Erinnern unterstrichen und damit die aktive Rolle des Subjekts, dessen *konstruktiven* Beitrag im Gegensatz zur rein engraphischen Passivität, unterstrichen. Er steht damit im Einklang mit der Theorie des konstruktiven Erwerbs von Wissen durch Erfahrung, wie sie von Piaget et al. empirisch untersucht und einer umfassenden epistemologischen Theorie zugrundegelegt worden ist. Richard [68] unterschied in eben diesem Sinne zwischen der Speicherung von Ereignissen und derjenigen von Kenntnissen, die er als „stabile Strukturen" bezeichnete und als „semantisches Gedächtnis" einem „episodischen Gedächtnis" verglich. Das Gedächtnis als „Rezeptakel" wich einer Auffassung, welche die aktive Rolle des Subjekts beim Merken, Speichern und Erinnern betont [14j].

Die dualistische Zweideutigkeit, von der bei Conrad noch im Zusammenhang mit dem Phänomen des Einprägens, Erinnerns die Rede ist, läßt sich nicht beseitigen, solange das eigentliche Problem des Gedächtnisses, das zweifellos im Zeitbegriff liegt, offen bleibt. Ohne dessen Klärung verhindert dualistische Scheinklarheit das volle Verständnis der, im Erbringen der Leistung, einander wechselseitig bedingenden Vorgänge der Differenzierung und Integrierung. Solange die Klärung aussteht, ist auch die Hypothese einer allgemeinen Gestaltfunktion nicht in der Lage, das Männchen im Mann zu erübrigen.

Erinnern wir uns an den wahrhaft den Kern der Sache treffenden, tiefschürfenden Beitrag, den Augustinus und Cassirer zum Problem des Erinnerns geliefert haben, so wird deutlich, daß die Einengung des Problems auf die definitive *Vergangenheit* eines materialistisch oder anders – etwa energetisch – verstandenen „Spurenfeldes" Vergangenheit „ontifiziert" und dabei Wesentliches außer Betracht läßt. An dem Kranken ist ja nicht nur bemerkenswert, daß er nicht mehr weiß, daß er gerade eben erst den Raum verlassen hat; weniger in die Augen springend aber psychopathologisch wohl genau so wichtig ist, daß er auch nichts zu erwarten scheint. Er begegnet der Situation mit stets neuer Ratlosigkeit und passiver Ergebenheit in sein Schicksal. Seine Fragen zielen auf keine Antwort. Conrad schreibt selbst, daß dieser Kranke Vergangenheit *und* Zukunft verloren habe. Wo besteht beim Verlust der Zukunft der Bezug zum „Spurenfeld"?

Und wie verhält es sich mit der Gegenwart des Gegenwärtigen? Die Anschauung des unmittelbar Gegebenen kann unter diesen Umständen einer reinen Juxtaposition des Gegebenen nicht anders als – objektiv – „leer" sein, bzw. sie bringt ihren Inhalt fertig mit, a priori, wodurch das Begreifen der veränderten Situation von vornherein verhindert wird. Auf diese Weise fehlt der Begriff für das jeweils Wesentliche; die Situationserhellung und damit die intentionale Umsetzung des Erlebten bleibt aus: Der Kranke tritt auf der Stelle. Der Proband soll über Adam und Eva berichten, was er im Religionsunterricht gelernt hat. Er kann es nicht; statt dessen spricht er den Untersucher als „Pastor" an: Projektionen aufgrund inhaltlicher Automatismen – Bedeutungsradikale – treten an die Stelle der echten Anschauung dessen, was gegeben ist.

Daß integrale und differentiale Leistung, wie Conrad schreibt, „untrennbar zusammen" gehören, kennzeichnet den Gleichgewichtszustand des Normalfalles im Vollbringen der Leistung. Im pathologischen Fall wird diese Behauptung von Conrad zweifelhaft: hier besteht das Charakteristische gerade im Verlust des Gleichgewichts. Dieser Verlust betrifft zwar *beide* Prinzipien; er tut dies jedoch nicht dergestalt, daß Differenzierung und Integrierung – wie im weiter vorn behandelten Spezialfall der Aphasie – gleichermaßen beeinträchtigt wären, sondern auf durchaus unterschiedliche Weise, je nachdem welches Prinzip primär – gesondert – betroffen ist.

Vielleicht leuchtet allzu rasch ein, daß, wie Conrad sagt, von „Merken" nicht gesprochen werden kann, wenn „wir das Gemerkte nicht reproduzieren" können. Wie kommt es dann, muß wohl gefragt werden, daß sich Conrad selbst nicht an seine Erkenntnis hält und dennoch davon spricht? Er spricht von Merken ohne Rücksicht auf das Reproduzieren, indem er – im gleichen Satz – „das Gemerkte" als dasjenige bezeichnet, was reproduziert wird? Es ist richtig: Wovon hätte er sonst sprechen sollen? Aber offenbar gibt es dann das Merken doch so, wie es jeder versteht: nämlich ohne Angewiesensein auf Reproduktion, etwa so, wie es Hören ohne Sprechen gibt.

Differenzieren öffnet den Erlebenskreis, Integrieren schließt ihn ab. Diese – frühere – Aussage ist klar. Die Antinomie des Trennens und Zusammenfügens bezieht sich dabei nicht auf das gerade Gemerkte, sondern kennzeichnet die Gesamtsituation des Erlebens einerseits als ein Offenstehen, das sich nicht im Grenzenlosen verlieren darf, und andererseits als ein Zusammenhalten, das in der Konzentration auf einen Punkt seinen Sinn verlieren würde: Im normalen Erleben geht es immer um die Leichtigkeit der Balance zwischen beiden. Da sitzt kein Heer von Buchhaltern, die Tag und Nacht fleißig alles in einem Hauptbuch eintragen („integrieren") und die jederzeit wissen, wo sie was eingetragen haben, um es wiederzufinden. Das System, von dem wir als Bewußtsein sprechen, ist nur und nirgends sonst als in seiner Tätigkeit vorhanden: Integrieren ist sein Zusammenhalt im Subjekt, dessen Spontaneität dafür sorgt, daß dieses Kontinuum erhalten bleibt: dasjenige, was die Tätigkeit organisiert – die *andere* Grenze des Phänomenalen – ist das, was *dagegensteht*: das Gegenständliche.

Conrad interpretiert das Erscheinungsbild des Minutengedächtnisses unter den von ihm mitgeteilten Prämissen als Störung der Integrationsleistung (die allerdings, wie er schreibt, mit der differentialen Leistung untrennbar verbunden ist): „Es bildet sich kein integrativer Zusammenhang aus". Dies gilt für die Betrachtungsweise des Außenstehenden, der sich nicht in dieses Erleben einbezogen weiß, sondern sich, indem er unbemerkt bleibt, ausgeschlossen findet. Versetzen wir uns hingegen als unbeteiligte Untersucher in die strukturalen Voraussetzungen, wie sie beim Kranken selbst vorliegen, dann verwirklicht der bei ihm bestehende Zustand – gerade umgekehrt – ein solches Übermaß an semantischer Bindung, an innerer Kompaktheit und – integrativer – Zurückgezogenheit auf den Ursprung der Bedeutung, daß dafür das Bild des Punktes zutrifft.

Wodurch kommt diese völlig persönlichkeitsfremde innere Isolation und Kompaktheit zustande? Sie wird sicher *nicht* durch innere Zusammenhangslosigkeit, sondern durch mangelnde Gliederung, durch ungenügende Abhebung des Erlebens in den 3 von Augustinus beschriebenen Dimensionen der Zeit bedingt. Sie entspricht in ihrem psychopathologischen Gehalt also einer eindeutig kognitiv-differentialen Minderleistung und ist daher phänomenologisch nur mit dementiellem Abbau zu vergleichen.

Zwar erinnert im vorliegenden Fall die Interpretation des Kranken, wonach „die Jungens" seine Unterschrift nachgemacht hätten, entfernt vielleicht an eine wahnhafte Deutung. Die Deutung, um die es hier geht, ist aber nicht in dem Sinne „gegenstandslose", reine Bedeutung wie die Verabsolutierung einer losgelösten Dingeigenschaft als „Stimmenhören" beim Schizophrenen z. B.; sie bezog sich bei diesem Kranken vielmehr auf eine vollständige, tatsächlich unmittelbare Wahrnehmung (das Papier mit der wirklichen Unterschrift lag sichtbar vor ihm). Diese Wahrnehmung war allerdings infolge des Gedächtnisverlusts aus ihrem rein sachlichen Kontext gelöst. Normalerweise weiß ich sehr gut, daß ich etwas unterschrieben habe. Da K. aufgrund dieser Erfahrung infolge des Gedächtnisverlusts – fälschlich – davon ausging, nicht unterschrieben zu haben, war seine Deutung nicht wahnhaft, sinnlos, sondern einfach falsch.

Wir sagen mit alledem nicht, daß keine Strukturanalyse durchgeführt werden solle. Wir betonen nur, daß Strukturanalysen dann für die Psychopathologie fruchtbar sind, wenn sie über die deskriptiv-phänomenologische Sterilität eines in Wirklichkeit nur sich selbst, den eigenen „Input", beschreibenden Systems hinausführt, indem dadurch der Dualismus des gewöhnlichen Sprachgebrauchs überwunden werden kann. Den experimentell-systematischen Ansatz dazu finden wir bei Burchard, der dem Korsakow-Syndrom in seinem mehrfach bereits zitierten Buch ein ganzes Kapitel gewidmet und gegenüber der weit verbreiteten Tendenz, Einzelsymptome (Konfabulationen, Merkschwäche, Desorientierung, Zeitgitterstörung u. a.) als Leitkriterium herauszustellen, gleich am Anfang des Kapitels die Notwendigkeit einer ganzheitlichen Betrachtungsweise hervorgehoben hat.

Unter Bezug auf Bürger-Prinz schreibt Burchard [52k]: „Erst in diesen Arbeiten wird radikal davon abgerückt, das Bild des Korsakow-Kranken durch Addition von Einzelstörungen ansonsten nicht weiter auffälliger Menschen zu rekonstruieren. Das ‚röhrenförmige Denken', das ‚querschnittsmäßige Dasein', die ‚Persönlichkeitslosigkeit', die ‚Passivität und Lahmlegung der vitalen Schicht' sind der allgemeinste Hintergrund des Syndroms, zu denen sich Veränderungen im zeitlichen Ablauf, die Verkleinerung der Quantität, Entdifferenzierung, Erschwerung des Gestaltaufbaues hinzugesellen." Ein wichtiges Merkmal, das den Korsakow-Kranken vom Deliranten unterscheidet, wird im Wiederauftreten der (bei stärkerer Störung verlorengegangenen) *sprachlichen Ansprechbarkeit* gesehen.

„Der Kranke wird auf den Besucherstuhl neben dem Schreibtisch des Arztes gebracht und sich selbst überlassen. Das Verhalten der Korsakow-Patienten war in dieser Situation völlig einheitlich. Sie verhalten sich, als ob der Untersucher ein Ding unter anderen wäre. Der Blick streift ihn nicht häufiger als andere im Zimmer anwesende Objekte, die der Kranke mit gelegentlichen, leeren Blicken, die nicht mehr den Charakter von Spähblicken aufweisen, berührt. Es herscht vollkommene Unpersönlichkeit vor. Der Ausdruck des Kranken deutet seine völlige affektive Nivellierung an, d. h. es werden sowohl spontan, wie auch späterhin auf Ansprechen keine oder nur spärliche Affekte produziert. Er ist in der Situation äußerlich gesehen wie ein völlig Fremder, gänzlich unvertraut und fordert zum Vergleich mit einem gleichgültig Wartenden heraus. Eine echte Erwartung besteht indessen in keiner Richtung. Eine spätere Unterbrechung des Gespräches läßt den Kranken unvermittelt wieder in seine stumpfe, gleichgültig persönlichkeitslose Ruhe zurücksinken."

Indem Burchard in diesem Zusammenhang daraufhinweist, daß beim Korsakow-Syndrom auch noch ein gewisses „reizoffenes, reizabhängiges Verhalten" zu beobachten sei, das jedoch nicht mehr wie beim Delir – zu „projektiven Akten" führe, könnte der Eindruck entstehen, daß darin ein Widerspruch zur strukturalen Charakterisierung des Abbaues als punktueller „Erstarrung" vorliege. Tatsächlich ist dies nicht der Fall, denn „das zufällig entstehende Geräusch", das „die flüchtige Aufmerksamkeit" auf sich lenkt, ist nicht von sozial wirksamer Bewußtseinstätigkeit, Erkennen, begleitet. So schaut auch der Neugeborene bereits in Richtung einer Geräuschquelle und umklammert einen ihm gebotenen Finger. Burchard schreibt: „Während wir Tonbandprotokolle in Gegenwart der Kranken über ihr ‚Spontanverhalten' anfertigten, kam es fast regelmäßig zu kurzer Fixation des Tonbandgerätes, auch des diktierenden Untersuchers, daneben flüchtigen Blicken zur Tür, durch die Geräusche hereindringen."

Was jene „Anfänge der sprachlichen Distanzierung" betrifft, wird festgestellt, daß der Kranke, der gefragt wird, der Frage nicht gewachsen sei. Er werde im Augenblick zwar auf eine verbale Stufe gehoben, habe auf dieser Stufe aber keine Wahlfreiheit. Der Patient könne der Fragesituation nicht ausweichen und auch keinen kritischen Akt einschieben, der ihn selbst seine Einfallsleere zu Bewußtsein bringen würde. Dies werde erst möglich, wenn die emotionale Regsamkeit wieder erwache oder immer erhalten gewesen sei. Dabei gebe es durchaus Kranke, mit denen man sich über einige Zeit quasi unauffällig unterhalten könne. „Fast regelmäßig kann man neuaufgenommenen Korsakow-Kranken entlocken, daß sie den Arzt schon lange kennen, auch wo sie ihn kennengelernt haben. ... Echte Konfabulationen sind dabei in strengster inhaltlicher Abhängigkeit vom Gehalt der Frage. Auch Sinn und Richtung der Frage werden für die Bewußtseinsbildung des Korsakow-Kranken in diesem Augenblick maßgebend. Er ist wie das Echo des Fragenden ... ." Man könnte sagen, der Kranke komme im Sprechen punktuell von einem persönlichkeitsfremden Zustand bloßer Wachheit zu einem persönlichen Bewußtsein zurück; die Sprache übt dabei einen gewissen Zwang aus, dem sich der Kranke wegen des Fehlens distanzierend reflexiver Akte nicht entziehen kann. Burchard spricht in diesem Sinne von der „Wehrlosigkeit" des Kranken in einer informationsschwachen, „merkmalsverarmten Umwelt".

„Jede verbale Beanspruchung des Kranken schafft völlig andere Verhältnisse, organisiert ihn auf, fordert ihm Sprachliches ab, wenngleich er dies nur in niedriger Form zu leisten vermag. ... Die erste an ihn gerichtete Frage bringt den Kranken zur Antwort, die mit einer gleichgültigen Selbstverständlichkeit erfolgt, gleichviel, ob sie überraschend formuliert oder der Situation angemessen ist. Versuche, den Kranken mit Anrufen zu provozieren, haben wenig Erfolg. Worte wie ‚ja', ‚na', ‚so' u. ä. führen wohl eine kurze Blickfixation auf den Untersucher herbei, scheinen jedoch noch nicht genügend sprachlichen Zwang auszuüben. Gewöhnlich blickt der Korsakow-Kranke jedoch voll an, wenn ihm eine sinnvolle Frage gestellt wird."

„Bei der Rückbildung der Ditran-Psychose konnten alle Übergänge sprachlicher Reagibilität beobachtet werden. Hierher gehört die lückenlose Reihe der abortiven Reaktion auf Ansprache ... Die kurze, zunächst noch konfabulatorische Antwort wird in weiterer Rückbildung der Störung ausgedehnter in der Zeit, der Inhalt der Antwort wird immer mehr dem Inhalt der Frage entsprechend und geht zuletzt auf eine Abstimmung gegenüber dem Sachverhalt über. Die Abstimmung der Antwort auf den Gehalt der Frage fehlt nicht bei der Konfabulation, jedoch fehlt die Stimmigkeit in bezug auf den gefragten Sachverhalt. ... Wieder wird zunächst die Kategorie getroffen zuletzt der Inhalt. ... Nach Beendigung der Fragesituation besteht der leere, hinsichtlich höherer Bewußtseinstätigkeit inaktive Zustand, der beim unbeanspruchten Kranken ohnehin vorherrscht, weiter. Der Rufbau höherer Schichten rückt als das Fehlen spontaner intellektueller Leistungen vor allem bei fehlender verbaler Stimulierung, die eine Auforganisation bedeutet, in den Blick. In Form einer Störung der Kommunikation zwischen dem Kranken und Umgebungspersonen besteht eine ausgesprochene Umweltabhängigkeit der Konfabulationen."

Die Unfähigkeit des Kranken zum „Loslassen", „Trennen", die zu der diskontinuierlichen Tendenz des „Minutengedächtnisses" im Widerspruch zu stehen scheint, begegnet uns als Haften. „Prototypisch hierfür sind die hirnorganisch Wesensgeänderten, die über verschiedene Stufen des Haftens, schließlich der Weitschweifigkeit und Umständlichkeit, nicht loskommen können von der einmal eingeschlagenen Richtung" (vgl. hierzu auch die Mitteilung von Gelb, S. 95f.). „Diese Grundfunktion des Festhaltens wird erst zum Gedächtnis, wenn Bewußtseinsstufen erreicht sind, die wieder eine innere Distanz und ein Absehen vom Gedächtnisinhalt ermöglichen. Einstellstörungen beim Korsakow, Haften und Kleben sind dann in einer ansteigenden Reihe einzuordnen, in der die Zeit des Vorherrschens eines Objekts bzw. Symbols progredient anwächst."

„Festhalten" wird im Kontext der Konfabulationen als eine von 2 „Linien" der Denkstörung aufgeführt: Es handelt sich „um festgehaltene, wie ein starres Gebälk in der sonst entleerten Struktur eingelagerte Inhalte, die auf Situatives bezogen sind und generell in Richtung der Kontinuitätsbildung und Perseveration weisen. Hierher gehören die starre positive örtliche Desorientierung .... Wir haben in der Symptomrangliste ... die fehlende Orientierung von der positiven Desorientierung getrennt, von der letzteren nochmals die ‚paranoide' Desorientierung. Je verworrener der Kranke ist, je inkohärenter, je mehr er also in der Nähe deliranter, expansiver Syndrome steht, um so mehr neigt er zu wechselnder Desorientiertheit. Andererseits tritt die fehlende Orientierung um so mehr auf, je mehr der Kranke Züge einer Demenz, d. h. globaler Leistungsmängel, aufweist. ... Die noch nicht schwereren Fälle von Demenz, bei denen eine Persönlichkeitsfassade erhalten ist, die eine zwar teilnivellierte jedoch eine noch ansprechende Affektivität besitzen, die auch eigenen Fehlleistungen gegenüber Kritik und in Verbindung mit ihnen affektive Veränderungen aufweisen, widersprechen allen wesentlichen Zügen des Korsakow-Syndroms, wenn auch die allgemeinsten hirnorganischen Wesenszüge, wie Haften, Perseverieren, Affektnivellierung, Zeitgitterstörungen und Merkstörungen mit dem Korsakow-Syndrom gemeinsam sind."

Was speziell das Haften an einem falschen Ortsbewußtsein betrifft, weist Burchard daraufhin, daß der örtlichen Orientierung ganz allgemein eine erhebliche Bedeutung für die aktuelle Bewußtseinsbildung zukomme. „Offensichtlich hat die Umgebung einen ähnlichen Bezug zum Zentrum der Persönlichkeit, wie das Körperschema .... Mit Recht", so schreibt Burchard, „sprach *Wernicke* hierauf abzielend von ‚Allopsyche', maß also der Umgebung den Rang eines Seelenteils bei. Ebenso bezeichnete er den Wahrnehmungsbereich des Leibes als Seelenteil (Somatopsyche). Offensichtlich auch handelt es sich bei beiden Seelenteilen um obligate Bestandteile höheren Bewußtseins, die projiziert werden, wenn sie fehlen, wie beim Phantomerlebnis. Beim Korsakow-Syndrom ist dieser elementare individuelle Ortswert nun schlechthin vorgegeben, bedarf keiner Überprüfung und wird ... zäh gegen jede anderslautende Version verteidigt. ... Wieder sind es autochthone Tendenzen, die die Oberhand gegenüber einer nur auf dem Wege einer Abstimmung und Einregulierung zu erlangenden Bewußtseinsausrichtung behalten. ... Die schwersten Formen wähnen sich zu Hause. Leichtere Formen, die in ihrer Fehlorientierung die Tatsache hinnehmen, daß sie nicht zu Hause sind, wähnen sich am Arbeitsplatz, sofern sie Trinker sind, häufig am Ort ihres chronischen Alkoholabusus in der Gaststätte. Noch besser informierte Korsakow-Kranke wähnen sich in Lazaretten, auswärtigen Krankenhäusern, die ihnen von früher her bekannt sind."

Die psychopathologischen Befunde beim krankhaften Orientierungsverlust bestätigen, wie Burchard [521] hervorhebt, „das *Kant*sche Konzept eines a priori, eines Vorgegebenseins an Raum (und Zeit) vor aller Erfahrung. ,,Vor aller Erfahrung' heißt hier: ohne alle Erfahrung, ohne verbliebene Fähigkeit der Regulation, ohne Fähigkeit, den ‚Gestaltkreis' (V. v. Weizsäcker) mit der Wirklichkeit zu schließen. ... Mit der örtlichen Desorientiertheit ist nun keineswegs eine Grundstörung des Korsakow-Syndroms gefaßt. Sie ergibt nur Hinweise auf die Struktureigentümlichkeiten. Versucht man das Erleben darzustellen, so fällt zunächst die tiefgreifend abgebaute Emotionalität" des Kranken auf. „Auch seine Umgebung läßt ihn affektiv unbewegt, er steht ihr leer, noch nicht einmal fremd gegenüber. ... Das Bedürfnis nach Erkundigung über den Aufenthaltsort ... tritt erst gar nicht auf und Bekundungen dieser Fakten werden nicht verarbeitet. Der Kranke nimmt auch kein wirkliches Interesse an Einzelobjekten und Situationen um ihn herum." In leichteren Fällen setzt sich Affektivität wieder durch und führt zu Klagen über Nichtwissen, die an die Stelle der Konfabulationen treten. Ein „echter, objektgebundener Affekt" ist den Korsakow-Kranken jedoch fremd. Dies steht in unmittelbarem Zusammenhang mit dem gesamten Antriebsgeschehen. Eine eigene kurz resümierende Fallschilderung mit eigenartiger Verkennung des eigenen Spiegelbildes haben wir an anderer Stelle [69] eingefügt. Sie ist geeignet, die Feststellungen von Burchard zu bestätigen und den Unterschied zwischen „normalem" Vergessen und dieser Form der Gedächtnisstörung zu verdeutlichen.

Daß es überhaupt zum Konfabulieren kommt, setzt voraus, daß der Kranke nicht nur etwas vergessen hat, sondern darüber hinaus auch „vergessen" hat, etwas vergessen zu haben. Beim „normalen" Vergessen, das zu keinen Konfabulationen Veranlassung gibt, weiß der Vergeßliche – in unterschiedlichem Ausmaß – immerhin noch, daß er etwas vergessen hat; das gegenständliche Gedächtnis ist nur „semantisch blockiert". – Beim Korsakow-Kranken gibt es das semantische Gedächtnis nicht mehr: Er dreht vor der Tür um, und weiß nicht mehr, daß er den Raum *wieder*betritt, den er 30 Sekunden vorher gerade erst verlassen hat. Seine außerordentlich typische „Ratlosigkeit" ist der Ausdruck für den Umstand, daß dasjenige, was er gegenständlich wahrnimmt, ihm nichts „sagt". Es wird nicht auf die Bedeutungskontinuität bezogen, die gewöhnlich allem Erleben den Stempel der Identität des Erlebenden aufdrückt.

Die Kranke schaut in den Spiegel, und weiß nicht, daß das, was sie in dessen 3 Flügeln sieht, ihr Spiegelbild ist. Sie sieht Personal einer anderen Welt in fremder Staffage. Diese ist objektiv und in spiegelbildlicher Treue nichts anderes als ihr Schlafzimmer in 3 verschiedenen Perspektiven. Sie reagiert belustigt oder – meist – verärgert. Indem sie die Eindringlinge beschimpft, erhält das gegenständliche Wahrnehmungsmaterial in vollster Selbstverständlichkeit eine Ad-hoc-Bedeutung, die insoweit nur eine, gelegentlich eigentümlich fluktuierende, Ad-hoc-Dauer hat.

Je fester dieses „ad hoc" Bestand hat, desto fester ist die entsprechende Anmutungsqualität der Wahrnehmung mit einer die Entwicklungslinie der Persönlichkeit („trajétoire de la personnalité", Ey) nicht erreichenden aber „irgendwie" persönlichkeitseigentümlichen *Tendenz zur Kontinuität*" verknüpft, wie Burchard dies als „vorreflexive" Gegebenheit beschreibt [52i]. „Gegenüber der im übrigen vorherrschenden Außensteuerbarkeit, die in der Suggestibilität, in der Fremdanregbarkeit sinnfällig wird, muß dem starren Festhalten an einer falschen Orientierung, die in gröbstem Widerspruch zur Wirklichkeit stehen kann, eine besondere Bedeutung zukommen." Etwas später spricht er davon, daß die eigene Individualität hier einen „vorreflexiven" Ort haben müsse. „Immer handelt es sich um eine ‚Grundstörung' im Sinne eines strukturierten Faktors bzw. dynamischer Strukturen" (operativer Schemata), die gewissermaßen höhere Psychismen mit sich ziehen oder anders gesagt, sich in höheren Schichten spiegeln."

Burchard nennt 3 für sich analysierbare Merkmale: Ortswert, Richtungswert und Identifikation der wahrnehmbaren Umgebung – die als Fehlidentifikation das Erleben des Korsakow-Kranken und dessen eigentümliches Versagen beim Orientierungsverlust bestimmen. Zwar zeigten die Kranken, heißt es [52m], eine „augenfällige Wahrnehmungsaktivität", es müsse aber dennoch „von einem Mangel, wenn auch nicht von einem völligen Fehlen der Orientierungsbewegungen" gesprochen werden. Der zu den Seiten gerichtete „Spähblick" des Deliranten sei zwar zurückgetreten, „die Art des Blickes der Kranken weist jedoch noch starke Ähnlichkeit mit jenen informations- und erlebnisarmen Blickbeziehungen auf". – Eine gewisse Regelhaftigkeit in der Reihenfolge der situativen Verkennungen ist weiter oben bereits erwähnt worden. Sie erinnert an gewisse Inseln konservierten Wissens bei allgemein abgebauten, dementen Patienten und betrifft Bereiche, für die der Kranke besondere „Prägnanzstufen" der Wahrnehmung ausgebildet hatte.

Wie Burchard selbst hervorhebt, stellt es eine methodische Einschränkung dar, daß die von ihm in seiner hier nicht wiederzugebenden Fülle von Einzelbefunden mitgeteilten Beobachtungen an einem recht heterogenen Patientenkollektiv gewonnen wurden. Es liegt auf der Hand anzunehmen, daß es auch erscheinungsbildlich einen Unterschied machen wird, ob das Korsakow-Syndrom Stunden oder Wochen anhält. Indessen betrifft dies bereits eine Interpretationsebene, die in ihrem speziellen Charakter uns hier nicht zu interessieren braucht. Unser Interesse gilt der strukturalen Betrachtungsweise schlechthin. Diese wird hier im Zusammenhang mit dem mehr oder weniger weitgehenden Verlust der zeitlich/örtlichen Anschauungsform des Erlebens – Verworrenheit – auf das Korsakow-Syndrom angewendet. Mit der Verworrenheit ist der Übergang der existentiellen Kontinuitätsfunktion von der epikritischen auf die protopathische Ebene verbunden.

Insoweit ist am Beitrag von Burchard entscheidend, daß unabhängig von offenbleibenden Einzelfragen mit herausragender Kompetenz die Grundlinien einer strukturalen Betrachtungsweise aufgezeigt werden, was nicht zuletzt im Bezug auf Kant einen signifikanten Ausdruck findet. Es besteht eine deutliche Konvergenz mit den Untersuchungsergebnissen von van Woerkom [49a], die speziell die Störung zeitlich/räumliche Anschauungsform und den Zahlbegriff betreffen und zeigen, daß der Kranke, dessen Leistungsausfälle der Autor systematisch während eines Jahres psychologisch verfolgte, sich ungestört im Raum bewegte, nie gegen etwas stieß und Dinge sicher ergreifen konnte, aber völlig unfähig war, seine Richtung epikritisch zu bestimmen (vgl. S. 90).

Er konnte sich weder nach rechts, links, oben oder unten orientieren oder beispielsweise 2 Stäbe parallel zueinander plazieren. So konnte er auch beim Zählen die Richtung der Reihe nicht einhalten; er sprach zwar die Ziffern laut und richtig aus, warf die einzelnen Glieder aber durcheinander. In zeitlicher Hinsicht wurde konkret das zeitlich Getrennte als solches erkannt und Rhythmen dann, wenn er sie mit ihm vertrauten Geräuschen (Marschrhythmus) in Verbindung bringen konnte; zeitliche Abstände erfaßte er auch dann geistig nicht, wenn sie regelmäßig wiederkehrten.

Cassirer [11o] bemerkt dazu: „Hier drängt sich, wie man sieht, die Pathologie der Unterscheidung (!) auf, die die empirische Psychologie lange verkannt und bestritten hat, auf die indes auch wir uns in unserer allgemeinen theoretischen Grundlegung immer wieder hinverwiesen sahen: sie sieht sich genötigt – um es in Kantischen Begriffen auszudrücken – zwischen dem *Bild* als einem ‚Produkt des empirischen Vermögens der produktiven Einbildungskraft' und dem *Schema* sinnlicher Begriffe als einem ‚Monogramm der reinen Einbildungskraft a priori' zu scheiden. ... das Bild ist ein Produkt des empirischen Vermögens der produktiven Einbildungskraft, das Schema sinnlicher Begriffe aber ist ein Produkt und gleichsam Monogramm der reinen Einbildungskraft a priori, wodurch und wonach die Bilder allererst möglich werden" [11t].

Wir sagen anstatt „Bild": Phänomen in seiner gegenständlichen Richtigkeit – und anstatt „Schema": subjektive Organisationsform als Ergebnis der Bedeutungsfunktion. Diese Übersetzung der Bezeichnung entspricht übrigens der Verwendung des Schemabegriffs bei Piaget. Wie Ross u. Furth [70] ausführen, handelt es sich bei den Schemata nach Piaget um Produkt und gleichzeitig Instrument der Assimilation. (Der Assimilationsbegriff entspricht als Integration der Tätigkeit der Bedeutungsfunktion.)

Die Aufgabe der Schemata bezieht sich bei Piaget, weiter nach Ross und Furth, auf den (gegenständlichen) „Input" und besteht darin, diesen nach Maßgabe der eigenen Struktur zu organisieren. In diesem Sinne betrifft Gedächtnis *nicht*, wie meist angenommen wird, den zentripetalen Aspekt der Assimilation, sondern – streng genommen – den *zentrifugalen* Aspekt, der in der Modifikation des Gestaltkreises, sensu Piaget („le cercle de la connaissance"), unter Betonung des bei Piaget stets zentralen Verhaltensaspektes nicht als „Differenzierung", sondern als Akkomodation bezeichnet wird und das gleiche wie Differenzierung meint: Abhebung von der mitgebrachten Bedeutung zugunsten eines neuen, der neuen Situation angepaßten Zusammenfügens mit dem Ergebnis eines realitätsangepaßten Verhaltens oder eines kognitiven Phänomens. In diesem Sinne sprachen wir von der „Gegenstandsfunktion" des Erlebens [14].

„Folglich", so heißt es im Text bei Ross u. Furth, „handelt es sich bei den Schemata nicht um etwas, an das sich das Individuum erinnert, auch nicht um etwas, das es kennt; vielmehr geht es um strukturale Fähigkeiten, über die es verfügt und zum Erkennen einsetzt. Es hätte keinen Sinn, sich speziell an die Permanenz der Strukturen zu erinnern, ebensowenig, wie an Persönlichkeitszüge." Man hat sie.

„Der Assimilationsaspekt wird ‚operativ' genannt, er setzt eine Kenntnis das Aktion voraus; der Akkomodationsaspekt heißt ‚figürlich'" – bei Kant: „Bild" –, „er setzt die Kenntnis von Zuständen oder Konfigurationen voraus. Gedächtnis im engeren Sinne betrifft also den figurativen" (bildlichen) „Aspekt; wenn unter dem Wort Gedächtnis darüberhinaus auch operative Aspekte verstanden werden (z. B. ‚ich erinnere mich an die Rechenoperation'), dann wird von Gedächtnis im weiten Sinne gesprochen."

Die „Schemata" von Kant sind transzendental und verbürgen im Phänomen den Zusammenhang zwischen Verstand und Sinnlichkeit. Schon Kant hat den Schematismus nicht auf den Raum begrenzt, sondern v. a. auf den Begriff der Zahl und der Zeit bezogen.

Und daß hier in der Tat ein enger Zusammenhang besteht, lehren wiederum die pathologischen Fälle besonders eindringlich. Der Kranke van Woerkoms zeigte die gleiche charakteristische Störung, wie in der Auffassung räumlicher Verhältnisse, auch in der Form seiner Zeitanschauung und in dem Verhalten, das er gegenüber bestimmten numerischen Aufgaben an den Tag legte. So konnte er z. B. im sogenannten „Reihensprechen" zwar die Tage der Woche und die Monate des Jahres aufsagen; er war aber nicht imstande, wenn man ihm einen Wochentag oder einen Monatsnamen nannte, den Namen des *vorhergehenden* oder *folgenden* Tages oder Monats richtig zu bezeichnen. Und ebenso mißlang ihm der Versuch, eine konkrete Menge von Dingen zu zählen, wenngleich er die Reihenfolge der Zahlworte richtig beherrschte. Statt von einem Glied der Menge zum anderen fortzugehen, griff er häufig auf ein früher bereits gezähltes, zurück; auch hatte er, wenn er beim Abzählen einer Menge bei einem bestimmten Zahlwort, etwa bei dem Wort „Drei", angelangt war, keine Vorstellung davon, daß er in diesem Worte eine Bezeichnung für die „Größe" der Menge, für ihre „Kardinalzahl" besitze. Stellte man etwa zwei Reihen von Stäben, die eine zu vier, die andere zu fünf Stäben, vor ihn hin und fragte man ihn, in welcher der beiden Reihen sich mehr Stäbe befänden, so begann der Kranke, indem er auf jeden Stab der zweiten Reihe zeigte, zunächst richtig bis fünf zu zählen, verwirrte sich aber dann, ergriff den zuletzt gezählten Stab nochmals und sagte „sechs". Nicht selten ging er auch schon auf ein anderes schon gezähltes Glied der ersten Reihe zurück oder er glitt in die zweite über, wobei er ständig mit lauter Stimme weiterzählte. Jeder Versuch, ihn über den Sinn der Aufgabe zu belehren, blieb ebenso fruchtlos, wie dies bei dem Versuch, zwei Stäbe in parallele Richtung zu rücken, der Fall gewesen war ([11o]; vgl. oben S. 63).

Cassirer geht – unter Bezug auf Head – weiter auf Störungen beim Ausführen von Rechenoperationen ein und kommt dann auf den Zahlbegriff zu sprechen. Wir halten fest: Der Verlust der zeitlich/räumlichen Anschauungsform ist das eine, das Umschlagen der existentiellen Kontinuitätsfunktion vom intersubjektiven Bewußtsein ins protopathische ist das andere. Ey unterscheidet in diesem Sinne, wie gesagt, zwischen „champ de la conscience" und „trajétoire de la personnalité".

„Ein dementieller Zustand", schreibt Ey in seiner 8. Studie [30j] ist natürlich eine gewisse ‚Einbuße an Intelligenz', d. h. das Bewußtsein kann sich nicht mehr zu dem Niveau von Operationen aufschwingen, …, welche die subjektive Existenz der objektiven Realität angleichen. Alles das, was Gedächtnisstörungen, Assoziationsstörungen, Orientierungsstörungen usw. genannt wird, entspricht dieser negativen Störung." Dies fördere, heißt es, die Ersatzbildung durch Projektionen der Fantasie. Darüber hinaus hat die Störung nach Ey aber auch eine Dimension, die über diesen Ausfall des Bewußtseinsfeldes, in das bereits Organisierte („trajétoire de la personnalité") hineinreicht und hier zu einer tiefreichenden Alteration führt.

Mit der Organisation des persönlichen Werdegangs geht das Bewußtsein von sich selbst, der Kontinuität der eigenen Entwicklung, verloren. „Persönlichkeit" als Leistung des Bewußtseins liegt unverwechselbar nicht in der Ballung auf den „Punkt", wo kein Zusammenfügen stattfindet, weil es kein Trennen gibt, sondern in der Entfaltung auf die Welt des Wissens und der Werte vor, die wir von Ey abweichend nicht „objektiv", sondern „soziokulturell" nennen möchten und die wir nur erinnern – und dadurch erkennen – können, wenn zwischen Trennen und Zusammenfügen ein in jeder Richtung bewegliches Gleichgewicht besteht.

„Der Demente", schreibt Ey, „ist zugleich in seinem Urteil und in seinen moralischen Empfindungen gestört, d. h. er kann sich weder in eine logische noch ethische Perspektive einordnen." Dem durch Spontaneität ausgezeichneten Schema von Kant ist damit ein Automatismus gefolgt, der *einförmig* das Ganze bestimmt und den Kranken jener Kunst der Variation beraubt, die der Gesunde dank „des empirischen Vermögens der produktiven Einbildungskraft" zusätzlich zu seinen auf Spontaneität beruhenden Schematismen beherrscht, um damit, wie Kant sagt: die Zeitreihe, den Zeitinhalt, die Zeitordnung und den Zeitbegriff zu bestimmen.

6. Der psychische Befund bei Schwachsinn und Psychopathie

Außer dem Kranken von van Woerkom, dem die „Richtung" abhanden gekommen ist, hantierten auch die Kinder, die von Piaget et al. untersucht worden sind, mit Stäbchen, Bausteinen und ähnlichen Objekten. Auf diese Weise zeigte sich im psychologischen Experiment, wie im Aufbau der Persönlichkeit erworben wird, was dieser Kranke verloren hat: die epikritische Orientierung im räumlichen und zeitlichen Feld und damit verbunden den Begriff der Mächtigkeit einer Menge von Elementen: Der Konditor fragt die kleine Paula, ob er die Torte in 8 oder in 4 Stücke teilen solle. Das Mädchen antwortet „4", 8 Stücke könne es bestimmt nicht essen [71].

Daher sind die Arbeiten von Piaget et al., v.a. diejenigen von Inhelder, abgesehen von ihrem generellen konstruktivistischen Interesse, dort ganz speziell wichtig, wo es um die Psychopathologie der Entwicklungsstörungen in ihren beiden Formen geht: der „zentrifugalen" (Störung der Öffnung auf die Welt) als Schwachsinn, der „zentripetalen" (Störung der Kontinuität des Subjekts) als Psychopathie. Da sie leicht erreichbar bzw. gut bekannt sind, soll hier nur auf allgemeine Grundsätze und Richtlinien, die sich daraus ergeben, in dem Umfang eingegangen werden, in dem sie unser Thema – die kognitiv-differentiale und die voluntativ-integrative Entwicklungsstörung – direkt einrahmen und unser Anliegen: die struktural-phänomenologische Betrachtungsweise in der Psychopathologie – verdeutlichen.

Hinter dem Werk von Piaget, das sich nicht in diesen oder jenen Einzelergebnissen erschöpft, sondern von seinen biologischen Anfängen an in seiner Systemorientiertheit eine *grundsätzliche* wissenschaftliche Orientierung zum Ausdruck[1] bringt, steht ein einzigartiger wissenschaftlicher „Apparat", über den am aktuellsten der weiter vorne zitierte Sammelband „Psychologie", zu dessen Herausgebern Piaget zählt, informiert.

---

[1] 1914 heißt es in einer Arbeit zur Mendelschen Spezies: „Rein spezifische Diskussionen sind heute völlig nutzlos; wegen Fehlens solider Kriterien wird heute niemand irgendjemanden überzeugen" [72].

In der Einleitung [73] bringt Piaget, wohl ohne dies zu beabsichtigen, den phänomenologischen Ansatz von Kant sozusagen auf den Punkt, indem er schreibt: „Verhalten impliziert Informationen und außengerichtete Antizipationen, auch wenn diese noch wenig erklärt sind; jedenfalls ist zumindest die Annahme eines interaktionellen Systems zwischen Genom und Epigenese erforderlich ...".

Die Annahme systematischer Interaktion vermeidet sowohl die Schwierigkeiten der Assoziationstheorie als auch diejenigen des von Piaget „Apriorismus" genannten Rationalismus kartesianischer Prägung, mit einem Wort: des Dualismus – durch die Betonung des Gedankens subjektiver Spontaneität, wie ihn Kant ausgesprochen hat. Es ergibt sich eine sehr weitreichende Perspektive, wobei sich überraschende Parallelen bis hin zum zentralen Problem der organisch-organisierenden Vermittlung von endo- und exogenen Einflüssen aufzeigen lassen. Die endogene Konstruktion operativer Schemata erfaßt ähnlich bestimmten mathematisch-logischen Operationen Wirklichkeit als Phänokopien (im weiteren – kognitiven – Sinne) und wirkt über lokale Veränderungen der Homöostase u. U. bis ins Genom [74]. Der dualistische Gegensatz zwischen Neodarwinismus und Neobehaviorismus mit der respektiven Verabsolutierung des Innen und Außen, führe, wie es heißt, – erstaunlicherweise – zu keinen logischen Unverträglichkeiten.

„In der Sicht des Empiristen", heißt es an anderer Stelle [75], ist eine ‚Entdeckung' für die Person, die sie macht, neu, aber das, was entdeckt wird, war in der äußeren Realität bereits vorhanden – eine Konstruktion neuer Realitäten gibt es hier nicht. Der Nativist oder Apriorist behauptet, die Formen der Erkenntnis seien im Subjekt prädeterminiert – strenggenommen kann es auch hier nichts Neues geben. Im Gegensatz dazu geht für den genetischen Erkenntnistheoretiker Erkenntnis aus kontinuierlicher Konstruktion hervor, da in jeden Verstehensakt ein gewisses Maß an Invention eingeht; der Übergang von einer Entwicklungsstufe zur nächsten ist immer durch die Bildung neuer Strukturen charakterisiert, die vorher nicht existierten, weder in der äußeren Welt, noch in der Seele des Subjekts."

In diesem Sinne hebt Piaget, der immer wieder die Notwendigkeit einer konstruktivistischen Betrachtungsweise betont [73a], als Ausgangspunkt eine „biologische Kontinuität" hervor, vor deren Hintergrund er die Transformation (oder Integration) – nicht aber Ersetzung – der Instinktfunktion durch Intelligenz in den Entwicklungsbogen des Erkennens, der auch derjenige des Verhaltens ist, einschreibt. Hierbei entschuldigt er sich nahezu, die Wörter „Instinkt" und „Intelligenz" (heute noch) zu verwenden. (Anstatt von Instinkt werde besser von „arteigentümlichen Aktivitäten" gesprochen und bei Intelligenz gelte es, wie Piaget betont, die Vorstellung zu vermeiden, es handele sich um eine isolierte Fähigkeit als Funktion umschriebener, spezialisierter Zellverbände, die ihren Besitzer in die glückliche Lage versetzten, alle Probleme schon vor ihrem Auftauchen lösen zu können.)

In dem zu recht sehr beliebten *Grundriß der Psychiatrie und Neurologie* von Kloos [76] wird Intelligenz oder „geistige Begabung" mit der Denkfähigkeit gleichgesetzt. „Denken" wiederum wird als „Verstandestätigkeit", als Erkennen des Wesentlichen (Begriffsbildung, Abstraktion), als Erfassen von Beziehungen, Trennung (Analyse) und Verknüpfung (Synthese, Kombination) von Vorstellungen und Begriffen sowie als Urteilen und Schlußfolgern, das zugleich eine kritische Stellungnahme enthalte, definiert. Der Zustrom der Einfälle, heißt es, werde durch das Denkziel (die vorschwebende Aufgabe, das Thema ...) geleitet. Es wird zwischen konzentriertem (willensmäßigen) und locker assoziierendem Denken unterschieden, wobei Einfälle nach ihrer Ähnlichkeit, einem gemeinsamen Gefühlston oder zufälligen äußeren Berührungspunkten aneinandergereiht würden.

Offensichtlich erfaßt diese Definition in einer großen Linie sowohl den *gegenständlichen* als auch den *bedeutungsmäßigen* Aspekt des Erlebens – Analyse und Synthese – und enthält unausgesprochen die Abgrenzung zu dem, was an bewußtem Erleben danach noch übrigbleibt: privates Fühlen – in der Begrenzung auf die sozusagen „öffentliche" Seite des Erlebens, deren Bedeutungsgehalt sprachgebunden ist. Allerdings weist Kloos [76a], insofern in Übereinstimmung mit Piaget, darauf hin, daß Intelligenz nicht gleichbedeutend mit sprachlicher Ausdrucksfähigkeit sei. Es gebe wortgewandte Minderbegabte und sprachlich unbeholfene Normalbegabte, die ihre Intelligenz sozusagen in den Händen hätten und in allen praktischen Angelegenheiten tüchtig seien. In gewissen Grenzen, so heißt es andererseits ebenfalls zutreffend (es kommt darauf an, ob man den Leistungs- oder den Entwicklungsaspekt im Auge hat), könne die Sprachentwicklung aber doch als Maßstab der Intelligenz mitverwertet werden. Sie sei Voraussetzung jeder höheren geistigen Leistung, da zwischen Sprache und Denken die engsten Beziehungen bestünden. Klar sei überhaupt erst das sprachliche Denken.

Bei Kloos wird in der herkömmlichen Weise, die zwischen Denken und Fühlen unterscheidet, ein Einschnitt in die Wirklichkeit einer psychologisch/biologischen *Ganzheit* gemacht. Dadurch werden 2 Persönlichkeitsbereiche isoliert; diese Einteilung zielt *nicht* auf die – in Trennung und Zusammenfügen – zweiseitige Arbeitsweise des biologischen und kognitiven Systems, das in der Persönlichkeit seinen höchstentwickelten Ausdruck findet und hinter dem, sozusagen als biologischer „Zweck der Übung", der intentional-antriebsmäßige Gehalt der Bedeutung steht. Darin entgeht die Definition von Kloos trotz ihrer allseitigen Verbindlichkeit doch nicht ganz der Kritik von Piaget am traditionellen Verständnis des Begriffs „Intelligenz". So heißt es bei Kloos [76b] auch ausdrücklich, daß Intelligenz nicht zum „innersten Persönlichkeitsgefüge" gehöre. Er betrachtet sie als Werkzeug.

Piaget [73] unterscheidet 3 hierarchische Entwicklungsstufen, die schon im Instinktverhalten nachweisbar sind, und – anders proportioniert – auch die Intelligenz bestimmen. Hierbei ist dem arteigenen Problemlösungsverhalten eine allgemeine Stufe vorgeschaltet, auf der systematische Aktivität die Totalität einer biologischen Einheit „intelligent" organisiert. Diese Aktivität bleibt in der weiteren Entwicklung präsent; aber obwohl sie für die weitere Entwicklung einen notwendigen Rahmen bildet, umfassen ihre Variationsmöglichkeiten die späteren nicht vollständig, sondern sind geringer; d. h. sie lassen Platz für Neues. „Invention" könnte sonst nicht als Motor der Entwicklung wirken. Sie erfolgt auf der (2.) Stufe hereditärer Programmierungen überindividuell, gleichwohl als Tätigkeit eines Subjekts. Die Programmrealisierung führt schließlich nach Piaget zu einem 3. „Reaktionsensemble". Hier haben Aktivitäten einen phänotypischen Charakter und enthalten auch bei Tieren bereits einen beträchtlichen Anteil „quasi-intelligenter" Akkomodations- und sogar Assimilationsmöglichkeiten.

Unter den „programmierten" Verhaltensweisen werden 7 hauptsächliche Arten genannt, dabei an 1. Stelle der Übergang von der Wiederholung zur Antizipation (wie beim Schlaf, der ursprünglich Folge einer stoffwechselbedingten Intoxikation war und dann als antizipatorischer Schutz dagegen ausgebildet wurde). Intelligente Akte unterscheiden sich von Programmausführungen auf fundamentale Weise und in doppelter Hinsicht: *a)* ihre Konstruktion erfolgt durch das Individuum selbst und *b)* ihre Kombinationen neuen Situationen gegenüber erfolgen „frei", nicht durch einem Auslöser vorherbestimmt.

Intelligenz tritt, wie Piaget schreibt, also nicht an die Stelle der angeborenen Instinkte, sondern überformt diese auf konstruktive Weise, wobei ihr „motorisches" Subjekt, das sie anwendet, mit dem Individuum zur Deckung kommt, darüber hinaus aber, in der Sprache z. B., an ein überindividuell wirksames Bedeutungszentrum aktiv angeschlossen bleibt. Wir haben a.a.O. in diesem Sinne von einem Subjekt 2. und 3. Ordnung gesprochen [14i] und verweisen hinsichtlich des dabei auftauchenden Problems biologischer Kontinuität auf die vorstehend zitierte Auseinandersetzung Piagets mit dem Darwinismus.

Worauf die „wissenden Konstruktionen" des operativen Subjekts letzten Endes beruhen, entzieht sich bisher unserer Erkenntnis; der transzendentale Ausgang bleibt offen. „Subjekt" ist ein Grenzbegriff. Feststeht indessen das Ergebnis des Konstruierens: die Freiheitsgrade des menschlichen Bewußtseins im Sinne von Conrad und Ey und das Unvermögen dualistischer Konzeptionen dieser oder jener Art, zu einer Lösung dieses Grundproblems beizutragen. Im Verein mit der allgemeinen Tendenz der Sprache, diesen Sachverhalt im Sinne der „Sprachschleier" von Wittgenstein zu verbergen, blockieren diese Konzeptionen die Problemlösung auf der Stufe des Problem*verständnisses* bereits.

Im Hinblick auf die behavioristische Ansicht, die Erkenntnis auf Milieueinwirkungen reduziert, bezeichnet es Piaget [77] als „die Hauptfrage", ob die ‚Transformationsreaktionen' „bloße Abbilder beobachtbarer externer Transformationen der Objekte sind oder ob das Subjekt selbst die Objekte transformiert, indem es auf sie einwirkt". Das ist in der Tat die Frage, die bei Piaget und überall dort, wo der oben erwähnten Blockade des Problemverständnisses entgegengewirkt werden soll, im Mittelpunkt steht.

Piaget schreibt: „Der entscheidende Punkt ist, daß Erkenntnis sich aus *Interaktionen* zwischen dem Subjekt und dem Objekt ergibt – aus Interaktionen, die *reichhaltiger* sind als alles, was die Objekte von sich aus liefern können. Lerntheorien wie die (behavioristische) von Hull reduzieren Erkenntnis dagegen auf unmittelbare ‚funktionale Abbilder', welche die Wirklichkeit keineswegs bereichern. Wenn wir kognitive Entwicklung erklären wollen, müssen wir das Problem der Invention und nicht das bloßer Abbildung lösen." Was zu der gesuchten Lösung verhilft, „sind die Konzepte von Assimilation und Akkomodation sowie das der operatorischen Strukturen (die von den Aktivitäten des Subjekts geschaffen, nicht bloß entdeckt werden)". Sie sind „auf diese inventive Konstruktion gerichtet, welche jeden lebendigen Gedanken kennzeichnet".

Aus Untersuchungen des Internationalen Zentrums für genetische Epistemologie (Gréco, Morf, Smedslund [77a]) ergibt sich, „daß das Subjekt, um zu lernen, wie es eine logische Struktur zu konstruieren ... hat, von einer ... elementareren Struktur ausgehen und diese dann differenzieren und vervollständigen muß". Das Kind muß *selbst* die Erfahrung machen, um zu lernen; alleiniges passiv bleibendes Beibringen führt nicht zu einem Fortschritt des Erkennens. Im übrigen hat sich gezeigt (Apostel, Matalon), „daß zu allem Lernen, selbst empirischem, Logik gehört. Dies bedeutet, daß das Subjekt seine Handlungen organisiert, statt die äußeren Gegebenheiten bloß unmittelbar wahrzunehmen."

Ohne je einen einzigen Schwachsinnigen zu Gesicht bekommen zu haben, würden wir es nach diesen Ausführungen bereits wagen, im Schwachsinnigen einen Menschen zu erblicken, der für neu auftauchende Probleme keine adäquate Lösung findet, statt dessen auf der erreichten Stufe mechanisch „repetiert", nicht „inventiv" ist und dabei naturgemäß oft auf äußere Hilfe angewiesen bleibt. Die tatsächliche Erfahrung im Umgang mit Schwachsinnigen bestätigt – erwartungsgemäß – diese theoretische Charakterisierung als sehr treffend: Die Problemlösungsstrategien von Schwachsinnigen sind auf einfacher Stufe äußerst variationsarm (vgl. S. 70f. u. 78f.).

Da Schwachsinnige auf diese Weise einerseits bei der Konstruktion des soziokulturellen Erlebensraumes und dem Erwerb eines neuen, in der Sprache gegebenen, Bedeutungszentrums zurückbleiben und da ihnen andererseits der Schutz arteigener Anpassungsstrategien fehlt, wird die individuell fehlende Anpassungsfähigkeit um so störender in Erscheinung treten, je mehr die Betroffenen zu einer aktiven Form der Auseinandersetzung mit der Umgebung neigen, durchsetzungsbestrebt sind. Auch wenn sie – auf „blinde" Weise aktiv sind, was meist *nicht* der Fall ist – meist herrscht Passivität vor – machen sie doch wenig und schlimmstenfalls keine Erfahrung selbst, erwerben sie damit kaum eigene neue und weiterführende Strukturen, lernen sie nicht dazu, bleiben an Konkretes gebunden. Schwachsinnige sind im Sinne von Piaget durch Akkomodationsstörung Desäquilibrierte, in ihre unfertige Individualität verbannte, unselbständige Menschen.

Von Gleichaltrigen unterscheiden sie sich durch ihren Rückstand; von Kindern ihres Intelligenzalters unterscheiden sie sich, indem normale Kinder nicht desäquilibriert sind; d. h. die operativen Schemata der Kinder, z. B. diejenigen der Sprache, sind ebenso vorläufig wie die figürlichen Konfigurationen. Beide befinden sich in ihrer Unfertigkeit in einem beweglichen Gleichgewicht miteinander. Beim Schwachsinnigen besteht hingegen – im Sinne der Begriffserweiterung des „écart organo-clinique" von Ey (S. 86f.) – ein operativ/figürliches, diffus/kompaktes Mißverhältnis: Innerhalb eines einzigen Systems herrscht einerseits – nicht gewußte Leere, andererseits, auf engem Raum sozusagen, Völle.

In der Stagnation, die anstelle der Beweglichkeit einer im Gleichgewicht befindlichen Entwicklung besteht, drängt undifferenzierte Bedeutung auf gegenständliche Ausfüllung, Objektivierung. Das Drängen bleibt aber erfolglos, weil die gegenständliche Auflösung des Erlebens, das differenzierende Abheben, nicht in der erforderlichen Weise erfolgt. Im Zugleich von Trennen und Zusammenfügen, dem homöostatischen Prinzip der Entwicklung, überwiegt primär das Zusammenfügen. Der Status quo wird konserviert, der Entwicklungsbogen ist verflacht und verkürzt. Die Störung des gegenständlich-bedeutungsmäßigen Gleichgewichts dringt im Sinne der Vorstellungen von Piaget regulativ nicht durch, um auf der vorgeschalteten Stufe Gegenmaßnahmen auszulösen: Die Äquilibration der Homöostase ist bei Schwachsinnigen in diesem Sinne grob, die Ausschläge des „inneren Zeigers" sind gering.

Dieses Mißverhältnis ist als repetitiver Leerlauf erscheinungsbildlich oft bereits im monotonen Ausdrucksverhalten vorhanden und deutlich zu bemerken, weshalb „Schwachsinn" eine Diagnose ist, die meist auf Anhieb stimmt. Tiere wirken nie so unbeholfen, wie Schwachsinnige dies tun. Tiere haben zwar keine oder wenig Freiheit, aber die Intelligenz der Art verschafft ihnen die Sicherheit, die dem Schwachsinnigen fehlt, ohne daß dieser dies weiß. Ohne Freiheit gewonnen zu haben, sein Milieu zu wählen, lebt der Schwachsinnige außerhalb des Schutzes arteigentümlicher Programmierungen in hochgradiger Abhängigkeit vom Milieu.

Der mangelnde Erfolg beim Schreiben- und Lesenlernen und der oft nur rudimentäre Spracherwerb kennzeichnen sein Sitzen zwischen den Stühlen von der anderen Seite her: als Ausschluß von der entlastenden Wirkung symbolischer Formen. Der Schwachsinnige macht dieselbe Erfahrung hundertmal neu, d. h. er macht sie nicht. Die operativen Schemata, wie er in der Lage war, sie zu erwerben, mit anderen Worten: seine Affektivität – halten das Ich des Kranken im unentwickelten Zustand fest: Es fehlt freier Raum für neue Bedeutungen. Mangels differenzierender Abhebung kommt es zu keinen adäquaten Transformationen des Gestaltkreises, sondern hauptsächlich zu Wiederholungen. Diese können ausreichen, um beim Einsteigen den richtigen Bahnsteig zu finden; spätestens beim Umsteigen muß aber fremde Hilfe in Anspruch genommen werden.

Für den sozialen „Erfolg" kommt es also nicht nur auf die fehlende Fertigkeit als solche, sondern zusätzlich auf weitere Persönlichkeitszüge an: Kontaktbereitschaft, Ängstlichkeit usw. Dem einen erlauben sie die Orientierung, dem anderen – bei gleicher Befähigung – nicht. Kloos [76a] weist darauf hin, daß die geistige Leistungsfähigkeit auch von zahlreichen Gefühls- und Willenseigenschaften abhänge und nennt: „Aufmerksamkeit (Interessiertheit), Grundstimmung, Antriebslage, Ausdauer, Ermüdbarkeit, Merk- und Übungsfähigkeit, Anspruchshöhe, Ablaufgeschwindigkeit seelischer Vorgänge usw. Die notwendige Komplexität des Vorgehens und das methodisch gewollte Absehen davon bei den verschiedenen Arten der Ermittlung von Intelligenzalter und -quotient erklärt einen Teil der Kritik, auf welche diese Methoden gestoßen sind: Zusammenhänge, die für intelligentes Verhalten „in der Natur" oft von ausschlaggebender Bedeutung sind, werden durch die Testintention und -instruktion zerstört.

In initialer Verkennung des zwar stark formalisierten aber doch ganzheitlich umfassenden Charakters des wissenschaftlichen Ansatzes von Piaget, wurde diesem vorgehalten [71a], daß er die Verschiedenartigkeit der Persönlichkeiten und sozialen Einflüsse vernachlässige und so z. B. nicht berücksichtige, daß es (nach Guilford) 2 Intelligenztypen, einen konvergierenden und einen divergierenden gebe. Intelligenz des 1. Typs liefert die Antwort auf Fragen wie: Wieviel 80-Pfg.-Briefmarken kann ich für 2 DM kaufen; die 2. Modalität ist „kreativ": Was entsteht, wenn ein Holzscheit verbrennt? Der Intelligente erwähnt nicht nur Hitze, Licht und Asche, sondern auch den Raum, den der Scheit vor dem Verbrennen beansprucht hat. Diese Antwort entzieht sich der Kategorie: richtig – falsch. Letztere werde von Piaget systematisch vernachlässigt. – Was Guilford betrifft, so hat dieser nicht nur zwischen divergenter und konvergenter „Produktion" unterschieden, sondern innerhalb seines dreidimensionalen Ordnungssystems weit mehr funktionale Kategorien beschrieben (vgl. Wewetzer [78a]).

Intelligenz v. a. „Denken" und Sprechen als – ab ovo – struktural komplexes Phänomen zu begreifen, ist methodisch und methodologisch das durchgehende Anliegen von Piaget; darüber hinaus geht es ihm um die methodologische Begründung experimenteller und deskriptiver Befunde durch logisch-mathematische Formalisierung. Wer dies begriffen hat, wird daher schwerlich Vorwürfe der oben erwähnten Art aufrechterhalten können; genauso wenig übrigens, wie Piaget – bei logischer Betrachtungsweise zumindest ein „Exzeß an Logik" angelastet werden kann. Dies tut Cohen. Allenfalls kann bedauert werden, daß Piaget sich trotz aller Bemühungen immer noch nicht verständlich genug ausgedrückt hat, wenn er schließlich sogar in der Nachfolge von Descartes gesehen wird [71b], nachdem zuvor – allerdings im abwertenden Sinne – seine geistige Verwandtschaft mit Kant zutreffend herausgestellt worden war.

Im Grunde zielen Vorwürfe wie die von Cohen darauf, daß der systemtheoretische Ansatz im allgemeinen und Piaget im besonderen definitiv mit der berühmten „tabula rasa" aufräumen. Sie werden heutzutage nur noch denjenigen interessieren, der an einer Philosophie festhält, die auf diesen Blickwinkel eingeengt ist. Damit mag es sich in der Sache verhalten, wie es will, feststeht, daß die Option den Betreffenden jedenfalls dort, wo gerade dieses Problem durchgehend zur Debatte steht, als Schiedsrichter nicht sonderlich geeignet erscheinen läßt.

Es wirkt kleinlich, Piaget vorzuhalten, daß er nicht zwischen „divergierender" und „konvergierender" Intelligenz unterscheide. Wie dem auch sei, ist aus psychopathologischer Sicht die formale methodologische Vorabklärung des Bewußtseinsproblems, das ein biologisches Problem ist, ungleich folgenreicher als ggf. vorhandenes Desinteresse für diesen oder jenen Aspekt, der sich daran anschließen mag. Kloos weist zu Recht darauf hin, daß „fast nur die quantitativen (Grad)unterschiede der Intelligenz" von psychiatrischer Bedeutung seien, während „die qualitativen (Typen)unterschiede (theoretische oder praktische, anschauliche oder begriffliche, synthetische oder analytische, rezeptive, produktive oder kritische Intelligenz usw.) mehr zum Forschungsgebiet der Normalpsychologie gehörten.

Die Neigung des Schwachsinnigen zur Repetition erklärt vielleicht die gelegentlich erstaunlich guten Gedächtnisleistungen mancher dieser Kranken. Stück für Stück kennen sie – unsystematisch – die ihnen vertraute Umgebung und bemerken sofort, wenn eine Veränderung vorgenommen wurde, auch wenn diese minimal und völlig belanglos ist. Gerade der Umstand, daß Belangloses so behandelt wird wie Wichtiges, zeigt aber, daß hier in Wirklichkeit keine Unterscheidung gemacht wurde, sondern einfaches mechanisches Kopieren ohne die geringste Selektion und Ordnung stattgefunden hat. Schwachsinnige sind leicht zu durchschauen. Als Straftäter werden sie deshalb in der Regel schnell entdeckt, „ertappt". Sie wissen dann zwar meist, daß sie etwas Verbotenes getan haben, kennen aber die regulative

Bedeutung des Verbots nicht: sie ahnen nicht einmal, daß es eine solche gibt. Ihr Werterleben ist heteronom; Zuwiderhandeln und Entdeckung führen daher auch nicht zu einer moralischen Verurteilung; den Schwachsinnigen schilt man allenfalls in dem Sinne „böse", wie man sonst „böses Kind" sagt.

Wir haben an anderer Stelle [65a] folgende Beschreibung gegeben: „In ihrer interindividuellen Gleichförmigkeit bewirkt diese Retardierung, daß der Werdegang solcher Kranker in wenigen Strichen skizziert werden kann. Das Erlernen von Laufen und Sprechen erfolgt verspätet und unvollkommen, das gleiche gilt hinsichtlich der manuellen Geschicklichkeit. Das Abhängigkeitsverhältnis von der maßgeblichen Bezugsperson bleibt sehr eng ... . In kompetitiven Situationen kommt es rasch zur Isolierung der Probanden, auf die mit torpider Interesselosigkeit, mit destruktivem Protest oder mit kritiklosem Hervortunwollen reagiert wird."

Kloos [76a] weist darauf hin, daß zwischen Intelligenz und Bildungsbesitz unterschieden werden müsse. Zum Erwerb eines reichen und geordneten Wissens seien allerdings nicht nur ein gutes Gedächtnis, sondern auch eine gute Begabung und geistige Regsamkeit erforderlich. Insofern könnten aus dem Bildungsbesitz (innerhalb eines gegebenen Kulturkreises) Rückschlüsse auf die Intelligenz gezogen werden. Es ist interessant zu erfahren, daß die transkulturelle Untersuchung der Intelligenz auf grundsätzliche Probleme stößt, von denen vermutet werden kann, daß sie nicht zufälliger Natur sind.

Dentan u. Nowak [79] nennen 3 Gründe hierfür: *1)* Es gibt nur wenige relevante Angaben. *2)* Es fehlen zuverlässige Methoden, um die Oligophrenie bei Felduntersuchungen oder in der Literatur zu identifizieren. *3)* Verschiedene Gesellschaften definieren und behandeln die Oligophrenie auf so unterschiedliche Weise, daß ein sinnvoller Vergleich kaum möglich ist. Damit übereinstimmend verweist Röttgers [78b] darauf, daß es auch in den Sozialwissenschaften keinen verbindlichen Begriff von Intelligenz gebe; vielmehr gebe es verschiedene geläufige Begriffe, die einander ausschlössen.

Für die praktische Evaluation der Intelligenz ergibt sich aus Vorstehendem, daß ein zutreffender Einblick in die soziale Kompetenz gerade beim Unterbegabten nicht von der standardisierten Ermittlung des Intelligenzquotienten, sondern umgekehrt von einer *individualisierenden* lebensnahen Prüfung – am besten „vor Ort", zu erwarten ist. Handelt es sich um intellektuell Minderbegabte, so findet sich eine praktisch sehr brauchbare Anleitung zur Untersuchung in dem mehrfach zitierten Grundriß von Kloos [76c]. Wir sind darauf schematisch an anderer Stelle eingegangen [14k].

Aus der Unterstellung einer Homöostase, die sich entwickelt, folgt logischerweise die formale Unterscheidung zwischen 2 Gruppen von Einflußgrößen: Solche, die dazu tendieren, das Gleichgewicht in Frage zu stellen und ggf. zu stören, und andere, die es bewahren bzw. reparieren. Piaget unterscheidet in diesem Sinne zwischen Akkomodation und Assimilation. Indem, wie wir gesehen haben, die erste Form der Störung diejenigen Faktoren betrifft, die von Natur aus zur Veränderung drängen, ist eine einseitig konservierende Einstellung die Folge. Sie hindert den Entwicklungsgang als Schwachsinn. Theoretisch ist nun zu erwarten, daß eine 2. Form einer entwicklungsabhängigen Störung existiert, die diejenigen Faktoren betrifft, welche die Einheit bewahren sollen.

In diesem Fall überwiegen Einflußgrößen, die das System nach außen orientieren. Es handelt sich dann nicht, wie beim Schwachsinn, um eine „Akkomodationsinsuffizienz", bei welcher der Kranke sozusagen seinen kognitiven „Schlüsselbund zur Welt" verloren hat; vielmehr sind nun – in der Ausdrucksweise von Piaget – die assimilativen Transformationen betroffen: Die „Schemata" des Subjekts, auf deren Tätigkeit sonst die innere Stabilität der jeweiligen subjektiven Einheit, ihre „Identität", beruht, sind insuffizient.

Wir haben bei der Untersuchung des Schwachsinns gesehen, daß ein Intelligenzalter von 8 Jahren bei einem l6jährigen keineswegs bedeutet, daß der Kranke mit einem 8jährigen Kind zu vergleichen wäre. Derweil keine Erfahrung gemacht wurde, ging dennoch die einseitig assimilative Wirkung seiner operativen Schemata weiter. Deshalb ist die geistige Entwicklung des Kindes, seine „Akkulturation", kein Modell des Schwachsinns und ein Schwachsinniger einem Kind nicht um so ähnlicher, je schwerer ausgeprägt die Störung ist. Ähnlich gilt auch bei der psychopathischen Entwicklungsstörung, wie wir diese – formal gesehen – semantisch assimilative Organisationsschwäche nennen können, daß das Entwicklungsmodell uns psychopathologisch nur die eine Hälfte der Wahrheit liefert: Obwohl die operativen Schemata ihre assimilative Aufgabe nicht oder unzureichend lösen, geht die Entwicklung selbst – diesmal auf akkomodativ überschießende, einseitige Weise – weiter.

In diesem Fall ist die Öffnung zur Welt nicht oder schlecht nach der Systemseite ausbalanciert; alles drängt ins rein Gegenständlich-Bedeutungslose. Das heißt, daß sich das System – nach „innen" – dem „Input" gegenüber – nicht ausreichend zur Identität einer Einheit zusammenschließen, entwickeln kann. Die innere Stabilität, die für die Ausgewogenheit der Persönlichkeit erforderlich ist, wird verfehlt. Normalerweise wird die Stabilität, die für die Ausgewogenheit der Persönlichkeit erforderlich ist, in der wertbezogenen Gemeinsamkeit mit anderen Menschen, in der „moralischen" Entwicklung zur soziokulturellen Gemeinschaft, gefunden. An die Stelle dieser Identifikation in der Gemeinsamkeit tritt im Falle der Störung eine „unreif" subjektivistische Daseinsform. Dabei drückt Beziehungslosigkeit oder -brüchigkeit, welche der Biographie dieser Kranken einen pathognomonisch „fragmentierten" Charakter verleiht, die innere Bindungslosigkeit aus, die üblicherweise als „Gemütlosigkeit" umschrieben wird und den semantischen Bezug dieser Störung anzeigt.

Vor Erreichen des gemeinschaftsbezogenen Entwicklungszieles sind Kinder auf natürliche Weise egozentrisch. Ohne einen Begriff von sich zu haben, setzen sie sich als Erlebende absolut. Während der Säugling brüllen und schreien darf – sogar soll –, um auf sich aufmerksam zu machen, wird vom Erwachsenen indessen ein anderes Verhalten erwartet. Man erwartet beim Erwachsenen diejenige „Frustrationstoleranz", die dem Baby fehlt. Das Baby braucht *unbedingt* und sofort, was es will; der Erwachsene kann warten. Die vorläufige oder dauerhafte Insuffizienz der operativen Schemata integrativer Stabilität übersetzen sich ins Verhalten dadurch, daß das subjektive Bedeutungsvakuum die gegenständliche Welt sozusagen an sich reißt.

Babies und „infantil-egozentrische" Menschen haben gemeinsam, daß sie nicht warten, keine Spannungen aushalten können. Sie wollen alles auf der Stelle. Uns interessiert dieses Verfehlen des auf Einheit in der Gemeinsamkeit gerichteten Entwicklungszieles der Persönlichkeit als Modell der Psychopathie. Hierfür gibt es seit langem den Begriff der „moral insanity". Die Grundstörung der „moral insanity" oder Psychopathie ist also eine der Entwicklung vorgegebene Insuffizienz des Bedeutungserlebens.

Es ist zugleich bedauerlich und hochinteressant zu sehen, wie sehr und insbesondere wie nachhaltig der Erfolg einer falschen Übersetzung wissenschaftliches Denken kanalisieren kann. „Moral insanity" ist im deutschsprachigen Bereich als „moralischer Schwachsinn" bekannt. Diese Übersetzung könnte nicht falscher sein: Sie umfaßt 2 Wörter und enthält 2 Fehler. Von „Schwachsinn" war nie die Rede und „moralisch" bedeutet in der ganz spezifischen Werthaltigkeit des Begriffs auf Deutsch etwas anderes, als „moral" auf Englisch oder Französisch besagt. Indem Psychopathologen zu Recht darauf hingewiesen haben, daß es „moralischen Schwachsinn" als psychopathologische Kategorie nicht gebe, wurde zugleich beschlossene Sache, daß sich Prichard (1786–1848) mit seiner „moral insanity" getäuscht haben müsse: ein Kunstprodukt des aus moderner Sicht an Kunstprodukten überreichen 19. Jahrhunderts. Tatsächlich erfüllt der Begriff der „moral insanity" in jeder Hinsicht aber die systematischen Bedürfnisse psychopathologischen Klassifizierens. Er ist von Prichard als Synonym für Psychopathie eingeführt worden und zielt auf die krankhafte charakterliche Abnormität des Nichtaushalten-Könnens von Spannungen und Drängens nach sofortiger Veränderung als direkte Auswirkung innerer Labilität [80].

Dies soll nun zunächst hinsichtlich der systematischen Voraussetzungen – spiegelbildlich zum Schwachsinn – näher erläutert werden. So, wie Schwachsinn nicht einfach als „Werkzeugstörung" (gestörtes Hantieren mit der Intelligenz) aufzufassen ist, so ist Psychopathie nicht die Krankheit des – im Fühlen – „innersten Persönlichkeitskerns". Beide Störungen betreffen die ganze Persönlichkeit durch und durch. Beim Schwachsinn handelte es sich, wie wir gesehen haben, zwar um die „Pathologie des Denkens" und bei der Psychopathie kann man sehr wohl von der „Pathologie des Fühlens" (und Wollens als dessen anderer Seite) sprechen, wenn „Fühlen" nicht zu eng, sondern etwa im Sinne von: Wer nicht hören will, muß fühlen – verstanden wird. Dabei ist jedoch zu berücksichtigen, daß mit Denken und Fühlen nicht zwischen höheren und tieferen, inneren und äußeren Persönlichkeitsanteilen unterschieden werden soll. Ebensowenig ist das eine das Werkzeug des anderen. Es handelt sich vielmehr um die Unterscheidung zwischen zwei einander zu einer Ganzheit komplettierenden Tätigkeiten im Rahmen einer als Einheit durchgängigen Kontinuität: So, wie es primitive und entwickelte Formen des Denkens (als geläufige Umschreibung für „Öffnung auf die Welt") gibt, so gibt es auch mehr oder weniger ursprüngliche Formen jener bedeutungsmäßigen Vereinheitlichung des Erlebens in der Persönlichkeit, die wir zentripetal betrachtet: „Fühlen", zentrifugal betrachtet „Wollen" nennen.

Mit „Fühlen" meinen wir nicht nur Schmerz, Angst usw., sondern ganz allgemein und hinsichtlich sämtlicher das Erleben von seinen einfachsten bis zu seinen kompliziertesten Formen durchziehenden Differenzierungsgrade Bedeutungserleben. In diesem Sinne hat Brandstätter [81] unter Bezug auf Wittgenstein zum Thema der Emotionen Stellung genommen.

> Vorausschicken möchte ich die Feststellung, daß entgegen weitverbreiteten Auffassungen zwischen emotionalen und kognitiven bzw. reflexiven Prozessen ein sehr enger Zusammenhang besteht. Im Unterschied zu Körperempfindungen wie Schmerz, Wärme, usf. sind Emotionen wie z. B. Schadenfreude, Stolz, Sorge, Genugtuung, Eifersucht, Reue mit spezifischen kognitiven Strukturierungen oder Situationstypisierungen verbunden: Freude empfindet man bekanntlich im Zusammenhang mit der Wahrnehmung eines subjektiv positiven Ereignisses; Dankbarkeit, wenn man ein solches positives Ereignis mit Hilfeleistung einer anderen Person in Zusammenhang bringt; Sorge, wenn man ein subjektiv negatives Ereignis antizipiert und zugleich unsicher ist, dieses Ereignis abwenden zu können, und so fort. Wenn man bislang z. B. noch keinen schadenfrohen, stolzen, reuigen oder ehrgeizigen Säugling gesehen hat, so ist dies nicht damit zu erklären, daß das emotionale Erleben oder Ausdrucksrepertoire des Säuglings noch ‚undifferenziert' ist (dies wäre allenfalls eine selbst erklärungsbedürftige Beschreibung). Es ist vielmehr so, daß Säuglinge zu den in den betreffenden Emotionen jeweils vorausgesetzten Situationsstrukturierungen noch nicht fähig sind. Das heißt freilich nicht, daß man sich erst einen Begriff von Stolz, Reue etc. gemacht haben muß, um die entsprechenden Emotionen zu haben."

Wir wollen später sehen, was es hinsichtlich der Entwicklung bewirkt, wenn die biologischen Reparaturvorkehrungen im Dienste der Homöostase unzureichend sind; wenn – mit anderen Worten – dasjenige im Erleben, was entwicklungsbedingt auf dem gegebenen differenzierend-kognitiven Niveau in das System „einströmt" nicht ausreichend zu einer Einheit und Gemeinsamkeit zusammengefügt – integrativ gebunden – wird.

Zunächst ist zu bemerken, daß in der deutschsprachigen Psychiatrie die integrativen Entwicklungsstörungen eigenartigerweise anders als die differentialen behandelt werden. Während man sich bei den differentialen Entwicklungsstörungen (Schwachsinn) methodisch klar nur für *quantitative*, nicht dagegen für *qualitative* Störungen interessiert hat, und die qualitativen Veränderungen als Forschungsgebiet der (Normal)psychologie überlassen will, ist es bei den charakterlichen Entwicklungsstörungen gerade umgekehrt: Die quantitative Dimension wird methodisch vernachlässigt; es ist nur von „Abartigkeiten" die Rede (s. unten): Nahezu durchgängig werden nur qualitative Merkmale als psychopathologisch relevant in Betracht gezogen. Eine Ausnahme macht – notgedrungen – die *forensische* Psychiatrie, von der von Seiten des Rechts die Quantifizierung erwartet wird. Bis heute fehlt ihr indessen ein einleuchtendes Konzept.

Warum dieser Unterschied – hier quantifizierendes, dort qualifizierendes Vorgehen jeweils bei Entwicklungsstörungen der Persönlichkeit – gemacht wird und wie man ihn systematisch begründen könnte, ist ein Thema, das sich rätselhafterweise nirgends zu stellen scheint. Es gilt vielmehr als ausgemacht, daß es etwa 10 verschiedene Typen von Psychopathen gibt, seitdem sich die Typologie von Schneider erfolgreich gegenüber anderen Typologien durchgesetzt hat.

Prinzhorn [12b] bemerkte dazu: „In der älteren psychiatrischen Literatur ist vom Charakter wenig die Rede. Wegbereiter für die gegenwärtige Welle ist hauptsächlich Jaspers, der 1913 in seiner Psychopathologie den Abschnitt über die Persönlichkeit ganz auf die Prinzipien der 2 Jahre zuvor erschienenen Charakterologie von Klages einstellte … . Auf dieser Linie arbeiteten dann einzelne Forscher offen weiter. Am konsequentesten Kurt Schneider, dessen feine, reife Darstellung der ,psychopathischen Persönlichkeiten' dem jahrelangen Ringen mit Klages ihre Einheitlichkeit und Tiefe verdankt."

Weiter heißt es: „Erfassen kann man statistisch nur Typen. … Es wird wunderlicherweise meist übersehen, daß Typenpsychologie und Charakterologie keineswegs gleichgerichtete Betrachtungsweisen sind. Typen kann ich in beliebiger Zahl nach allen erdenklichen Gesichtspunkten aufstellen, die immer von Nebenrücksichten diktiert werden. Ich bin lediglich verpflichtet, möglichst genau zu sagen, was ich unter dem reinen Fall, dem Idealtypus, verstanden haben will. Nun ist die Variationsbreite des Charakteraufbaues so unendlich groß, daß sich, entgegen einem verbreiteten, durch wissenschaftliche Dogmen gestützten Aberglauben, kaum ein paar Eigenschaften finden lassen, die nicht einmal zusammen in einem Individuum vorkommen können, selbst wenn sie logisch das ausschließende Gegenteil voneinander sind. Ein Mensch ist eben nicht wie Eisen oder Watte entweder hart oder weich in seinem Fühlen, sondern er pendelt jederzeit zwischen beiden Polen und liegt nur für den Alltag gewöhnlich an einer Stelle der Skala."

Klages wurde von der Psychiatrie zwischenzeitlich vergessen [32c]. Die Typologie von Schneider scheint im wesentlichen unangefochten psychiatrisches Denken zu beeinflussen. Wo Kritik geäußert wurde, geschah dies am treffendsten von außerhalb der Psychiatrie: Kallwass ist Jurist; sein Buch *Der Psychopath* war die überfällige Auseinandersetzung mit dieser Konzeption [82]. Daß sie erkennbare Auswirkungen in der Psychiatrie gehabt hätte, kann trotz der fast 20 Jahre, die seither verstrichen sind, nicht gesagt werden. Prichards „moral insanity" gilt bis in die letzten Auflagen strafrechtlicher Kommentarwerke hinein nach wie vor als überholtes Konzept.

Ziehen wir wieder Kloos als in dieser Sache völlig unbefangenen und hinsichtlich der geistigen Strömungen seiner Zeit unabhängigen, fest in der psychiatrischen Klinik verankerten Ratgeber hinzu, so befaßt sich das Kapitel XIII [76d] speziell mit der Psychopathie. Zum Begriff heißt es hier: „Als Psychopathie bezeichnet man *angeborene Abnormitäten der menschlichen Wesensart* (ererbte Abwegigkeiten des Charakters einschließlich des Temperaments, gleichsam ,Miß-bildungen' des Willens-, Trieb- und Gefühlslebens)." – Wegen der abnormen charakterlichen Veranlagung (Wesensart), die von der Norm nicht scharf abgrenzbar sei, handele es sich bei den Psychopathen nicht „um seelisch ganz gesunde Menschen", andererseits seien es keine Geisteskranken, denn es bestehe kein psychischer Krankheitsprozeß, sondern nur eine gradweise (quantitative) Abweichung von der „Gesundheitsbreite", die als Norm gesetzt wird.

Diese Abweichung, so wird verlangt, müsse allerdings „erheblich", dürfe nicht „harmlos" sein, um die Diagnose zu rechtfertigen. Es folgen der Hinweis auf die Unvermeidlichkeit einer Wertung, denn es handele sich stets um unerwünschte Abartigkeiten, und der Hinweis auf die berühmte Unterteilung in eine „störende" und „leidende" Unterart. Wer die forensisch-psychiatrische Anwendung dieser Begriffsbestimmungen kennt, der weiß, daß die Spezifizierungen, die von Kloos nur wiederholt werden, bei gestiegenem Anspruch die praktische Bewährungsprobe nicht bestanden haben.

Das Problem, das an dieser Textstelle kurz auftaucht, ohne angesprochen zu werden, ist grundsätzlicher Natur; es soll auch hier nur kurz gestreift werden. Es betrifft die Verständigung über das, was eine Geisteskrankheit sei. „Pathologie der Freiheit" – wie Ey gesagt hat – gelte für Psychose und Psychopathie gleicherweise; dies würde aber nicht als medizinisch akzeptable Definition angesehen, weil die darin vorgenommene Bezugnahme auf Erkennen und Wollen als Voraussetzung gleicherweise menschlicher Freiheit und seelischer Gesundheit nicht nachvollzogen wird. Den Krankheitsprozeß stellt man sich schon von der Bezeichnung her – „Prozeß" – vorzugsweise von Erkennen und Wollen unabhängig vor. Daß Einsichts- und Steuerungsfähigkeit, wie es – wunderbarerweise – juristisch so treffend formuliert wird, gestört oder aufgehoben sind, wird als unglückliche Koinzidenz eher denn als symptomatischer Ausdruck des „Krankheitsprozesses" gesehen. Deshalb behilft man sich lieber mit Analogien und nimmt gravierende Inkonsequenzen in Kauf [141], als auf eine systematische Abklärung der methodologischen Voraussetzungen zu drängen.

Während es beim Schwachsinn kein Problem ist, sich über das von Kloos hervorgehobene Merkmal der Erheblichkeit zu verständigen, ist eine vergleichbare Verständigung bei der Psychopathie nicht gewährleistet. Warum? Eine mögliche Antwort könnte lauten: Weil beim Schwachsinn von vornherein auf adäquate Weise die *quantitative* von der *qualitativen* Dimension unterschieden wird und nur die quantitative als psychopathologisch relevant angesehen wird. Ob jemand auf „konvergierende" oder „divergierende" Art und Weise intelligent oder dumm ist, spielt psychopathologisch keine Rolle. Bei der Psychopathie wäre möglicherweise auch so vorgegangen worden, wenn „Charakter" ebenso klar bestimmbar wäre, wie dies für Intelligenz offenbar zutrifft.

Während man nämlich ohne weiteres von „viel" oder „wenig" Intelligenz sprechen kann und spricht, ist dies hinsichtlich des Charakters nur dann statthaft, wenn der Begriff Charakter in seinem volkstümlichen Sinn verstanden wird. Laienhafterweise kann man.von jemand sagen, er habe (viel) oder habe keinen Charakter, so daß jeder weiß, was gemeint ist. Psychopathologisch wäre eine solche vereinfachte Betrachtungsweise indessen ausgeschlossen. Da gilt als ausgemacht, daß Psychopathen auf qualitativ unterschiedliche Art und Weise die Gesellschaft stören oder selbst unter ihrer Abartigkeit leiden.

Um trotzdem angeben zu können, ab wann die Abartigkeit „erheblich" sei, müßten hyperthyme (hypomanische), depressive (dysthyme), stimmungslabile (launische), erregbare (reizbare, explosible), empfindsame (sensitive), zwanghafte (anankastische), asthenische, gemütlose (gefühlskalte), haltlose (willensschwache), geltungssüchtige (hysterische), fanatische (querulatorische) und – nach Kloos, dessen Aufzählung wir hier folgen – sexuell perverse Psychopathen miteinander verglichen werden können. Dazu fehlt indessen das „tertium comparationis". Zu sagen, daß die asthenische Persönlichkeitsvariante eine „erhebliche", nicht harmlose, Psychopathie darstelle, die „geltungssüchtige" hingegen nicht, wäre offensichtlich willkürlich. Dann bliebe noch, für jeden dieser hier nur auswahlsweise aufgezählten Typen eine eigene Abstufung einzuführen, die etwa derjenigen in „Idotie, Imbezillität und Debilität" entspräche. Dies ist trotz der Einfachheit der Gradeinteilung schon als Vorstellung undurchführbar; wäre etwas Derartiges durchführbar, wäre anstatt Ordnung ein deskriptives Chaos die Folge.

Kloos erwähnt den Versuch einer Klassifizierung „seelischer Eigenschaften" anhand bestimmter „Körperbautypen". In Übereinstimmung mit Kretschmer unterscheidet er [76e] zwischen Pyknikern (Rundwüchsigen), Leptosomen (Schlankwüchsigen) und Athletikern (kräftige, breitschultrige Gestalten mit derbem Knochenbau). Letztere gehören nach Kloos – wie die Leptosomen – „meist zum schizothymen Typ, dessen plumpe und zähflüssige (‚visköse') Abart sie darstellen".

Uns führt diese Unterscheidung allerdings nicht viel weiter, weil sich herausstellt, daß die charakterliche Beschaffenheit der Pykniker (Gemütsmenschen: warmfühlend und gutherzig, lebenszugewandt und weltoffen, gesellig usw.), nach Kloos so positiv normal ist, daß nur die Schizothymen (Leptosome und Athletiker) als Träger der verschiedenen psychopathischen Abartigkeiten übrig bleiben. Hielte man sich deshalb an die „Schizothymen" (Schizoide) würde nur ein weitgespannter und bewährter Begriff (Psychopathie) durch einen anderen, weniger gebräuchlichen, ersetzt.

Schizothyme werden als überwiegend unangenehme Gesellen geschildert: ungesellig, verschlossen, zurückhaltend, ernst, humorlos und ungemütlich, der Umwelt gegenüber ohne Wärme und Herzlichkeit, alleinstehend und von *autistischer* Gefühlsart: Das Denken erfolgt nicht in der „Wir-", sondern in der „Ich-Form". Jedoch, auch die andere Seite wird gesehen: „Hinter einer gleichgültigen, schroffen oder ironischen Maske" sind sie „oft sehr verwundbar, feinfühlig, empfindsam, schwärmerisch (Natur- und Bücherfreunde)," allerdings auch „überspannt, verkrampft und fanatisch Menschen des Entweder-Oder, mit ‚Talent zum Tragischen', selbstquälerisch, innerlich zwiespältig und zerrissen, sprunghaft und unausgeglichen, zwischen Gegensätzen schwankend, launenhaft und unberechenbar".

„Ihr Wesen", heißt es weiter, „ist verwickelter und undurchsichtiger als das der geradlinigen pyknisch-zyklothymen Persönlichkeiten, deren natürliche Unmittelbarkeit ihnen fehlt. Neben aktiven ‚Herrenmenschen', die mit schneidender Kälte rücksichtslos ‚über Leichen gehen' ... gibt es unter den Leptosomen hochfliegende Idealisten ..., romantische Träumer ..., feinsinnige Ästheten, aber auch stumpf-gleichmütige, lenksame und gemütsarme Naturen, nüchterne Verstandesmenschen, trockene Pendanten, schwunglose Bürokraten, weltfremde Stubengelehrte, seelisch verkümmerte alte Jungfern und Hagestolze, starre Prinzipienreiter, wurzellose Bummler (Landstreicher, Asoziale) …"

Jeder findet also in dieser Aufstellung Platz, mit und ohne „Maske": Es kommt nur darauf an, zu welchem Zeitpunkt und aus welcher Perspektive man von wem in Augenschein genommen wird. Prinzhorn hat es schon gesagt und Schneider hat es wiederholt: „Wenn man will, kann man hier von einer psychopathischen Persönlichkeit reden" und er hat das „wenn man will" noch besonders hervorgehoben [14m]. Es handelt sich um das allgemeine Problem der „Zielsymptome". Burchard schrieb [52n]: „Das Symptom, welches im ‚Befund' erscheint, tritt als Resultat einer auf es gerichteten Untersuchung auf. Abhängig von der Frage, die an die untersuchte Person gerichtet wird und der ihr gestellten Aufgabe und Situation, in die ich sie bringe, werden jeweils verschiedene Symptome erscheinen." Das Wort Symptom ist lediglich durch „Eigenschaft" zu ersetzen. Warum Burchard auch dann noch recht hat, ist allgemeiner zu fassen: Personen haben keine Eigenschaften; ich verleihe sie ihnen [14n]. In „persona" = Maske wird auf diesen Umstand Bezug genommen.

Es denkt sicher keiner daran zu bestreiten, daß es seelische Unterschiede zwischen Pyknikern und Leptosomen gibt; es gibt ja auch welche zwischen Frauen und Männern. Es hat sogar den Anschein, daß man eben diese Unterschiede zwischen den mehr rundlichen und mehr eckigen Körperbautypen präzisieren könnte, wenn man Frauen und Männer miteinander charakterlich vergliche. Aber, wie dem auch sei, der bloße Hinweis, daß es charakterliche Unterschiede zwischen Frauen und Männern, Pyknikern und Leptosomen gibt, genügt für sich genommen sicher nicht zur Lösung des klassifikatorischen Problems der Psychopathie. Es ist nicht einmal gesagt, daß dieser Vergleich, den wir an anderer Stelle unter Bezug auf Cassirer durchgeführt haben [83], tatsächlich hier weiterhelfen würde.

Wir haben hinsichtlich der biologischen Kontinuität, wie sie von der genetischen Epistemologie untersucht wird, weiter vorn gesagt, daß es 2 Modalitäten sind, durch deren Wirken Entwicklung als Homöostase vor sich geht. Ob man diesbezüglich von Trennen und Zusammenfügen, Differenzierung und Integration oder Akkomodation und Assimilation spricht, macht keinen Unterschied. Es ist immer dasselbe gemeint. Es wurde bereits gezeigt, daß daraus Kriterien abzuleiten sind, die zumindest beim Schwachsinn erfolgreich einer psychologisch-psychopathologischen Einteilung der Entwicklungsstörungen der Persönlichkeit nach Schweregraden zugrundegelegt werden. Wird Schwachsinn dabei als „Krankheit des Denkens" verstanden, dann ist dies insofern gerechtfertigt, als die Grundfunktion, die notleidet, diejenige des Differenzierens, Öffnens auf die abstrakte Gegenständlichkeit der Welt, ist. Dabei war allerdings die Klarstellung erforderlich, daß es primitive und entwickelte Formen des Denkens sind, die von der Entwicklungsstörung natürlicherweise im gleichen Umfang in Mitleidenschaft gezogen werden.

Es bietet sich an, die andere Form der Entwicklungsstörung, die – spiegelbild-lich – in einer charakteristischen Insuffizienz der Funktion des Zusammenfügens, Stabilisierens durch Vereinheitlichung des individuellen und sozialen Lebens besteht, als „Psychopathie" zu bezeichnen. Hierfür gibt es im Anschluß an Prichard nicht nur traditionelle Gründe. Vor allem enthebt dieses Vorgehen einen der Notwendigkeit, für die als solche mit ihren Auswirkungen nun einmal feststehende Entwicklungsstörung nach einer neuen Bezeichnung zu suchen. Diese wäre schwer zu finden. Der gemeinsame Nenner all der genannten Abartigkeiten, sofern sie überhaupt klinisch relevant sind und nicht – wie ein Teil der sexuellen Abartigkeiten gar keine Entwicklungsstörungen sind – ist immer schon in dieser oder jener Form der Bindungsschwäche gesehen worden. Es handelt sich um jene eigentümliche Labilität, Uneinheitlichkeit, die Folge der Bedeutungsschwäche und bis in die höchst eigentümliche Unverbindlichkeit des psychopathischen Sprachge-brauchs hinein nachzuweisen ist.

Als Schweregrade haben wir a.a.O. [14o] folgende Einteilung getroffen:

a) autistische Stufe der Psychopathie;
b) infantil-egozentrische Stufe der Psychopathie;
c) charakterliche Abnormität.

Kennzeichen der ersten beiden Stufen ist ähnlich wie bei den schwersten Schwachsinnsformen die damit verbundene „Asozialität", wobei dieser Begriff hier speziell psychopathologisch verstanden wird und nicht in dem Sinn gebraucht wird, in dem gewöhnlich von einem Menschen als „Asozialem" gesprochen wird. Auch ist Asozialität scharf von Antisozialität zu unterscheiden. „Asoziale" sind keine „Gesellschaftsfeinde" (Kraepelin), weil sie infolge ihrer Entwicklungsstö-rung mit dem Begriff der Gesellschaft nichts anfangen können, und ihr infolgedes-sen auch nicht „feindlich" oder anders gegenüberstehen. Was reife Menschen unter „Gesellschaft" verstehen, empfinden sie als „natürliches" Teil ihres Selbst, von dem sie ebensowenig einen zutreffenden Begriff haben. „So, wie Schwachsinnige beim Durchmessen ihrer Lebensspanne nur die Individualnorm der eigenen Intelligenz kennenlernen, so ist *diesen* Kranken von Anfang an ausschließlich die Individual-norm der eigenen Affektivität bekannt. Über diesen Schatten können sie nicht springen, auch wenn sie es besser ,wissen'. Deshalb sind sie außerstande, andere zu verstehen und haben überdies keine Veranlassung, auf das eigene Schwanken und die eigene Uneinheitlichkeit im Wesen so zu reagieren" [83], wie dies beim psychotischen Zerfall in Form der a.a.O. beschriebenen positiven Symptomatik geschieht. Wenn ihr Wirken objektiv zerstörerisch ist, handelt es sich nicht wie beim antisozialen Rückfallkriminellen etwa um den klar gewollten Gebrauch, der von vorhandenen Fähigkeiten gemacht wird, sondern um eine inhärente Qualität des Tuns, die am Wollen des Kranken vorbeigeht. Wirklich asoziale Psychopathen haben deshalb niemals das „Format", das für eine kriminelle Karriere ebenso wie für andere Karrieren Voraussetzung ist.

Für die Psychopathie gilt wie für Schwachsinn, daß die Ähnlichkeit der psychischen Abnormität mit dem Bild kindlicher Egozentrizität (weiter oben wurde dafür der Säugling in Anspruch genommen) nicht desto größer wird, je schwerer die Störung ausgeprägt ist. Immerhin ist zu bemerken, daß die schwerste Ausprägungsform bereits auf einer Altersstufe im Erscheinungsbild charakteristische „Umrisse" zeigt, die sie lebenslang behält, auf der einfach egozentrisches Wesen noch keinesfalls als Kennzeichen der Unreife gilt: Gemeint ist der offiziell als solcher bezeichnete frühkindliche Autismus [86].

So, wie „Autismus" seit Bleuler gewöhnlich verstanden wird, könnte der Eindruck entstehen, daß das Phänomen im Widerspruch zu seiner Bezeichnung stünde. Daß die Störung – formal gesehen – auf einem Mangel an innerer Konsistenz, Kohärenz der Persönlichkeit, beruht, deckt sich keinesfalls damit, daß es sich – nach dem allgemeinen Verständnis – bei diesem spröden, kontaktscheuen Abkapseln von der Welt um einen „Rückzug nach innen", um eine Art von Verinnerlichung handeln solle. Ähnlich suggeriert die Bezeichnung „egozentrisch" etwa das Gegenteil von dem, was der Begriff eigentlich besagt. Der egozentrische Psychopath, der keine Spannungen aushalten, nicht warten, kann, verhält sich wie der Säugling, der indessen noch gar keinen Begriff von sich haben kann, weil bei ihm Ich und Welt erst auseinander hervorgehen müssen: Der Egozentriker hat kein besonders starkes, sondern ein besonders schwaches Ich. Er liebt sich selbst genauso wenig wie den Nächsten. Und dem Autisten fehlt mit dem sicheren eigenen Standpunkt sozusagen das Gravitationszentrum; in der Unausgewogenheit seiner Existenz ist seine Daseinsweise nicht etwa kontemplativ nach innen gerichtet, sondern entschieden zentrifugal.

Von einem „Rückzug" zu sprechen, hat bei ihm deshalb wenig Sinn. Wenn er ungesellig ist, ist er es auch sich selbst gegenüber: Das heißt, der Autist findet sich nicht, weil seine „Optik" ihm nur das eine gestattet: von sich abzusehen. Er kann sich nicht zurückwenden, ist auf bedeutungsarme Weise starr zum Gegenständlichen hin gerichtet. Er stellt auf diese Weise keine oder nur wenig Beziehungen her. Er beschäftigt sich beispielsweise mit „Rosen, die keine Zähne haben", beziehungsweise die ihre Zähne im Mund der Kühe besitzen. Dies ist insofern der Fall, als ihnen die Kühe zum Gedeihen den Dung liefern [81]. Also ist autistisches Denken irgendwie „richtig", gleichzeitig aber – irgendwie – „semantisch verdorben". Daher paßt in das Bild, daß diese Kranken als eigenartig gefühlskalt geschildert werden.

Daß Autisten auf die geschilderte Weise starr nach außen gerichtet sind, bedeutet also nicht, daß wir es mit in sich gefangenen oder in ein reichhaltiges Eigenleben versponnenen Menschen zu tun hätten; dieses Bild vom Rückzug, evtl. enttäuschten Abwenden, trifft ebensowenig zu, wie es zuträfe, anzunehmen, daß Autisten wegen des beschriebenen „logischen Diffundierens" in den Gegenstand abnorm offenherzige, bindungsstarke Persönlichkeiten, Gesellschaftsmenschen, wären. Im Gegenteil. Keines von beidem trifft zu: Gemeinsamkeit ist in der Bedeutungseinheit des Bewußtseins gegeben; sie setzt bei jedem, der daran teilhat, jene Homöostase voraus, bei der sich Trennen und Zusammenfügen in einem dynamischen Gleichgewicht befinden. Schwachsinn und Psychopathie ist – auf unterschiedliche Weise – gemeinsam, daß dieses Gleichgewicht fehlt. Werden Psychopathen traditionellerweise nach dem französischen Sprachgebrauch als „déséquilibrés" bezeichnet, dann trifft diese Bezeichnung für einmal den gemeinten Sachverhalt genau, wenn auch auf unspezifische Weise.

7. Der psychische Befund beim Normalen

Bei der Erstellung eines psychischen „Normalbefunds" erübrigen sich alle Extrapolationen und Unterscheidungen wie diejenige zwischen positiven und negativen Symptomen. Jeder Untersucher kennt Trauer und Angst aus eigenem Erleben. Er weiß, daß es nicht nur im Krankheitsfall oder im Traum vorkommt, daß man sich eines Gedankens nicht erwehren kann oder eine Situation wiedererkennt, obwohl man sich zum ersten Mal darin befindet, während einem die vertraute möglicherweise fremd ist. Wo es um Bewußtsein und Organismen geht, gibt es nirgends einen schroffen Bruch oder unüberwindlichen Graben. Es gibt stets und überall und auf breiter Linie die Kontinuität von Organisationsformen. Sie ist biologisch gut begründet. In Abhängigkeit dazu gibt es alle möglichen Übergänge vom Sinn zum Unsinn.

Das wird im Prinzip zwar nicht bestritten, andererseits aber auch nicht ausreichend berücksichtigt; methodisch gar nicht. Die Tatsache einer biologisch/psychischen Kontinuität wird nicht schon dadurch gebührend gewürdigt, daß ihre psychopathologischen Ausdrucksweisen nur als Ausnahmen von der Regel und als Anlaß zu methodischer Vorsicht in einem Nebensatz erwähnt werden, wie es – in kluger Abwägung und leider nur auf die „endogenen" Psychosen gemünzt – Schneider nicht nur einmal getan hat [1]. Dementsprechend wurde seine Warnung vor unzulässigen Verallgemeinerungen im „Eifer des Gefechts" meist nicht beachtet.

Zur Wahl stehen einerseits das Entweder-Oder von Krankheit und Gesundheit, was aus hier nicht mehr zu erörternden Gründen gleichbedeutend ist mit dem Dualismus von Leib und Seele, und andererseits das Modell, das für die Psychiatrie zuerst von Jackson vorgeschlagen und von Ey und anderen in eine systematische Form gebracht worden ist. Indem dieses Modell die Kontinuität der Lebensvorgänge, welche auch die Vorgänge des Bewußtseins sind, betont, rücken wir zwar alle der Schizophrenie ein wenig näher; umgekehrt wird das Befremdliche der Verrücktheit, wie es z. B. die „Symptome ersten Ranges" [1b] zum Ausdruck bringen, aber relativiert und es wird nahegelegt, ihre Überbetonung in der klassischen Psychiatrie zu korrigieren. In der 1. Auflage der *Psychiatrie der Gegenwart* verfaßte Wyrsch den Artikel Schizophrenie [84] und zitierte, was W. Wagner „dieser Tage" geschrieben habe: „Mit dem Begriff der Schizophrenie kategorisiert man eine Gruppe sich recht unterschiedlich verhaltender Menschen –

mehr nicht. Man hat sich mehr oder weniger damit zufriedengegeben, da Begriffe, auch wenn sie vage sind, eine beruhigende Wirkung haben. Dem Kranken hat man jedoch mit dem Abstraktum Schizophrenie nichts genützt. Im Gegenteil, zumeist hat man ihn dadurch beeinträchtigt: man hat ihn zuzeiten auf dieser Grundlage diffamiert, sterilisiert, umgebracht."

Freilich fügt Wyrsch hinzu und man glaubt sein Bedauern zu spüren, daß Wagner „fast ein Außenseiter" gewesen sei. Anderenfalls hätte Wagner ja auch die Bemerkung nicht zu machen brauchen. Wir erfahren bei Wyrsch auch, worauf es zurückzuführen ist, daß die Mehrzahl der Psychiater sich im Gegensatz zu Wagner im Umgang mit dem Begriff so beneidenswert sicher fühlt. Es handelt sich – nach Wyrsch – um den Band IX des Handbuches der Geisteskrankheiten (1932) von Bumke, als dessen Verfasser „Wilmans und seine damaligen Mitarbeiter in Heidelberg" zeichnen. Dieser Band, heißt es, lebe in der Erinnerung fort als „ein geschlossenes, festgefügtes Werk, in dem eines ins andere greift und nichts erklärt oder verständlich gemacht wird, als was erklärt oder verständlich gemacht werden kann. ... Auch die Jüngeren unter uns, die den Band erst heute in die Hand nehmen, werden wohl den gleichen Eindruck erfahren, aber zugleich werden sie zu einem weitverbreiteten falschen Schluß verführt. Oder ist es nicht so, wenn man liest, was W. Wagner dieser Tage geschrieben hat ... " Es folgt das obige Zitat.

Wird die Wahl im dualistischen Sinne entschieden, bedeutet das für die Psychopathologie den endgültigen Verzicht auf eine ihr inhärente Systematik. Jaspers hat diese Schlußfolgerung bereits 1913 gezogen ([vgl. S. 24 [8a]). Eine 2. Möglichkeit scheint darin zu bestehen, die Frage – als „unbeantwortbar" offenzulassen. Dann müssen bei der Erhebung des psychischen Befundes die Unsicherheiten fehlender Systematik selbstverständlich ebenfalls in Kauf genommen werden. Es wird versucht, dieser Krise des Kausaldenkens in der Psychiatrie mit den Mitteln moderner Datenverarbeitung dadurch zu begegnen, daß statistische („multivariate") Verfahren angewendet werden. In der Festschrift für Schneider [85] hat Schmitt, der einer der ersten war, der – kurze Zeit nach dem Weggang Conrads von Homburg – dieses Gebiet in Zusammenarbeit mit dem Lehrstuhl für angewandte Mathematik der Universität des Saarlandes psychiatrisch bearbeitete, bereits Möglichkeiten und Grenzen der Methode aufgezeigt.

Ausgangsfrage war: Welche „psychopathologischen Strukturen" am günstigsten auf einzelne Behandlungsformen ansprächen. „Dabei kam unseren Absichten entgegen, daß mit fortschreitender Entwicklung der ‚Pharmakotherapie' die Auswahl und Nuancierbarkeit der therapeutischen Möglichkeiten immer vielgestaltiger wurde. Schon im Beginn unserer Untersuchungen mußten wir uns darüber klar werden, daß einerseits nur ein großes Beobachtungsgut und andererseits nur dessen Auswertung nach mathematisch-logischen Grundsätzen den gewünschten Aufschluß zu geben vermöchte. Denn die meisten ... Erfahrungsberichte, insbesondere aber gerade die psychopathologischen Beiträge, operierten mit einer deskriptiven Darstellungsweise, die zwar gründlich und anschaulich Eindrücke der Untersucher wiedergab, sich zu Vergleichen und objektiver Beurteilung nach statistischen Regeln nicht heranziehen ließ." Weiter heißt es nun bezüglich der Anwendung statistischer Methoden: „Ihr Anwendungsbereich ist überall dort gegeben, wo ein mathematisch-logischer Zusammenhang von Aussagen" (im Hinblick auf noch unbekannte Faktoren) „zu klären ist. *Kausale* Erkenntnisse dürfen von statistischen Analysen *nicht* erwartet werden; sie vermitteln aber Korrelationen, geben Hinweise auf ausdeutbare Möglichkeiten und decken Zusammenhänge und Gesetzmäßigkeiten oft dort auf, wo sie infolge der Unübersichtlichkeit eines Materials sonst vielleicht verborgen geblieben wären." Schmitt sieht einerseits „aufschlußreiche Perspektiven" und fragt: „Sollte uns in dieser Hinsicht nicht auch die Entwicklung in den reinen Naturwissenschaften ermutigen, die die fundamentale Bedeutung statistischer Denkmodelle bereits erkannt haben; so wurde beispielsweise durch die Quantenstatistik die uneingeschränkte Gültigkeit des alten Kausalmodells erschüttert, und die klassischen Gesetze der Mechanik werden als Grenzfälle statistischer Regelmäßigkeiten interpretiert." Andererseits warnt auch er: „Freilich sind statistische Untersuchungen auch Gefahren ausgesetzt, indem sie falsch projektiert oder in ihrer Aussagemöglichkeit überschätzt werden. Vor allem dürfen massenstatistische Ergebnisse nur als *Wahrscheinlichkeitsbeweis*, nicht aber für den Individualfall als absolut zutreffend gewertet werden. Auch gilt zu bedenken, daß leicht viele sinnlose Korrelationen (scheinbar) exakt mathematisch aufzeigbar sind; auf diese Weise wird die mißbrauchte wissenschaftliche Methode der mathematischen Logik zu einer Pseudologik. Vor der statistischen Analyse hat daher die ‚Idee' zu stehen, der das ganze Programm unterworfen ist."

Was für eine groteske Fehleinschätzung ist es dann, angesichts der heutigen Verbreitung dieser Varianz- und Faktorenanalysen und dem dabei zu beobachtenden Ideenmangel ausgerechnet Piaget einen „Exzeß an Logik" vorzuwerfen [71]. Daß psychische Befunde so schwierig miteinander in Einklang zu bringen sind, wie zu Recht beklagt wird, liegt nicht einfach und in erster Linie daran, daß sie nicht einheitlich beschrieben würden. Der Grund hierfür besteht vielmehr darin, daß Geisteskrankheit selbst dann, wenn in gegenseitiger Übereinkunft ihre Nomenklatur uniformiert wurde, weit davon entfernt ist, als solche einheitlich erkannt zu werden. Unsystematisch gewonnenes „Material" wird auch durch Bearbeitung mit modernen Fragebogenverfahren nicht systematischer. Dennoch ist erklärte Absicht bei ihrer in großem Umfang propagierten Anwendung [39], den psychischen Befund zu standardisieren, um zu gewährleisten, daß er an jedem Ort auf dieselbe Weise erhoben wird und – objektiv – dasselbe wiedergibt.

Wer die Praxis kennt, der weiß, daß dabei meist das Training einer in gegenseitiger Abstimmung ausgeklügelten Sprachregelung mit Objektivierung einer als solcher – gegenständlich – feststehenden psychopathologischen Gegebenheit verwechselt wird. Selbst oder gerade dann, wenn es wirklich gelänge, die Subjektivität des Untersuchers aus der Untersuchung auszuschalten, wäre damit noch keineswegs garantiert, daß dasjenige, was dann als Ergebnis aus den Additionen isolierter Einzelmerkmale miteinander verglichen werden könnte, auch tatsächlich „objektiv" vergleichbar ist.

Schmitt ging es nicht besser als Schneider; seine methodisch gedachte Warnung fand nicht die gebührende Beachtung. Der methodische Fehler bei den scheinbar besonders exakten statistischen Analysen psychopathologischer Daten besteht darin, daß nicht die Beschreibung der Sache, sondern die Sache der

Beschreibung angepaßt wird. Dieser Einwand zielt also nicht auf eine – in systematischer Hinsicht vielleicht unschädliche – Rahmenbedingung, sondern auf die Grundlegung der ganzen Methode und ihr Ziel einer – unmöglichen – Objektivierung. – Mit dem Bau eines Turmes kann nun einmal nicht 50 Meter über dem Erdboden begonnen werden. Wer in einen dunklen Saal geführt wird und dort die Augen aufschlägt, könnte nach dem Hellwerden nicht einfach anfangen, „objektiv" zu beschreiben, was er unabhängig von allen Vorwegnahmen einfach auf den nackten Gegenstand konzentriert vor sich und um sich herum sieht. Er würde, bevor er nach dem Hellwerden mit dem Beschreiben anfängt, zunächst erkennen, daß er sich an einem so und so beschaffenen Ort befindet. Er würde die Decke, den Fußboden, die Wände bemerken, würde evtl. Tische, Stühle, Monitore, andere Personen usw. identifizieren und hätte sich längst und umfassend orientiert und damit seine Subjektivität mit allen Affinitäten und Idiosynkrasien ins Spiel gebracht, bevor es mit dem unvoreingenommenen Beschreiben losgegangen wäre.

Mit anderen Worten, die zu beschreibende Sache ist nicht zu sehen, ja, nicht vorhanden, wenn sie nicht erkannt wird: Erkennen und Sehen sind nicht voneinander zu trennen. So verhält es sich auch mit der Geisteskrankheit. Näher besehen stellt sich heraus, daß der Symptomerfassung in jedem Fall eine ganzheitliche Erfassung der *Situation* vorausgeht. Ohne eine solche wüßten wir gar nicht, wo wir uns befinden und was wir tun sollen.

Mit den Symptomkatalogen verhält es sich unter solchen Umständen ähnlich wie mit einer Landkarte. Da man den Ort A und den Ort B nicht genau kennt, wird – zur Sicherheit – die ganze Karte – Planquadrat für Planquadrat – beschrieben. Irgendwie, davon meint man ausgehen zu können, würden dann auch wohl die Orte A und B erfaßt. Weiß man hingegen im Hinschauen schon, was zu beschreiben ist, dann ist es relativ gleichgültig, ob man mit der Beschreibung vorne oder hinten, oben oder unten anfängt. Die Sätze der Beschreibung müssen nur die Sache vollständig wiedergeben und ihr möglichst nahekommen: Es genügt dann ein Blick, um den richtigen Weg zu erkennen und zu wissen, ob es geradeaus oder nach links weitergeht.

Sollen die Beschreibungen durch verschiedene Beschreiber methodisch in Einklang miteinander gebracht werden, muß erst gewußt werden, was zu beschreiben ist. Der Einklang wird um so überzeugender, je schärfer bestimmt, sachangemessener, das vorangehende Wissen ist. Darüber und nicht über die Sprachregelung müßte Einigung erzielt werden. Ohne diese Einigung stellen auch die statistischen Verfahren, in deren Einschätzung wir mit Schmitt insbesondere hinsichtlich der Begrenzung auf „mathematisch-logische" nicht kausale Zusammenhänge übereinstimmen, in Wirklichkeit keinen Ausweg dar. Schneider [1a] hat schon früh den Finger in die Wunde gelegt und konstatiert, daß sich „die Psychopathologie ... im Rahmen der Diagnostik des Psychiaters im ständigen Rückzug" befinde. Er sah darin die Vollendung der „Idee der Psychiatrie als medizinische Wissenschaft". Falls diese Beobachtung zuträfe, würde es sich um einen äußerst bedauerlichen und überdies unnötigen Rückzug handeln, der als ihre „Vollendung" sicherlich eine zu harte Strafe für die Psychiatrie wäre.

Wie gesagt: Wissen des Gegenstandes ergibt sich nicht einfach dadurch, daß in einem Saal plötzlich das Licht angeht. Man sieht den Tisch darin nur unter der Voraussetzung, daß irgendjemand vorher schon gewußt hat, was ein Tisch ist und wie man ihn macht. Was aber ist z. B. „Schizophrenie"? Zwar hat Schneider darin ganz recht, daß so, wie die Verhältnisse sind, zerfahrenes Denken am häufigsten dort festgestellt werde, wo die Diagnose „Schizophrenie" bereits bekannt sei. Das liegt dann aber daran, daß die Untersucher offenbar nicht genau wissen, was „zerfahrenes Denken" ist. Daß *sie* dafür zum Ausgleich vielleicht wissen, was Schizophrenie ist, erklärt den Fehler jedenfalls nicht. Schneider [1 c] weist selbst darauf hin, daß dem analytischen Beschreiben das ganzheitliche Wissen vorausgehen muß: „Der Botaniker, der nacheinander Form, Farbe, Oberflächenbeschaffenheit usw. eines Blattes beschreibt, meint auch nicht, aus diesen Elementen setze sich additiv das Blatt zusammen. Auch er muß analysieren, wenn er beschreiben will: er kann nicht alles auf einmal sagen. Genau so und *nur* so ist auch unsere Zergliederung gemeint," sagt Schneider.

Ist Ausschaltung der Subjektivität schon in der Botanik illusorisch, so ist sie in der Psychopathologie nicht einmal ein ernsthaft zu verfolgendes Ziel: Wir können seit Kant nur erkennen, was wir im phänomenalen Raum herstellen. Dann bleibt als erkenntnistheoretisches Problem die Tatsache, daß es erfahrungsgemäß trotzdem intersubjektive Übereinstimmung gibt. Wieso wissen wir alle dasselbe? Auch darauf ist an dieser Stelle nicht mehr in extenso einzugehen. Auf das Kapitel über „Sprache und Wissenschaft" [11w] und den ganzen 1. Band der *Symbolischen Formen* von Cassirer sei ausdrücklich noch einmal hingewiesen. Hier sei nur festgehalten, daß die intersubjektive Übereinstimmung aus dem Subjektcharakter des „Wir", der im Sprachbewußtsein aktiv gegeben ist, folgt. Obwohl es unabhängig von mir Wörterbücher gibt, gibt es Sprache nicht als Gegenstand. Auch Wörterbücher müssen benutzt werden, sonst sind sie keine. Dieses subjektive „Wir" ist eine *lebendige* Organisationsform. Es lebt in uns. Wir können daher gar nicht von uns absehen, wenn wir uns der Sprache bedienen, um einen psychischen Befund zu erstellen, ob wir wollen oder nicht.

Wir halten fest: Was ein Blatt ist, ist dem Botaniker klar. Was ist also für den Psychopathologen die Schizophrenie, die er analytisch beschreiben soll. – Wir haben schon erkannt: Eine psychopathologische Methode, die in der Praxis brauchbar sein soll, kann nicht, darf unter keinen Umständen, voraussetzungslos sein. Auf der Suche nach dem benötigten Wissen haben wir uns deshalb – organodynamisch – an den biologischen Organisationsformen, die gleichzeitig auch die psychischen sind, orientiert und dabei gesehen, daß es davon – biologisch und psychisch – nicht beliebig viele, sondern lediglich 2 gibt: Trennen und Zusammenfügen. Ebensoviele – nämlich: 2 – grundsätzliche Modalitäten des Strukturmangels sind – bei der Geisteskrankheit – zu berücksichtigen.

Wir brauchen folglich nicht mangels mitteilbarer objektiver Kriterien darauf zu verzichten, andere in der Erhebung eines psychischen Befundes zu unterweisen. Wir brauchen auch nicht zu befürchten, daß wir von anderen, die den psychischen Befund, den wir erstellt haben, lesen oder auswerten, prinzipiell nicht verstanden werden? – Wir können gerade als Wissenschaftler der Subjektivität ruhig ins Auge schauen. Wir werden *mit* ihr nicht häufiger als *ohne* sie getäuscht. Recht verstanden ist sie weder ein zu vermeidendes noch ein vermeidbares Übel; sie ist auf jeden Fall ein phänomenologischer Grundbestand, dessen Ruf schlechter ist, als der Sache dient und ihr gemäß wäre. Diejenigen, die trotzdem auf reine Objektivität schwören, sind im Grunde schlechter dran als jene, die dies nicht tun: Sie wissen bloß nicht, wie „subjektiv" sie sind. „Subjektiv" im Sinne von willkürlich ist, wer glaubt, ungestraft die Augen vor dieser Tatsache verschließen zu dürfen: Alle Phänomene, die wir wissen können, und außer Phänomenen können wir nichts wissen, gibt es nur aus Subjektivität und Objektivität zusammengesetzt.

Psychisches tut sich in diesem Sinne immer in mehr oder weniger komplexen „Situationen" kund. Wie Wörter ihre jeweilige Bedeutung erst in der Einheit des Satzes bekommen, so folgt die Bedeutung von psychischen Einzelmerkmalen wie „Angst", „Depressivität", „Stimmenhören", „Affektlosigkeit", „läppisches Benehmen" usw. erst aus der jeweiligen Situation, die auf diese Weise sozusagen ein „subjektiv-objektives Koordinatensystem" darstellt. Schneider schreibt [1 d]: „Es bleibt mir unvergeßlich, wie ein Psychopath, der bei der Visite als affektloser Schizophrener vorgestellt worden war, seinen sehr bewegten Lebenslauf begann: „Obschon ich nach Auffassung des Herrn Doktor affektlos und stumpf bin …'."

In diesem Sinne wird hier von der „Untersuchungssituation" gesprochen und es gilt, die eigene Subjektivität dabei möglichst *planmäßig* einzusetzen: Der Untersucher soll versuchen, der Situation so viel wie möglich von ihrem unnatürlich künstlichen Charakter als Untersuchungssituation zu nehmen, auch wenn einem dabei von den tatsächlichen Gegebenheiten her oft recht enge Grenzen gesetzt sind, insbesondere, wenn es sich um eine forensisch psychiatrische Untersuchung handelt. Der psychische Befund wird aber um so brauchbarer, je bewußter, planmäßiger, auf diese natürliche Weise Phänomenologie – etwa im Anschluß an McDougall (vgl. S. 30ff.) – betrieben wird.

Bei ihm heißt es: „Die Objekte verbinden sich für die Seele nicht lediglich deshalb, weil sie sich den Sinnen gleichzeitig oder in unmittelbarer Folge einprägen, sondern weil die Seele sie als miteinander verbunden denkt. Dies tut sie nur insofern, als sie an ihrer Verbindung interessiert ist, das heißt, insofern diese eine konative Tendenz aufrührt."

Dieses „Aufrühren einer konativen Tendenz" haben wir Bedeutung genannt. Diese wird keinesfalls vom zugehörigen Gegenstand als feststehende „Eigenschaft" mitgebracht oder vom erlebenden Subjekt willkürlich in die Situation hineingetragen. Die Unterschiedlichkeit der Bedeutungen beruht nur auf der Vielzahl der Objekte und der Kompetition der Subjekte in Situationen, in denen ihnen alles in allem immer dieselbe Aufgabe gestellt ist: Die Kontinuität, die der

Einzelne nicht ist, an der er als Subjekt aber teilhat, in den Wechselfällen des Lebens zu erhalten. *Daran* wird in Wirklichkeit alles gemessen.

Conrad hat in diesem ganzheitlichen Sinne versucht, das Subjekt zumindest als psychopathologischen Forschungsgegenstand zu rehabilitieren. Er hat darüber geklagt, daß auf diesem Weg nicht weit genug gegangen werden könne. Er schrieb, daß der Untersucher gar nicht alle „Ausdrucksnuancen" in die Beschreibung mit hineinbringen könne, wie sie für die Beurteilung des Sachverhaltes so wichtig seien [66a]. Wer seine Arbeit über das „Minutengedächtnis", in die er aus Sorge um „Objektivität" diese Klage aufgenommen hat, aufmerksam liest, wird erkennen, daß seine Sorge im gegebenen Fall unbegründet war. Bei aufmerksamer Lektüre ist nicht nur das psychopathologische Phänomen, auf dessen Beschreibung es Conrad angekommen ist, sehr genau zu erfassen; für den aufmerksamen Leser lebt der beschriebene Patient noch einmal. Diese Ausführlichkeit einer wissenschaftlichen Arbeit ist dort, wo in der psychopathologischen Praxis konkret Gegebenes mit dem darüber vorhandenen Wissen verglichen werden soll und kann, gewöhnlich nicht erforderlich. Zu wissen, worauf es konkret ankommt, bestimmt, wie weit die Beschreibung des *vollständigen* Befunds zu gehen hat: ob es geradeaus weitergeht oder nach links abgebogen werden muß.

Die Erhebung des psychischen Befundes ist also nie nur Analyse, sondern – wesentlicher – Synthese, welche die eigene Aktivität des Untersuchers unumgänglich voraussetzt. Der psychische Befund ist keine Reinschrift, kein Destillat; er schildert vielmehr, wie destilliert wurde und beginnt demzufolge mit der Schilderung der Untersuchungssituation. In einer Gerichtsverhandlung fragte der Staatsanwalt den Zeugen, ob er denn geglaubt habe, was ihm der Angeklagte berichtet habe. Der Kriminalkommissar antwortete, daß er darauf in der Situation der Vernehmung nicht hätte achten können, weil er zu sehr mit den Fragen und Antworten beschäftigt gewesen sei. So soll es in der Tat sein. Damit es so sein kann und die erforderlichen Überlegungen später angestellt werden können, ist allerdings eine gewisse Erfahrung nötig.

In diesem Sinne beginnt der psychische Befund nicht im Anschluß an die gleichlautende Überschrift. Er beginnt vielmehr mit der ersten Zeile der Krankengeschichte; im Explorationsprotokoll sollten deshalb die Angaben des Untersuchten möglichst im Wortlaut – nicht zwangsläufig in „Hochdeutsch" – festgehalten werden. Ebenfalls, ob sie spontan oder auf Frage erfolgten. Es ist grundsätzlich wichtig, ob und wie der Untersucher eingriff und selbst reagierte. Wie an anderer Stelle [14p] ausgeführt wurde, bedeutet diese durchaus subjektive Einstellung nicht, „daß der Untersucher davon absehen müßte, systematisch vorzugehen". Im Gegenteil.

Das gedankliche Grundgerüst, das in der dreifachen Gliederung in Antrieb, Fühlen und Denken besteht, hat sich seit Jahren in der Praxis hervorragend bewährt. Es steht mit dem in diesem Buch erläuterten formalen Begriff des Bewußtseins in perfekter Übereinstimmung und deckt sich mit der Definition des

Bewußtseins, die McDougall vor vielen Jahren in einfachen Worten gegeben hat, als er es eine letztlich „nicht weiter reduzier- oder analysierbare Weise des Objektdenkens oder das Bewußt-Sein dieses Objektes" genannt und als „eine Fähigkeit" bezeichnet hat, „die wir als gegebene Tatsache hinzunehmen haben und die wir nicht als Verbindung noch grundlegenderer Fähigkeiten erklären können. In diesem Sinne muß man Erkennen, Fühlen und Streben (!) als Geistesanlagen erkennen." (vgl. oben S. 31f.).

Oft ergeben sich wichtige Einsichten schon vor Beginn der Unterredung aus dem Erscheinungsbild, der Art der Zuwendung und des weiteren Kontaktverhaltens. Außer dem verbalen Ausdrucksverhalten, das über den sprachlichen Inhalt des Mitgeteilten weit hinausgehen kann, fließt das Ergebnis der Beobachtung von Gestik und Mimik in die eigene Einstellung auf den jeweiligen Probanden ein und sollte festgehalten werden. – Nicht als kopierwürdiges „Muster", sondern lediglich aus Gründen der Anschaulichkeit soll hier nun ein psychischer Befund, der nach den beschriebenen Grundsätzen zustandegekommen ist, eingefügt werden. Es handelt sich um einen unausgesuchten, fast ganz „normalen Normalbefund", der zur Verständigung mit einem Schöffengericht über die strafrechtlich interessierenden Fragen der Schuldfähigkeit geeignet sein sollte:

Im Rahmen des Vorgesprächs erklärte der Proband (53 Jahre), es gehe um Vergewaltigung. Das Fräuleinchen habe angegeben, er hätte es vergewaltigt. ... (Grund der psychiatrischen Untersuchung?): Das wisse er auch nicht. Sein Kollege habe schon gesagt, es sei unverständlich. Die wollten ihn für abnormal er klären. Er habe gesagt, daß er das Schreiben gekriegt habe und her müsse. ... – Es ging dann um Einzelheiten der Vorgeschichte, um Vater, Mutter. Alle 4 Geschwister seien im Heim gewesen. ... (Verhältnis zu den Geschwistern?): Die älteste Schwester sei selbständig. (?): Die habe ein Freudenhaus ... ganz grob ausgedrückt ... so ein kleines Bordell. Das sei offiziell als Gewerbe angemeldet. Müsse ja. Gehe nicht anders. (?): Daß sie gesund sei, könne man schon sagen. Um so ein Haus zu führen, müsse einer gesund sein, wie das heute sei, durch Aids. Das werde sehr streng gehandhabt. Ihr Mann sei Rentner, Lungenkrebs. Die andere Schwester sei krank, Psychose. Sie sei bei der älteren Schwester. Man sehe ihr das an. Er könne es nicht genau sagen, wie. Die Art, wie sie gehe, sich bewege. So für sich, so allein. Sie spreche mit niemand, gucke so herab, in sich rein so. Was sie rede, sei normal. Aber sie rede fast nicht. Er müsse sie ansprechen. sonst gucke sie nur kurz und laufe weiter. ... Die eigene Tochter (17 Jahre) sei gesund, nehme er an. Er habe sie seit 4–5 Jahren nicht mehr gesehen. Seine Frau habe sie mitgenommen und so erzogen, daß sie vom Vater nichts wissen wolle. ... Sie habe ihn 1982 verlassen. Seither sei er allein gewesen. Das habe er schlecht verkraftet. Er habe seinen Kummer durch Alkohol und Tabletten vergessen wollen. 1985 sei er in eine eigentliche Krise geraten, sei mit den Problemen nicht mehr fertig geworden. Er habe Angstzustände gehabt, innere Unruhe, mehrere Fakten. Dann sei das mit dem Selbstmordversuch gekommen. Da habe er 10 Tranxilium genommen. Zur Zeit sei das nicht. Aber eine Zeit lang, vor kurzem, sobald er morgens die Augen aufgeschlagen habe, sei er total innerlich unruhig gewesen und habe Angstzustände gehabt, daß er schon versucht habe, was zu machen. Er habe aufstehen müssen, habe Musik gehört, sei spazieren gegangen, habe eine Tasse Kaffee getrunken. Manchmal habe das geholfen, manchmal nicht. ... – Das Erscheinungsbild wurde folgendermaßen beschrieben: „Der Proband betrat etwas zögernd, fast mißtrauisch den Untersuchungsraum und verhielt sich ambivalent-abwartend. Bei Klagen über frühere Benachteiligungen (im Heim) wurde die Zuwendung etwas intensiver. Trotz gelegentlichen Gestikulierens war das Ausdrucksverhalten insgesamt eher eigenartig „zurückgenommen"; der Untersuchte sprach leise, wenig moduliert. Hinsichtlich der psychischen Grundfunktionen (Antrieb, Fühlen, Denken) ergab sich im Querschnitt der Untersuchungssituation folgendes: *a)* Die Untersuchung stand im Zeichen geringer Spontaneität des Probanden. Er mußte häufig mit „Fremdantrieb" versorgt werden. Er wirkte zwar nicht ausgesprochen desinteressiert, war aber andererseits in keiner erkennbaren Weise um den Fortgang der Untersuchung oder das Wohlwollen des Untersuchers „bemüht" und insgesamt in seinem Antriebsverhalten wenig strukturiert oder motiviert. Er war nicht erkennbar unruhig, eher etwas langsam und – auf müde Weise – leicht ungeduldig. Das Konzentrationsvermögen wurde mangels Indikation nicht speziell geprüft, es war aber bei klinischer Würdigung nicht erkennbar beeinträchtigt. Hinweise auf mangelhafte Antriebsintegration – wie Umtriebigkeit – ergaben sich ebensowenig wie Zeichen einer primären, gegenständlich nicht aufgelösten Antriebssteigerung im Sinne von Triebhaftigkeit, Drangzuständen u. ä. – *b)* Bei eher lustloser, manchmal fast dysphorischer Grundstimmung und in diesem Sinne leicht eingeengter gefühlsmäßiger Schwingungsbreite war die affektive Ansprechbarkeit im Prinzip erhalten. Anzeichen einer im engeren Sinne depressiven Verstimmung (leibnahe Traurigkeit, ängstliche Bekümmertheit, Schuldgefühle usw.) wurden nicht bemerkt. Die beim Berichten der Vorgeschichte angegebenen Erscheinungen von Affektinkontinenz traten in der Untersuchungssituation nicht in Erscheinung. Der Untersuchte wirkte auch in seinen insgesamt eher spärlichen Affektäußerungen nie inadäquat und bot keine Zeichen herabgesetzter emotionaler Belastbarkeit oder Affektlabilität. – *c)* Das Denken wirkte etwas monotonisiert, assoziationsarm. Es bestanden aber trotz geringer Flexibilität – außer der sehr diskreten Verlangsamung – keine Hinweise auf formale Denkstörungen. In inhaltlicher Hinsicht bestand eine leichte Tendenz, den Blick vermehrt eigenen Bedürfnissen zuzuwenden, was aber unter den gegebenen Verhältnissen im vollen Umfang situativ verständlich blieb, nicht als Abbauzeichen zu werten war. Es fanden sich übrigens auch keine Hinweise auf Urteils- oder Kritikschwäche. Der Untersuchte ist nicht schwachsinnig, umständlich, repetitiv. Er ist ausreichend selbständig und hat die soziokulturellen Normen ohne erkennbare Einschränkung rezipiert. Die Gedächtnisleistung ist nicht gestört. – Hinsichtlich der Primärpersönlichkeit war auf das (nicht überraschende) Fehlen von Hinweisen auf eine sexuelle Triebdeviation hinzuweisen. Der Untersuchte wirke, heißt es, hinsichtlich seiner Persönlichkeit insgesamt etwas farblos. Er scheine keine „harmonische", eher eine mit sich und anderen leicht in Gegensatz zu bringende, dysharmonisch-unausgeglichene Persönlichkeit zu sein – allerdings ohne die typische Haltschwäche des asozialen Psychopathen. – Bei den Akten befand sich das Protokoll einer ärztlichen Untersuchung, die anläßlich einer Blutentnahme zwecks Alkoholkontrolle durchgeführt worden war und einen Blutalkoholspiegel von 2,19 Promille ergeben hatte. Hier wurde folgende Schilderung des Erscheinungsbildes während der Untersuchungssituation abgegeben: Die Sprache war deutlich, das Bewußtsein klar, der Denkablauf sprunghaft, das Verhalten redselig-distanzlos. Der Untersuchte wirkte insgesamt uneinsichtig und „stark alkoholisiert".

Je nachdem, ob es sich um den psychischen Befund des „Verrückten", des „Verworrenen", des Schwachsinnigen, Psychopathen oder um den Normalfall in seiner vollen Breite und mit all seinen Übergängen handelt, wird von einer ganz unterschiedlichen Akzentsetzung innerhalb dieses Rahmens dreier „Grundfunktionen" auszugehen sein und es kann angenommen werden, daß die Einstellung zur Untersuchungssituation beim Untersuchten und beim Untersucher jeweils eine andere sein wird. Immer im Bemühen, das Ziel, das zu diesem Zweck allerdings gekannt werden muß, auf dem direkten Weg zu erreichen – nicht nach „Planquadraten" – wäre es völlig falsch zu erwarten, daß alle Patienten oder Probanden gleich behandelt werden könnten. Was in einem Fall von 10 eventuell richtig wäre, wäre in den übrigen 9 falsch. Manchmal empfiehlt es sich, der Spontaneität eines Probanden uneingeschränkt ihren Lauf zu lassen, was in einem anderen Fall den Zweck der Untersuchung vereiteln würde. Gelegentlich ist wegen des Zustandes, in dem sich ein Patient befindet, eine systematische Exploration gar nicht durchführbar. Manchmal weiß man nach einer relativ kurzen Unterredung bereits alles; manchmal ist einem selbst nach tagelanger Beschäftigung mit einem Probanden noch so gut wie alles unklar. Es kommt ganz darauf an. Das muß man wissen und darauf muß man sich einstellen.

Wir haben gesagt, daß sich der Beschreiber beim psychischen Normalbefund in einer privilegierten Situation befinde, weil er die Phänomene, die es da zu beschreiben gilt, aus eigenem wachen Erleben kenne. Dem „Verrückten" und dem „Verworrenen" gegenüber kann er sich zwar auf die Analogie des Traumes berufen, im übrigen muß er sich diese Kenntnis aber erst verschaffen. Der Weg dazu besteht in der Untersuchung der Kontinuität der Homöostase jener biologischen Organisationsformen, die auch diejenigen des Bewußtseins sind und von denen es nicht beliebig viele, sondern 2 gibt: Trennen und Zusammenfügen. Es handelt sich um die Vollständigkeit einer sehr alten Intuition, die rechtlich ihren – sehr weisen – Ausdruck in der traditionellen Unterscheidung zwischen Einsichts- und Steuerungsfähigkeit gefunden hat.

Ebensoviele – 2 – Formen des Strukturmangels sind bekannt. Sie führen zu Eintönigkeit oder zur Uneinheitlichkeit des Erlebens, zur „Krankheit des Erkennens" oder zur „Krankheit des Wollens". Innerhalb dieser logisch abzuschreitenden Grenzen gibt es das Phänomen der Geisteskrankheit. So verstanden entzieht sich Geisteskrankheit so wenig wie körperliche Krankheit wissenschaftlicher Kenntnis und systematischer Erfassung weder prinzipiell noch anders, wie dies im Rahmen dualistischer Konzeptionen der Psychiatrie angenommen wird.

Wird nun das Gebiet *formal* zu erfassender psychischer Störungen in Richtung auf den Normalbefund verlassen, dann entspricht es dem Gedanken der biologischen Kontinuität, der all unseren Überlegungen zugrundeliegt, daß wir den Normalbereich nicht gleichsam wie durch ein Tor, das sich plötzlich auftut, betreten, sondern allmählich, stufenweise. Strafrechtlich gibt es entsprechend nicht nur den Verlust, sondern auch die „erhebliche" Beeinträchtigung der genannten Fähigkeiten. Es handelt sich im Normalbereich nicht mehr um das Fehlen oder die erhebliche Beeinträchtigung des Erkennens oder Wollens, sondern um den besonderen Gebrauch, der – gewollt – von den vorhandenen Fähigkeiten gemacht wird. Die Annahme einer solchen Fähigkeit ist ja nur dann überhaupt logisch sinnvoll, wenn davon dieser oder jener, der normale oder ein abnormer Gebrauch gemacht wird. Daß sie verloren gegangen ist, zeigt sich gerade daran, daß diese Freiheit aufgehört hat.

Wir betreten damit den unendlich weiten Bereich privater inhaltlicher Erlebensvielfalt und motivationaler Determinismen, die sich schon deshalb nicht vollständig und sicher erfassen lassen, weil sie ständig neu entstehen. Sie stehen daher nur hermeneutischem Deuten offen. So wichtig dieser private Inhaltsbereich damit für verschiedene psychotherapeutische Methoden auch immer sein mag, hinsichtlich des Freiheitsverlusts, den – nach Conrad und Ey – die *Geisteskrankheit* darstellt, verhält es sich anders. Hier kommt es nicht auf den Gebrauch, den jemand aus diesen oder jenen Gründen von seinen Fähigkeiten macht, an, sondern auf die Fähigkeiten als solche. Daher kommt es auch im psychischen Befund auf diese Inhalte nur insoweit an, als daran der Strukturmangel, die Insuffizienz der biologisch/psychischen Organisationsformen aufzuzeigen ist.

Das heißt nicht, daß nicht extrapolierend und sozusagen im Rückblick auch für diesen Bereich der Phänomene unseres hoch organisierten, freien Erlebens Rückschlüsse aus der pathologischen Formabwandlung von der Amentia bis zu jener grundlosen Angst der „endogenen" Depression gezogen werden könnten. Zum Beispiel können wir auf diese Weise davon ausgehen, daß Angst dem elementaren Bedeutungsgehalt einer existentiellen Grundsituation entspricht: Indem durch unser Existieren notwendig anderes Existieren aufhört, kennen wir das Phänomen der Angst „von innen", von Anfang an. Deshalb ist nicht das Phänomen, sondern ggf. sein Fehlen erklärungsbedürftig.

Weiter können wir sagen, daß wir dieser Situation auf unterschiedliche Weise Herr oder nicht Herr werden: Als „Figur" des Erlebens – in der Vorstellung, „repräsentativ" – dominieren wir Angst, indem wir uns als Einheit von diesem existentiellen Hintergrund abheben und in der zeitlich/räumlichen Kontinuität unserer Identität sicher wissen und fühlen. Sind wir – „präsentativ" – im Hintergrund gegenwärtig, entfällt jenseits des ausdrücklichen individuellen Existenzbewußtseins der Anlaß für Angst, solange wir nicht selbst unmittelbar und vital in unserer Existenz bedroht werden. „Grundlose" Angst, wie sie bei der vitalen Depression auftritt, entsteht durch den Verlust der als solcher noch gewußten Sicherheit persönlicher Einheit. Der Verlust zeigt sich im Schwinden des Vertrauens, wenn beim Zerfall der persönlichen Einheit das Identitätsbewußtsein plötzlich nicht mehr selbstverständlich ist.

Ähnlich ist die Grundlosigkeit der Melancholie nur Unverfügbarkeit von Bedeutung. Indem dieser Verlust an bedeutungsmäßiger Erfüllung alles gleich macht, dem Subjekt nicht nur jeden Anreiz, sondern die Richtung des Bewegens nimmt, wird Leben zur Qual. Wo alles gleichviel oder wenig bedeutet, kann die banalste Entscheidung zur Unmöglichkeit werden, erscheint – subjektiv – die Stagnation subjektiver Aktivität als unübersteigbare Mauer, entsteht in seinem absoluten Charakter das Gefühl der Gefühllosigkeit.

Daran ist „normale" Depressivität zu messen. Warum Ängstlichkeit in Form von Phobien panikartigen Charakter annehmen kann, ist oder ist nicht inhaltlich zu interpretieren, symbolisch zu deuten. Formal muß man sich dabei auf allgemeine Hinweise beschränken. Ähnlich wie bei den Zwangsvorstellungen handelt es sich hier um Phänomene, die *bei einem* Patienten auftreten, der sich dagegen wehrt, über Krankheitseinsicht verfügt, nicht um Phänomene *in denen* ein Geisteskranker sich als krank erweist. Sie treten gegen das Wollen des Betroffenen auf, sind Beispiele für das von de Clérambault als „mentale Automatismen" bezeichnete Phänomen einer autochthonen „Reizung" oder partiellen Enthemmung des „Unbewußten", wie immer man dies deuten will. Für unser wissenschaftliches Anliegen ist wichtig, daß genau an dieser Stelle Systematik zur Kasuistik wird. Nicht, daß Kasuistik uninteressant wäre. Aber Kasuistik ist kein Gegenstand dieses Buches; sein Gegenstand ist die Möglichkeit einer Systematisierung der Psychopathologie und ihrer Beschreibung.

Anmerkungen und Literatur

[1] Schneider K (1946) Beiträge zur Psychiatrie. Pathopsychologie der Gefühle und Triebe im Grundriß. Thieme, Wiesbaden.
  - a) S. 46f.
  - b) S. 68.
  - c) S. 49.
  - d) S. 61.
[2] Schneider K (1925/26) Die phänomenologische Richtung in der Psychiatrie. Philosophischer Anzeiger 1:382.
  - a) S. 384: „Obschon bei ihm (Griesinger) die psychischen Ursachen ein viel größere Rolle spielen als bei Jakobi, stellte er mit der 1845 erschienen 1. Auflage seines Lehrbuches die Psychiatrie zur Nervenheilkunde und damit ganz in die Reihe der übrigen medizinischen Wissenschaften. Hiermit beginnt die heutige Psychiatrie."
  - b) S. 386: „Im selben Jahre ..., 1883, erschien auch das Compendium der Psychiatrie von Kraepelin, aus dem sich dann in den folgenden Auflagen die auf allen Linien siegreiche moderne klinische Psychiatrie entwickelte. Von den Zielen der Cerebral- insbesondere Rindenpathologie heißt es in ihm: sie würden durchaus nicht im Stande sein, uns wirklich eine Lehre von den *Geistes*störungen zu liefern. Der Zusammenhang der leiblichen und der seelischen Reihe sei ‚physiologisch absolut unverständlich'. Man wisse nur, daß er existiere und anscheinend ein gesetzmäßiger sei. Das psychiatrische Forschungsgebiet sei ‚von 2 verschiedenen Seiten her in Angriff zu nehmen.' Auch noch in der 8. Auflage (1909) ist der Sinn der Stellungnahme derselbe: die 2 Reihen sind ‚ihrem Wesen nach unvergleichliche Tatsachen'."
  - c) S. 387.
  - d) S. 384.
  - e) S. 391.
  - f) S. 388.
  - g) S. 390.
  - h) S. 392; vgl. Jaspers K (1965) Allgemeine Psychopathologie, 8. Aufl. Springer, Berlin Heidelberg New York, S. 42. Hier heißt es: „Es ist ein Mißverständnis, wenn mein Buch als ‚Hauptwerk der phänomenologischen Richtung' bezeichnet wurde. Phänomenologische Einstellung ist ein Gesichtspunkt und ist in einem Kapitel dieses Buches besonders ausführlich, weil damals neu, durchgeführt worden. Aber die Idee des Buches ist gerade, daß das nur ein und, wie das Buch lehrt, sogar nur ein untergeordneter Gesichtspunkt ist."
[3] Prinzhorn H (1927) Das Weltbild. Bd. 3: Leib-Seele-Einheit. Müller & Kiepenheuer, Potsdam, und Füssli, Zürich. – Zur Würdigung der Arbeit Prinzhorns und zur Übersicht über sein Wirken vgl. Anmerkungen von Ernst Frauchiger in: Prinzhorn H (1958) Persönlichkeitspsychologie. Quelle & Meyer, Heidelberg.

a) zit. nach Prinzhorn 1927, S. 63.

b) zit. nach Prinzhorn 1927, S. 58.

[4] Carus CG (1846) Psyche. Zur Entwicklungsgeschichte der Seele. Nachdruck in Kröners Taschenausgabe, Bd. 95. Kröner, Leipzig.

[5] Bumke O (1922) Psychologie und Psychiatrie. Klin Wochenschr I:201.

[6] Weygandt W (1901) Hirnanatomie, Psychologie und Erkenntnistheorie. Centralbl Nervenheilkd 24:1.

[7] Jaspers K (1912) Die phänomenologische Forschungsrichtung in der Psychiatrie. Zentralbl Gesamt Neurol Psychiatr 9:391. – Nachdruck in: Jaspers K (1963) Gesammelte Schriften. Springer, Berlin Göttingen Heidelberg, S. 314ff.

a) S. 321.

b) S. 320; vgl. [8], S. 24, Fußnote und ähnlich an entsprechender Stelle in den späteren Auflagen.

c) S. 326.

d) S. 324.

[8] Jaspers K (1913) Allgemeine Psychopathologie, 1. Aufl. Springer, Berlin, S. 15ff.

a) S. 12ff.

b) S. 13ff.: „Die Phänomenologie gibt uns eine Reihe von *Bruchstücken*, von Elementen des wirklich erlebten Seelischen an die Hand" (vgl. etwas später, S. 73). Dahinter befindet sich „ein einziger ungeheurer Strom unteilbaren Geschehens, der in zahllosen Individuen in nie gleicher Weise dahinfließt." In [7] ist von einem „Chaos" die Rede und, S. 325, wird als „Ideal der Phänomenologie eine übersehbar geordnete Unendlichkeit unreduzierbarer seelischer Qualitäten" genannt. Wir kreuzen sozusagen auf der Oberfläche eines in seiner Gesamtheit nicht zu erfassenden Meeres. Indem wir bald in diese, bald in jene Richtung fahren, wenden wir unterschiedliche Methoden an, die allesamt gleichberechtigt sind, soweit sie ihre empirische Berechtigung erweisen. Jaspers versteht unter „Methodologie" deren Ordnung in einem äußerlichen Sinn. Dadurch, daß wir aus dem Strom einzelne „Zusammenhänge" isolieren, setzen wir „Hilfsvorstellungen" für unsere wissenschaftlichen Zwecke", ... durch sie wollen wir die lebendige *Wirklichkeit* des psychischen Lebens (ein immer wiederkommender Ausdruck) klarer, bewußter erfassen und unsere Erkenntnisse mitteilbar machen." Was wir auf diesem „Umweg" gewinnen, ist ein „teilweiser Zugang wissenschaftlicher Art". Das „wirklich erlebte Seelenleben ist wie Schaum, der auf den Tiefen eines Ozeanes schwimmt." S. 25 heißt es: „Die phänomenologischen Gegebenheiten *systematisch* zu ordnen und zu klassifizieren, ist wenigstens zur Zeit ganz unmöglich." (Daran änderte sich in den späteren Auflagen des Werkes nichts.) S. 8 wird bündig ausgeführt: „in diesen Wissenschaften (Psychologie und Psychopathologie) ist daher auch kein *einheitliches* System möglich".

c) S. 8.

d) 4. Aufl. (1946), S. 172.

da)S. 497.

[9] Jaspers K (1971) Psychologie der Weltanschauungen, 6. Aufl. Springer, Berlin Heidelberg New York. – S. 6: „Die allgemeine Psychologie würde als System der Begriffe und Methoden das einzig mögliche System der Psychologie sein, während alle konkrete Erkenntnis immer monographischen Charakter mit Aufstellung vieler Systematiken hätte und nie als ein fertiges System auch nur wünschbar wäre."

[10] Grasnick W (1987) Über Schuld, Strafe und Sprache. Systematische Studien zu den Grundlagen der Punktstrafen- und Spielraumtheorie. Mohr, Tübingen.

a) S. 207.

b) S. 159.

c) S. 121ff.

d) S. 125 Fußnote.

e) Forensia (1988) 9, 183.

f) S. 150f.

[11] Cassirer E (1953–1954) Philosophie der symbolischen Formen. 3 Bde, 2. Aufl. Wissenschaftliche Buchgesellschaft, Darmstadt.

   a) zitiert nach Cassirer 1953–1954, Bd. III, S. 246, Einleitung zum Kawi-Werk, S.W. VII, 1, S. 72. – „Jackson war, um die aphasischen Störungen zu erfassen, und um ein gemeinsames Merkmal für sie aufzufinden, nicht vom Gebrauch des Wortes, sondern vom Gebrauch des *Satzes* ausgegangen. Er stützt sich – sicherlich wohl ohne nähere Kenntnis *Humboldts* – auf dessen sprachphilosophische Grundeinsicht, daß in Wirklichkeit nicht die Rede aus ihr vorangegangenen Wörtern zusammengesetzt werden könne, sondern daß umgekehrt die Wörter aus dem Ganzen der Rede hervorgehen. – Vgl. auch S. 240 sowie Bd. I, S. 44, S. 233 und 280.

   b) Bd. III, S. 158.

   c) Bd. III, S. 224.

   d) Bd. III, S. 228.

   e) Bd. I, S. 151f.

   f) Bd. I, S. 190.

   g) Bd. III, S. 294f.

   h) Bd. III, S. 265.

   i) Bd. III, S. 273f.

   j) Bd. III, Kap. VI.

   k) Bd. III, S. 244.

   l) Bd. III, S. 240ff.

   m) Bd. III, S. 250.

   n) Bd. III, S. 255.

   o) Bd. III, S. 289.

   p) Bd. III, S. 292.

   q) Bd. III, Kap. IV.

   r) Bd. III, Kap. II, Ding und Eigenschaft.

   s) zit. nach Bd. III, S. 154.

   t) Bd. III, S. 189.

   u) Bd. III, S. 193.

   v) Bd. III, S. 199.

   w) Bd. III, S. 383.

[12] Prinzhorn H (1927) Um die Persönlichkeit. Kampmann, Heidelberg, S. 17.

   a) S. 32.

   b) S. 51ff. – Vgl. Luthe 1988, S. 308, Anm. 34.

[13] Schneider K (1962) Klinische Psychopathologie, 6. Aufl. Thieme, Stuttgart, S. 2.

   a) S. 1.

[14] Luthe R (1988) Forensische Psychopathologie. Springer, Berlin Heidelberg New York London Paris Tokyo, S. 19ff.

   a) S. XIIf.

   b) S. 299f.

   c) S. 78.

   d) S. 304f.

   e) S. 249.

   f) S. 165f.

   g) S. 166f.

   h) S. 108.

i) S. 74f.
j) S. 77f.
k) S. 315.
l) S. XI.
m) S. 62.
n) S. 61.
o) S. 134ff.
p) S. 31ff.

[15] Conrad K (1958) Die beginnende Schizophrenie, 2. Aufl. Thieme, Stuttgart, S. 4. –
Vgl. Luthe 1988, Anm. 30, S. 307.
a) S. 158.
b) S. 161.

[16] Schneider K (1932) Zur Psychologie und Psychopathologie der Trieb- und Willens-
erlebnisse. Zentralbl Gesamt Neurol Psychiatr 141:351.
a) S. 185.

[17] Zit. nach Stegmüller W (1969) Hauptströmungen der Gegenwartsphilosophie, 4.
Aufl. Kröner, Stuttgart, S. 3f.

[18] Hehlmann W (1963) Geschichte der Psychologie. Kröner, Stuttgart, S. 16ff.
a) S. 406ff.
b) S. 404.
c) S. 416 und 453: Kremers J (1960) Scientific psychology and naive psychology.

[19] Thomae H (1944) Das Wesen der menschlichen Antriebsstruktur. Barth, Leipzig.

[20] Klages W (1967) Der menschliche Antrieb. Thieme, Stuttgart.
a) S. 119.

[21] Störring GE (1961) Der Antrieb – ein zentrales Problem der Psychiatrie. Zentralbl
Gesamt Neurol Psychiatr 162:201.

[22] Peters G (1962) Biologische Forschung in der Psychiatrie. Jahrbuch Max-Planck-
Ges., München, zit. nach Klages 1967.

[23] Heidegger M (1973) Kant und das Problem der Metaphysik, 4. Aufl. Klostermann,
Frankfurt am Main, S. 247.
a) Davoser Disputation zwischen Ernst Cassirer und Martin Heidegger. In: Heidegger
1973, S. 246.

[24] McDougall W (1961) Psychologie. Die Wissenschaft von den Verhaltensweisen, 2.
deutsche Aufl. Francke, Bern.
a) S. 63f.
b) S. 11.
c) S. 36.

[25] Lewin K (1935) Dynamic of Personality. McGraw-Hill, New York. – Vgl. Thomae
H, Feger H (1969) Einführung in die Psychologie, Bd. 7. Akademische Verlags-
gesellschaft, Frankfurt am Main, und Huber, Bern Stuttgart, S. 142ff. – Vgl. Anm.
32a.

[26] Janet P (1929) L'évolution psychologique de la personnalité. Maloine, Paris. – Vgl.
Prévost CM (1973) Janet, Freud et la psychologie clinique. Payot, Paris. – Ferner:
Luthe 1988, Anm. 19, S. 305f.

[27] Piaget J (1983) Meine Theorie der geistigen Entwicklung. Fischer TB, Frankfurt am
Main.

[28] Bühler K (1965) Die Krise der Psychologie, 3. Aufl. Fischer, Stuttgart.
a) S. 33.

[29] Ey H (1975) Des idées de Jackson à un modèle organo-dynamique en psychiatrie.
Privat, Toulouse, S. 287.
a) S. 209ff.

b) S. 283.
c) S. 188f.
d) S. 162f.
e) S. 225.
f) S. 135.
g) S. 146.
h) S. 159.
i) S. 148.
j) S. 177f.
k) S. 178.
l) S. 189.
m) S. 198.
n) S. 231.
o) S. 223.
p) S. 224f.

[30] Ey H (1952) Études psychiatriques, Tome 1, 2me éd. Desclée de Brouwer, Paris, S. 67ff.
a) S. 45.
b) S. 35.
c) S. 77.
d) S. 56.
e) S. 204ff.
f) S. 159.
g) S. 158.
h) S. 167.
i) S. 96.
j) S. 270.

[31] Ey H (1963) La conscience. PUF, Paris.

[32] Petrilowitsch N (Hrsg) (1964) Bibliotheca Psychiatrica et Neurologica. Karger, Basel New York.
a) Herrmann T, Zur psychologischen Gestalttheorie. – I. Ganzheit und Gestalt. – II. Innen und außen. – III. Kausalität und Interdependenz. – IV. Ökonomie und Prägnanz. – V. Gestalt und Gestaltglieder. – VI. Aktualgenese. – VII. Gestalt und topologische Psychologie.
aa)S. 57.
b) S. 74f.
c) S. 181f. – Eine gewisse Ausnahme machte hier Kolle, auf dessen Ausführungen über Typologie zu verweisen ist.

[33] Cassirer E (1969) Wesen und Wirkung des Symbolbegriffs. Wissensch. Buchgesellschaft, Darmstadt.
a) S. 102f.
b) S. 122.
c) S. 150f.

[34] Orth W (1988) In: Braun H-J, Holzhey H, Orth W (Hrsg) Über Ernst Cassirers Philosophie der symbolischen Formen. Suhrkamp TB, Frankfurt am Main, S. 7.

[35] Aylwin S (1985) Structure in Thought and Feeling. Methuen, London New York.

[36] Müller C (Hrsg) (1986) Lexikon der Psychiatrie, 2. Aufl. Springer, Berlin Heidelberg New York London Paris Tokyo.

[37] Peters UH (1977) Wörterbuch der Psychiatrie und medizinischen Psychologie, 2. Aufl. Urban & Schwarzenberg, München Wien Baltimore.

[38] Apel M (1950) Philosophisches Wörterbuch, de Gruyter, Berlin.

170

[39] Kind H (1973) Leitfaden für die psychiatrische Untersuchung. Springer, Berlin Heidelberg New York.

[40] Witter H (1970) Grundriß der gerichtlichen Psychologie und Psychiatrie. Springer, Berlin Heidelberg New York.

[41] Ey H, Bernard P, Brisset CH (1974) Manuel de Psychiatrie, 4me éd. Masson, Paris, S. 100ff.

[42] Wyrsch J (1963) Psychopathologie und psychologische Untersuchungsmethoden. In: Gruhle HW, Jung R, Mayer-Gross W, Müller M (Hrsg) Psychiatrie der Gegenwart. Forschung und Praxis. Bd. I/2, Grundlagen und Methoden der klinischen Psychiatrie. Springer, Berlin Göttingen Heidelberg, S. 5ff.
a) S. 8.

[43] Nervenarzt (1948) 19, 526ff.

[44] Conrad K (1951) Aphasie, Agnosie und Apraxie. Fortschr Neurol Psychiatr 19:291.
a) Nervenarzt (1947) 18:293.
aa)S. 289.
ab)S. 292.
b) Nervenarzt (1948) 19:316.
ba)320.

[45] Conrad K (1948) Strukturanalysen hirnpathologischer Fälle. Arch Psychiatr 151:53.
– Vgl. Ey H (1949) Evolut psychiat IV:579.

[46] Conrad K (1944) Ganzheitspsychologie (Sammelreferat). Neurologie XV, 131.

[47] Head H (1915) Aphasia and kindred disorders of speech. Cambridge, zit. nach Cassirer 1953–1954.
a) Hughlings Jackson on aphasia and kindred disorders of speech etc. Brain XXXVIII:1.

[48] Marie P (1906) Revision de la question de l'aphasie. Sem Méd vom 17. 10. 1906.

[49] Woerkom W van (1919) Sur la notion de l'espace (Le sens géométrique. Sur la notion du temps et du nombre. Une démonstration de l'influence du trouble de l'acte psychique de l'évocation sur la vie intellectuelle. Revue neurol XXXV.
a) S. 113ff.

[50] Hécaen H, Lantéri-Laura G (1977) Evolution des connaissances et des doctrines sur les localisations cérébrales. Desclée de Brouwer, Paris.

[51] Stutte H (1953) Reife und Strafmündigkeit der Jugendlichen. Blätter für Wohlfahrtspflege 100:336.

[52] Burchard JM (1965) Untersuchungen zur Struktur symptomatischer Psychosen. Enke, Stuttgart.
a) S. 48.
b) S. 73.
c) S. 82.
d) S. 152f.
e) S. 150f.
f) S. 144.
g) S. 56ff.
h) S. 161.
i) S. 106.
j) S. 160.
k) S. 93.
l) S. 116.
m)S. 113.
n) S. 44.

[53] Conrad K (1959) Dtsch Med Wochenschr 84:306.

[54] Ey H (1963) Esquisse d'une conception organo-dynamique de la structure, de la no-
sographie et de l'étiopathogénie des maladies mentales. In: Gruhle HW, Jung R,
Mayer-Gross W, Müller M (Hrsg) Psychiatrie der Gegenwart, Bd. I/2. Springer,
Berlin Göttingen Heidelberg, S. 734ff.

[55] Ey H (1977) La notion de Schizophrénie. Desclée de Brouwer, Paris.

[56] Conrad K (1954) Nervenarzt 25:114.

[57] Ey H (1954) Études psychiatriques. Structure des Psychoses aigues et Déstruc-
turation de la Conscience, Tome 3. Desclée de Brouwer, Paris.

[58] Pichot P (1983) Ein Jahrhundert Psychiatrie. Dacosta, Paris, S. 31, Anm. 14.
a) S. 114.

[59] Tölle R (1972) In: Schulte W, Tölle R (Hrsg) Wahn. Thieme, Stuttgart, S. 79.

[60] Gelb A (1969) Zur medizinischen Psychologie und philosophischen Anthropologie.
Wissensch. Buchgesellschaft, Darmstadt, S. 75.

[61] Bash KW (1955) Lehrbuch der allgemeinen Psychopathologie. Thieme, Stuttgart.

[62] Binder H (1960) Psychopathische Dauerzustände und abnorme seelische Reaktionen. In: Gruhle HW, Jung R, Mayer-Gross W, Müller M (Hrsg) Psychiatrie der Gegenwart, Bd. II. Springer, Berlin Göttingen Heidelberg, S. 194.

[63] Wagner W (1957) Versuche zu einer geisteswissenschaftlich fundierten Psychiatrie.
Springer, Berlin Göttingen Heidelberg.

[64] Luthe R (1982) Das strukturale System der Psychopathologie. Springer, Berlin Heidelberg New York, S. 67ff.

[65] Luthe R (1985) Die strukturale Psychopathologie in der Praxis der Gerichtspsy-
chiatrie. Springer, Berlin Heidelberg New York Tokyo, S. 130.
a) S. 135.

[66] Conrad K (1953) Arch Psychiatr Nervenkrankh 190:471.
a) S. 484.

[67] Tulving E (1976) Rôle de la mémoire sémantique dans le stockage et la récupération
de l'information épisodique. In: Ehrlich S, Tulving E (Hrsg) Bulletin de psychologie,
S. 19ff.

[68] Richard J-F (1987) Les fonctions de stockage. In: Piaget J, Mounod P, Bronckart
J-P (Hrsg) Psychologie. Gallimard, Paris.

[69] Luthe R (1980) Verantwortlichkeit, Persönlichkeit und Erleben. Springer, Berlin
Heidelberg New York, S. 68.

[70] Ross BM, Furth HG (1987) Conduites de l'enfant. Fonctions de stockage. In: Piaget
J, Mounod P, Bronchart J-P (Hrsg) Psychologie. Gallimard, Paris, S. 742f.

[71] Cohen D (1981) Faut-il brûler Piaget? Retz, Paris, S. 75.
a) S. 98f.
b) S. 92ff.

[72] zit. nach Gruber HE, Vonèche JJ (1977) The Essential Piaget. Routledge & Kegan,
London Henley.

[73] Piaget J, Mounod P, Bronckart J-P (1987) Psychologie. Gallimard, Paris, S. 10.
a) S. 7.

[74] Piaget J (1974) Adaptation vitale et psychologie de l'intelligence. Sélection organi-
que et Phénocopie. Hermann, Paris.

[75] Piaget J (1973) Einführung in die genetische Erkenntnistheorie. Suhrkamp TB,
Frankfurt am Main, S. 87.

[76] Kloos G (1962) Grundriß der Psychiatrie und Neurologie, 6. Aufl. Müller & Stei-
nicke, München.
a) S. 152.
b) S. 156.
c) S. 154ff.

172

d) S. 426.

e) S. 29f.

[77] Piaget J (1983) Meine Theorie der geistigen Entwicklung. In: Fatke R (Hrsg) Fischer TB, Frankfurt am Main, S. 46ff.

a) S. 48.

[78] Ritter J, Gründer K (Hrsg) Historisches Wörterbuch der Philosophie, Bd. 4. Wissensch. Buchgesellschaft, Darmstadt.

a) Wewetzer KH (1976) Intelligenz, S. 458f. – Vgl. Wewetzer KH (1964) Intelligenzdiagnostik, Intelligenzmessung und Faktorenanalyse. In: Petrilowitsch 1964.

b) Röttgers K (1976), S. 447.

[79] Dentan RK, Nowak B (1980) Die soziale Stellung des Minderbegabten. In: Pfeiffer WM, Schoene W (Hrsg) Psychopathologie im Kulturvergleich. Enke, Stuttgart, S. 203.

[80] Luthe R (1989) Psychopathie – Psychose: Formale Entsprechung und psychopathologische Verwandtschaft. Vortrag beim Deutsch-französischen Psychiatriesymposium, Saarbrücken, 27. Mai 1989. (Im Druck.)

[81] Brandstätter J (1987) ‚A rose has no teeth‘. – Zum Problem der Unterscheidung zwischen Begriffsverwirrung und überraschenden empirischen Befunden in der Psychologie. In: Brandstätter J (Hrsg) Struktur und Erfahrung in der psychologischen Forschung. De Gruyter, Berlin New York, S. 7.

[82] Kallwass W (1969) Der Psychopath. Springer, Berlin Heidelberg New York.

[83] Luthe R, Witter H (1989) Über die geschlechtsspezifische Kriminoresistenz der Frauen. Zugleich ein Beitrag zum Problem des erweiterten Selbstmords. In: Kaiser G, Kerner H-G (Hrsg) Kriminalität: Persönlichkeit, Verhalten, Lebensgeschichte. Festschrift für Hans Göppinger zum 70. Geburtstag. Springer, Berlin Heidelberg New York London Paris Tokyo.

[84] Wyrsch J (1960) Schizophrenie. In: Gruhle HW, Jung R, Mayer-Gross W, Müller M (Hrsg) Psychiatrie der Gegenwart, Bd. II. Springer, Berlin Göttingen Heidelberg, S. 2.

[85] Schmitt W (1962) Psychopathologie – Dokumentation – Statistik: Versuch einer Synthese. In: Kranz H (Hrsg) Psychopathologie heute. Thieme, Stuttgart.

[86] Asperger H (1944) Die autistischen Psychopathen im Kindesalter. Arch Psychiat Nervenkr 117:76. – Vgl. auch Cleckley HM (1964) The mask of sanity: an attempt to clarify issues about the socalled psychopathic personality. 4th edn. Mosby, St. Louis.

Namenverzeichnis

Sachverzeichnis